靳瑞 선생에게 三鍼 배혈법의 간명한 증상치료를 배우다

靳三鍼

靳三鍼

靳瑞 선생에게 三鍼 배혈법의 간명한 증상치료를 배우다

지은이 차이톄추柴鐵劬
옮긴이 주현욱
1판 1쇄 인쇄 2015. 05. 10
1판 1쇄 발행 2015. 05. 15

발행처_물고기숲 • 발행인_임민수 • 등록번호_제406-2012-000004호 • 등록일자_2012. 01. 03. • 주소_(413-967)경기도 파주시 와석순환로 61, 708-601 • 전화_031)943-2090 • 팩시밀리_031)943-2091

값은 뒤표지에 있습니다. • ISBN 978-89-98038-10-6 93510 • 이메일_fishwoodbook@naver.com
• 물고기숲은 독자 여러분의 의견에 귀 기울여 좋은 책을 만들겠습니다.

靳瑞 선생에게 三鍼 배혈법의 간명한 증상치료를 배우다

靳三鍼

차이테추柴鐵劬 지음
주현욱 옮김

물고기숲

저자서문

저자가 진뢰이靳瑞 선생님의 큰 명성을 듣고 선생님을 따라 지도를 받은 지 20여 년이 되었다. 이것은 내 생애에서 매우 가치 있는 20년이었다.

20년 전 허난河南중의학원의 학부생일 때, 광저우廣州중의학원에 계신 선생님의 명망은 이미 파다했다. 당시에 저자는 석사연구생 시험을 고려하고 있었고 침구를 전공한 지 이미 오래되었다. 당시 허난중의학원은 여전히 침구학 전공이 없었을 때이고, 임상전공 과정에서도 온전히 중의학과 관련된 분야는 한 개의 전공만 있었다. 이러한 상황은 당시 전국의 대부분 중의학원에서 발생하였던 본과과정의 상황이었다. 당시 규정으로 침구학은 임상전공에 속했는데, 해당 학기에 졸업하는 학생은 신청할 수 없었으므로 나는 겨우 기초전공만 신청할 수 있었다. 저자는 허난중의학원에서 2년간 더 공부한 후에 광저우중의학원의 석사시험을 보았고, 비록 침구전공은 아니었지만 오로지 특별한 인연으로 선생님의 문하에 있던 두 석사생과 한 집에서 살았다. 그중 한 분은 오늘날 모두가 좋아하는 량스셴梁世賢이다. 량스셴은 《침자요법으로 저능아를 치료하는 연구》라는 제목의 석사논문을 쓴 연구생으로, 이것을 통하여 '靳三鍼'으로 저능아를 치료하는 계열의 연구가 시작되었다. 이러한 인연으로 나는 량스셴과 함께 광둥廣東성 내에 있던 많은 의원에서 진료를 할 수 있었고, 선생님을 자주 뵙고 그를 따라 학습할 기회가 있었다.

저자는 석사과정을 졸업한 이후 몇 달 동안 싱가포르에 갈 기회가 있었다. 처음으로 출국한 경험이었다. 싱가포르의 아름다움, 깨끗함, 충분한 인문학적인 정신에 바탕을 둔 관심과 애호에 경탄을 하면서 처음으로 침구가 이국타향에서 관심을 널리 받고 있을 깨달았다. 나는 광저우로 돌아와 즉시 뜻을 세우고 침구 분야에 더욱 몰입하여 중수重修하였고, 침구의 진의眞意를 깨닫게 되기를 깊이 바라는 마음으로 진靳 선생님의 제자가 되기를 기원하였다. 수개월 동안 힘들게 공부한 후에 나는 선생님의 박사연구생 시험에 마침내 합격하였고, 선생님의 가르침을 3년 동안 진심을 다하여 새겨들었다. 그 기간 동안에 광둥성의 푸여우婦幼보건원에서 시진侍診을 하였는데, 선생님은 성 안에 처음으로 아동뇌탄강복중심兒童腦癱康復中心을 세우시고, 메이저우梅州, 싱닝興寧, 허위안河源, 카이핑開平, 마오밍茂名, 화더우花都, 취장曲江에 머무시면서 진료를 하셨다. 여기에서 나는 환자에 대한 선생님의 큰 감화력을 여러 번 직접 목격하게 되었다. 어느 곳이든 선생님께서 솔선수범을 보이셨고, 어느 곳을 가던지 신찰을 기나리는 많은 환자가 있었다. 선생님께서는 말씀을 몸소 가르침으로 전해주셨는데, 침구임상에서 스스로 생각할 수 있는 체험을 하도록 저자를 지도하셨다. 선생님은 가장 깊은 수준에서 우러나올 수 있는 임상에 대한 안목을 내게 열어주셨다. 낮에는 수많은 분야의 기이하고 곤란한 잡병에 직면하였는데, 저녁까지 깊이 탐구하고 부지런히 생각할 수 있도록 지도하셨기에 나는 침구임상을 위한 좋은 기초를 다지게 되었다. 그 후 신경전문의학대학의 연수에서 전문적인 기초를 견고하게 닦는 데 큰 도움을 받았다. 졸업 후 수년을 학교에 머물며 침구추나학원의 원장직을 5년간 역임하게 되었으니, 당시 '靳三鍼'의 발전을 위해 미약한 힘을 다하였고 적은 힘이나마 이바지하였다. 그 기간에 중의사학 석사과정에 있는 펑단펑彭丹鳳의 지도교수가 되었다. 펑단펑이 녹취를 체계적으로 정리한 진靳 선생님 일생의 의학경력과 관련한 연구를 지도하게 되었고, 아울러 그가 완성한《진뢰이 교수의 의학경력과 학술사상의 연구》라는 석사논문을 지도하였다. 이것은 오늘날 중의학의 침구현대사가 축적되어 있는 가장 소중한 초간자료인데, 저자로서는 매우 기쁘고 뜻깊은 일이다. 저자는 20년 동안 '靳三鍼'의 발전을 목도하고 몸소 경험하였다. 이것은 선생님이 평생 쏟았던 정력의 사업이며, 문하의 10여 명 제자들이 노력을 쏟은 결과다. 나는 운이 좋게도 '靳三鍼'을 원래의 기초 위에서 더욱 확대·발전시키는 데 조금 힘을 보탰을 뿐이다. 본서는 선생님께서 심혈을 기울인 결정체이고, 여러 제자들이 마음을 함께하고 협력한 결과이며, 저자는 겨우 한데 모아 책으로 만들었을 뿐이다. 감히 하늘의 공을 탐내어 나의 것으로 삼으려 하지 않는다. 지나갔던 과거의 추억들은 멀고도 먼데, 분명하였던 몇몇 일들은 모두 어제의 일과 같다. 진靳 선생님은 이미 고희를 넘기셨다. 여러 번 중풍으로 쓰러지셨지만 여전히 농담을 즐기실 정도로 마음의 여유는 전과 같으시다. 제자들로서는 참으로 다행이고, 여러 환자들로서는 행운이며, 침구계 동료들에게도 큰 복이 아닐 수 없다. 삼가 이 원고를 완성하면서 이러한 글로 서문을 삼는다.

2008년 10월

광저우의 새로운 거처에서

역자서문

본서는 오늘날 중국의 침구학계에서 큰 반향을 불러일으키고 있는 '靳三鍼' 자료 중에서 임상적으로 활용도가 가장 높은 서적입니다. 특히 진뢰이靳瑞 선생님과 그의 제자이자 본서의 저자인 차이톄추柴鐵劬 선생의 다년간 학술연구와 임상경험이 축약된 침구서적입니다.

본서를 번역하고 정리하면서 역자가 느낀 점은 다음과 같습니다.

첫째, '靳三鍼'이라는 다소 생소한 침법과 이론적인 배경의 핵심적인 내용은 창안자인 진 선생님의 생각을 중심으로 서술하였습니다. 하지만 저자는 해석방법을 매우 다양하게 접근하였는데, 비교적 평이하게 시작하여 좀 더 깊은 내용을 충분히 이해할 수 있도록 많은 참고도서를 인용하였습니다. 동양의학의 경전과 다름없는《黃帝內經》과《難經》,《傷寒雜病論》,《鍼灸甲乙經》부터 각종 의서와 침구서를 비롯하여 사서삼경四書三經과 저명한 사서史書까지 아주 다양하게 인용하여 설명하였습니다. 본 서적을 찬술한 저자의 학문적 깊이를 가늠할 수 있는 대목입니다.

둘째, 십사정경十四正經의 경혈을 평소 활용하는 임상가라면 '靳三鍼'의 활용에 필요한 경혈들을 손쉽게 응용할 수 있습니다. 게다가 본서는 자주 취혈하지 않는 혈위들에 대해 세심한 혈위도를 첨가하여 정확한 위치를 설명하고 있습니다. 특히 위험한 부위에 해당하는 혈위에 대해서는 충분한 해부학적인 지식을 숙지할 수 있도록 자침 시에 침체가 지나가는 위치까지 서술하였습니다. 이때 나타나는 반응에 대해서도 기술하여 임상에서 활용할 때 환자의 정확한 반응을 숙지할 수 있도록 자세하게 설명하였습니다.

셋째, 임상에서 자주 볼 수 있는 각종 병증과 질환이 상세하게 서술되어 있습니다. 동시에 오늘날 국내 침구임상계에서는 자주 접하기 어려운 안과 질환이나 뇌관련 질환에 대한 임상적 치료방안이 서술되어 있는바, 독자가 직접 활용하여 새로운 계기를 마련할 수 있도록 구성되어 있습니다.

넷째, 침구시술에 대한 올바른 자세와 각종 수기법에 대한 서술이 두드러집니다. 특히 구법灸法의 깊은 깨달음에 대한 언급이 종종 서술되어 있어 침법과 구법을 다양하게 접근할 수 있도록 지도하고 있습니다. 또한 저자는 침구치료에 임하는 시술자의 마음을 중시하고 있습니다. “침이 혈을 대할 때 정신을 집중하여 진침進鍼하고 수신守神하면서 전침轉鍼한다. 의사와 환자가 양쪽에서 정신을 집중하여 한 몸에서 합쳐질 수 있도록 유도하는 것이다.”라는 문장에서 볼 수 있듯이, 침구치료에 임하는 의자醫者는 수신守神을 반드시 갖추도록 권고하고 있습니다. 이러한 설명을 보았을 때 저자와 그의 은사이신 진靳 선생님의 수준을 깨달을 수 있는바, 그냥 지나칠 수 있는 자료를 설명하는 평범한 레벨이라고 보기는 어렵겠습니다.

역자는 오랜 기간 침구학과 관련된 연구를 하고 이를 임상에서 활용을 하는 사람으로서 근삼침의 활용도에 대하여 높이 평가하고 있습니다. 하지만 국소적인 취혈법 위주이므로 틀림없이 한계도 있을 수 있습니다. 이러한 한계를 극복하기 위하여 삼침三鍼을, 또는 그 이상의 비슷한 혈성을 가지거나 가장 관련성이 있는 혈위의 조합을 좀 더 정확하게 시도하려는 지대한 연구와 노력이 엿보입니다. 이것은 기본적인 이론의 배경이나 활용방식이 전혀 다르기에 비교에 무리가 있지만, 마치 동씨침법董氏鍼法의 도마침법倒馬鍼法과 유사해 보입니다. 확실히 침구치료에서는 1혈의 자침효과가 1이면 3혈의 자침효과는 절대 3이 아니라 훨씬 강력한 효능을 보이기 때문입니다.

결론적으로 말씀을 드리자면, 본서를 통하여 새로운 질환 치료의 계기를 마련할 수 있을 것입니다. 각 임상가들이 오늘날 활용하고 있는 침법에 배합도 가능할 것으로 보이는데, 특히 십사정경을 위주로 침구치료를 하는 임상가들에게 가장 추천할 수 있는 새로운 방안입니다.

끝으로 본서를 비롯하여 중국어로 출간된 의서들을 번역하면서 역자가 느끼는 어려움을 토로하겠습니다. 본서는 중국식 해부학적인 용어가 주로 서술되어 있습니다. 역자가 해부학을 학습한 1993년 이후에 국내의 해부학적 용어는 크게는 두 차례, 적게는 몇 차례 바뀌었는데, 번역을 할 때마다 난관에 봉착하게 됩니다. 좀 더 정확한 의학적 지식을 서술해야 하지만, 일본식 해부학 용어로 기술하는 것은 아닌 것 같고, 순수 한글식 해부학 용어는 과거에 학습한 사람들에게는 생소한 것이 많습니다. 따라서 본서처럼 해부학 용어를 이해하기가 어렵지 않은 침구의서에서는 가급적 원서에 기재된 내용을 그대로 직역을 하게 됩니다. 역자의 능력이 부족함을 인정할 수밖에 없으며, 독자 분들의 넓은 아량을 청합니다.

번역하는 동안 대구의 이성호 원장님 이하 침구연구모임에서 열렬히 성원을 해주시어 더욱 힘을 낼 수 있었습니다. 또한 역자가 많은 시간 동안 저술과 번역작업을 할 때 최대한 충고와 교정을 해주시는 박보경 원장, 정호섭 원장, 양진호 선생에게도 감사의 뜻을 전합니다. 그리고 항상 역자의 원고를 어렵게 받아주시는 물고기숲 출판사 사장님께도 사의를 표합니다.

마지막으로 집을 비우고 산속에서 원고를 작성하는 동안 이해해주고 응원해주는 사랑하는 아내와 아이들, 그리고 부족한 자식의 평생 뒷바라지에 힘드신 부모님께도 고마움과 사랑함, 미안함을 표하는 바입니다.

2015년 4월 계룡산 갑사 인근에서

주현욱

차례

제2부 근삼침의 주치질병

1장 내과 질병

2장 골외과 질병

3장 오관과 질병

4장 소아과·부인과 질병

1부
근삼침의 배혈법

1장 사신침四神鍼

【조성】 四神Ⅰ鍼, 四神Ⅱ鍼, 四神Ⅲ鍼, 四神Ⅳ鍼 (그림1~4)

【배혈치료】 지능저하, 치매, 두통, 현훈

【임상심득】 주의를 요망한다. 사신침四神鍼의 정위는 百會*를 기준으로 전후좌우 각 방개旁開 1.5촌寸이고, 사신총四神聰의 정해진 위치는 百會를 기준으로 전후좌우 각 방개 1촌이다. 사신침四神鍼의 범위가 더 넓고, 침첨鍼尖은 대부분 百會를 향하게 한다. 저자는 진뢰이靳瑞 선생님을 10여 년간 따르면서 사신침四神鍼은 사신총이라고 이해하였는데, 특히 소아에 대해서 그렇다고 할 수 있다. 선생님은 소아의 머리 비율을 충분히 고려하셨다. 6세 이하 소아는 머리 부분이 전신의 7분의 1을 차지하고, 성인은 겨우 11분의 1을 차지한다. 연령이 어릴수록 머리 부분이 차지하는 비율은 더 클 수밖에 없지만, 동신촌同身寸을 통하여 환자 본인의 가운뎃손가락의 중절中節 혹은 엄지손가락의 너비가 표준이 된다. 그래서 소아의 동신촌은 1.5촌이 기본이고, 성인은 1촌이 합당하다.

사신침四神鍼의 자법刺法은 네 종류가 있다. ㉠사침四鍼을 모두 바깥쪽으로 평자平刺하는데, 이렇게 하면 자극하는 범위가 넓어진다. 지능장애아, 뇌탄腦癱, 자폐증, 산만증, 현훈 등의 병증은 해당 자법을 많이 사용한다. ㉡사침을 모두 百會 방향으로 평자한다. 이렇게 시술하면 자극하는 범위가 비교적 집중이 되고, 전간癲癎, 불면증, 건망증 같은 병증에 많이 사용된다. ㉢사침은 모두 환부 쪽으로 평자한다. 중풍편탄中風偏癱과 지체감각이상인 환자에게 많이 사용된다. ㉣비염을 치료할 때, 四神Ⅰ鍼은 앞쪽으로 평자하고 四神Ⅱ鍼은 뒤쪽으로 평자하며, 좌우 양혈이 通天**을 향하도록 평자한다(그림1~4).

1. 四神Ⅰ鍼(前頂穴)

【혈위】 머리에 있으며 百會 앞의 방개旁開 1.5촌에 있다(그림1).

---

* 百會穴은 양쪽 이첨(耳尖)을 잇는 선의 중점이다.

** 通天穴은 두정(頭頂)에 있고 전발제(前髮際) 정중앙 직상(直上) 4촌, 방개 1.5촌에 해당한다.

【혈명풀이】 前頂은 독맥督脈에 있고 사신침四神鍼의 첫 번째 침이므로 이렇게 명명한다. 前頂의 前은 방위를 가리키고 뒤後와 상대된다는 의미이다. 頂은 머리의 가장 높은 곳을 지칭한다. 본혈은 두정頭頂의 위, 百會의 앞에 있기 때문에 '前頂'이라고 명명한다.

【국소해부】

① **침놓는 순서**: 피부→피하조직→모상건막帽狀腱膜

② **혈구신경穴區神經·혈관**: 활차상滑車上신경과 섭천顳淺동맥이 분포되어 있다(그림5).

【주치질병】 지능저하, 치매, 두통, 현훈

【조작방법】 0.8～1촌을 연피평자沿皮平刺한다.

【임상심득】 百會의 전후 1.5촌은 前頂과 後頂으로 분별된다. 이 두 혈은 모두 독맥에 위치한다. 前頂은 독맥의 뇌기腦氣가 발생하는 곳이다.

2. 四神Ⅱ鍼(後頂穴)

【혈위】 머리에 있으며 百會의 뒤 방개 1.5촌에 있다(그림1).

【혈명풀이】 後頂은 독맥에 있고 사신침四神鍼의 두 번째 침이므로 이렇게 명명한다. 後頂의 後는 방향을 가리키고 전前과 상대되는 의미이다. 頂은 전정巓頂을 가리킨다. 《說文解字》에서 "정頂은 전巓이다[頂, 巓也]."라고 하였는데, 머리 위에서 가장 높은 부위를 지칭한다. 본혈은 두정頭頂의 위, 百會의 뒤에 해당되기 때문에 '後頂'이라고 명명한다.

【국소해부】

① **침놓는 순서**: 피부→피하조직→모상건막

② **혈구신경·혈관**: 활차상신경과 섭천동맥이 분포되어 있다(그림5).

【주치질병】 위 혈과 같다.

【조작방법】 위 혈과 같다.

【임상심득】 後頂은 두정부의 가운데, 百會 뒤에 위치하여 交衝이라고도 한다. 《會元鍼灸學》에서는 "交衝이라고도 명명한 것은 신골囟骨과 노골顱骨이 교차하고, 대뇌와 소뇌가 교차하기 때문이다[又名交衝者, 囟骨與顱骨相交, 大腦小腦相交]."라고 풀이하였다. 《鍼經》에서는 "後頂은 太衝이라고도 하는데, 앞의 삼양경기三陽經氣와 교차한다. 배삼양背三陽이 모두 독맥督脈을 따라 이르고, 이로 말미암아 교차하여 百會에 모이므로

交衝이라고도 명명한다[後爲太衝, 與前三陽經氣相交. 背三陽循督脈而至, 由是相交而會百會, 故又名交衝].”라고 하였다.

3. 四神Ⅲ鍼

【혈위】 머리에 있으며 百會의 왼쪽 방개 1.5촌에 있다(그림1).

【혈명풀이】 본혈은 사신침四神鍼의 세 번째 침이므로 이렇게 명명한다.

【국소해부】

① **침놓는 순서:** 피부→피하조직→모상건막

② **혈구신경·혈관:** 활차상신경과 섭천동맥이 분포되어 있다(그림5).

【주치질병】 위 혈과 같다.

【조작방법】 위 혈과 같다.

【임상심득】 본혈을 선택할 경우에는 “차라리 그 혈을 잃을지라도, 그 경經은 잃지 않는다[寧失其穴, 不失其經].”는 원칙에 입각하여, 족태양방광경을 선택하여 주로 삼는데, 通天과 絡却 사이에 해당한다.

4. 四神Ⅳ鍼

【혈위】 머리에 있으며 百會의 오른쪽 방개 1.5촌에 있다(그림1).

【혈명풀이】 본혈은 사신침四神鍼의 네 번째 침이므로 이렇게 명명한다.

【국소해부】

① **침놓는 순서:** 피부→피하조직→모상건막

② **혈구신경·혈관:** 활차상신경과 섭천동맥이 분포되어 있다(그림5).

【주치질병】 위 혈과 같다.

【조작방법】 위 혈과 같다.

【임상심득】 四神Ⅲ鍼과 같다.

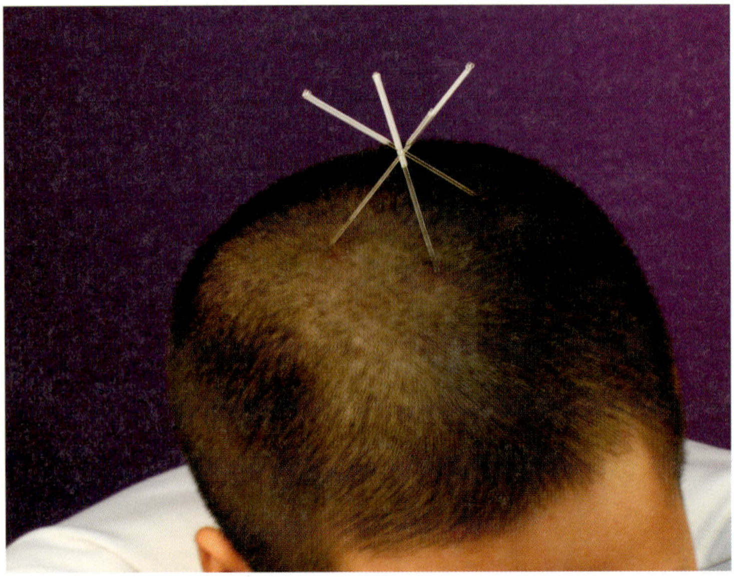

그림1 사신침四神鍼(침방향 1)

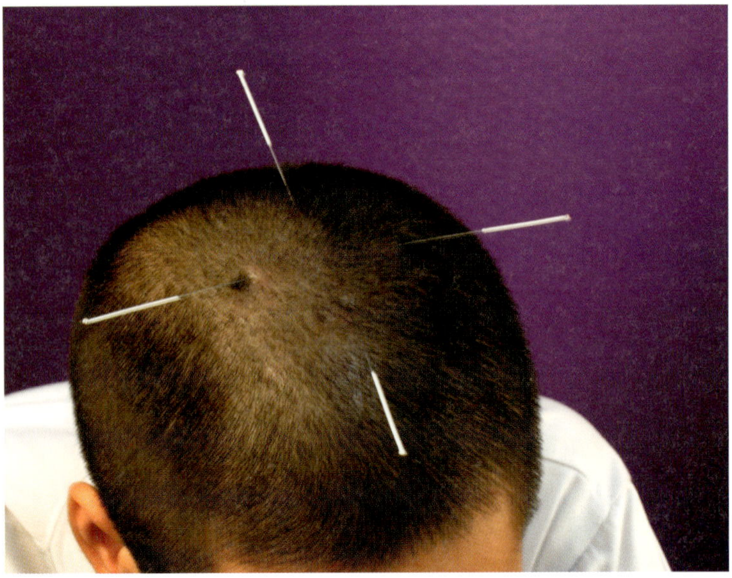

그림2 사신침四神鍼(침방향 2)

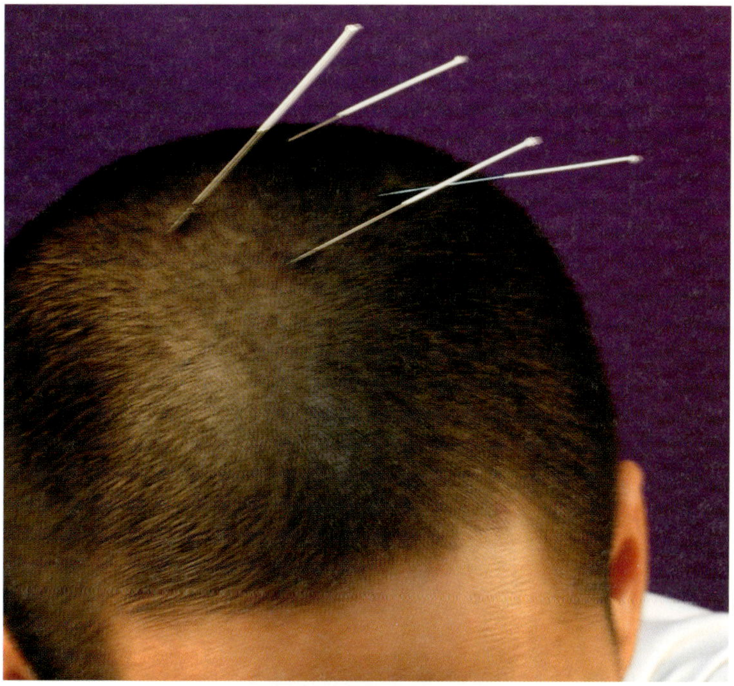

그림3 사신침四神鍼(침방향 3)

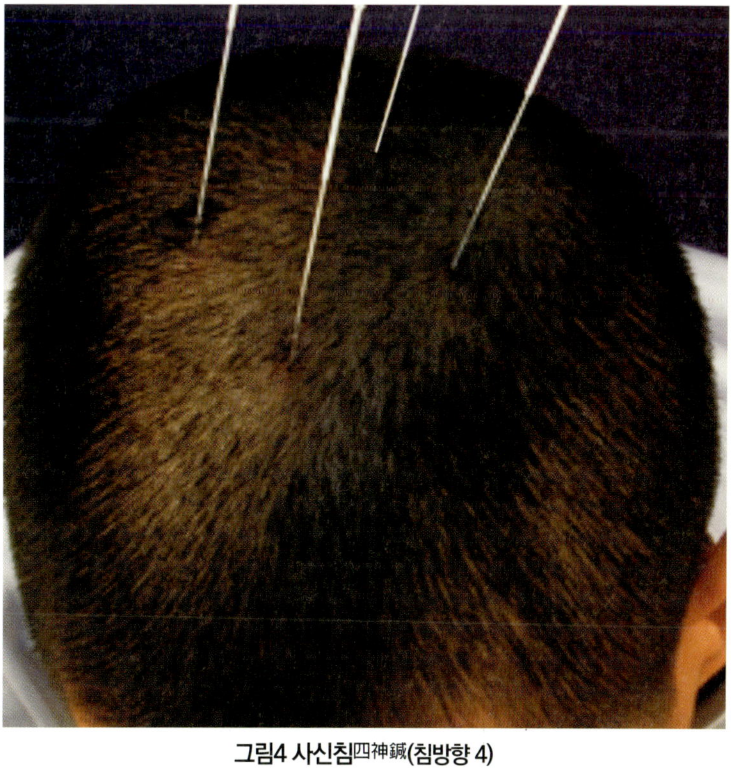

그림4 사신침四神鍼(침방향 4)

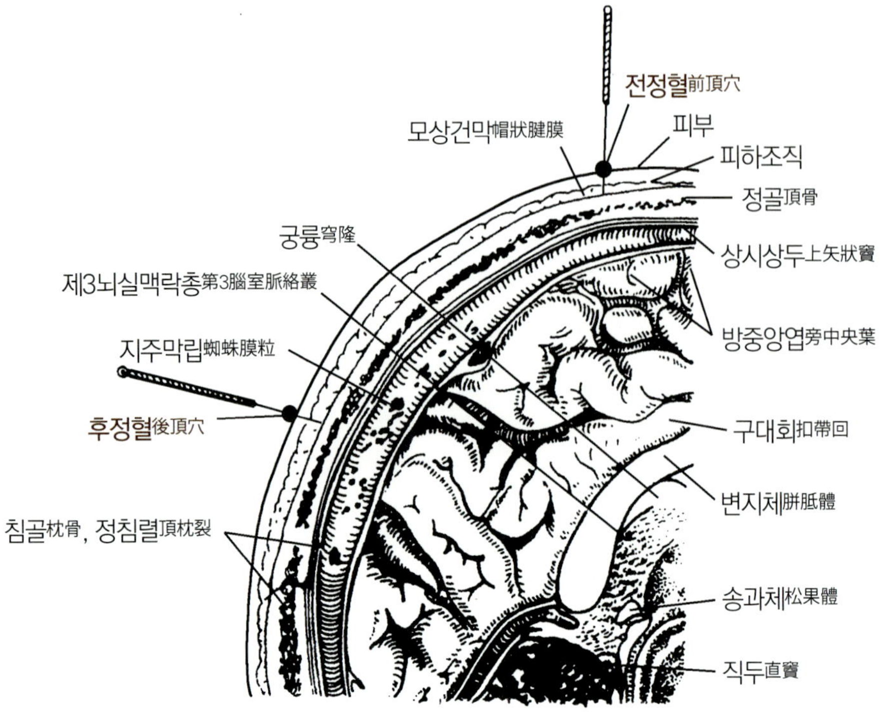

그림5 전정혈前頂穴·후정혈後頂穴의 해부층차도

2장 지삼침智三鍼

【조성】 智Ⅰ鍼, 智Ⅱ鍼, 智Ⅲ鍼 (그림6)

【배혈치료】 지능저하, 정신장애

【임상심득】 현대의학은 지능과 대뇌의 관계가 가장 밀접하다고 생각한다.* 지삼침智三鍼은 바로 전액부前額部에 있고, 대뇌의 액엽 투영구投影區에 해당한다. 그러므로 지능저하와 같은 질병을 치료할 수 있다.

* 대뇌 중에서 특히 전두엽이 지능과 관계가 있다.

1. 智 I 鍼(神庭穴)

【혈위】 머리에 있으며, 전발제前髮際의 정중앙에서 직상直上 0.5촌에 있다(그림6).

【혈명풀이】 神庭은 독맥에 있다. 神은 뇌의 원신元神을 가리킨다. 庭은 궁정宮庭, 정당庭堂을 지칭한다. 본혈은 두로頭顱의 위에 있고 뇌는 그 가운데 있으며, 뇌는 원신부元神府로 사람의 정신과 지능이 생성되는 곳이다. 또 본혈은 얼굴의 상부에 있다. 《續博物志》에서 "얼굴은 신의 궁정이다[面者, 神之庭也]."라고 하였기에 본혈을 '神庭'이라고 한다. 《中黃經》에서는 "뇌궁腦宮은 상단전上丹田이라 하고, 심궁心宮은 중단전中丹田이라 하며, 복위腹胃는 하단전下丹田이라고 한다. 상·중·하를 삼정三庭이라고도 칭한다[以腦宮爲上丹田, 心宮爲中丹田, 腹胃爲下丹田, 也稱上中下三庭]."라고 하였다. 《黃庭中景經》의 주석에서는 "얼굴에는 神庭이 있다[面有神庭]."라고 하였고, 《黃庭內景經》의 주석에서는 "신이 그 가운데 있으면 정신이 있고, 정신이 있으면 응하며, 응하면 몸을 보전한다[神處其中則靈, 靈則應, 應則保身]."라고 하였다.

【국소해부】

① **침놓는 순서**: 피부→피하조직

② **혈구신경·혈관**: 광하眶下신경과 비배鼻背동맥이 분포되어 있다(그림10).

【주치질병】 두통, 현훈, 불면증, 전간癲癎, 축농증, 유루流淚, 목통目痛

【조작방법】 침첨이 앞이나 혹은 뒤를 향하도록 0.8~1촌 평자平刺하고, 염전법捻轉法을 시도한다. 침을 놓을 때 두피에 드러나 보이는 정맥은 피해야 한다. 만약 침자鍼刺할 때 심한 통증이 나타나면, 혈관血管을 찔렀을 가능성이 있으니 바로 침자하는 방향을 조정해야 한다. 침을 뺄 때에는 침자부위를 눌러 혈종血腫이 생기는 것을 막아야 한다. 만약 출혈이나 출종出腫이 있으면 출혈점을 1~2분간 확실하게 눌러주면 된다.

【임상심득】 저자는 본혈로 불면증, 두통, 우울증, 산만증, 자폐증과 같은 정신계통의 질병을 치료하는 것을 매우 선호한다. 침첨이 印堂*이나 百會를 향하도록 한다. 병세와 병위病位를 보고 정하며, 침을 놓은 후에 연피자沿皮刺한다. 침은 깊이 놓아야 하는데, 1.5촌까지 깊이 도달할 수 있고, 또한 환자의 감내와 병세의 정도를 보고 정한다. 환자가 눈을 감고 마음을 가라앉히면 시술자는 관찰하고 침을 놓는데, 침이 혈을 대할

* 印堂穴은 이마 부위에 있으며 양 미두(眉頭)의 중간에 있다.

때 정신을 집중하여 진침進鍼하고 수신守神하면서 전침轉鍼한다. 의사와 환자가 양쪽에서 정신을 집중하여 한 몸에서 합쳐질 수 있도록 유도하는 것이다. 이때의 침감鍼感은 각자가 다르다. 《黃帝內經》에서는 수신守神하는 방법을 누차 강조하였고, 이러한 것은 실제 임상에서도 매우 중요한 가치가 있는데, 후인들이 대부분 깊이 깨닫지 못하는 경우가 너무 많다. 진침進鍼 시에 괜한 말을 하거나 농을 거는 행위는 옛사람들이 물려준 침법의 정수를 잃을 수도 있는 잘못된 행동이다.

2. 智Ⅱ鍼, 智Ⅲ鍼(양쪽 本神穴)

【혈위】 머리에 있으며, 神庭과 頭維*를 잇는 선의 안쪽 3분의 2와 바깥쪽 3분의 1의 교차점에 해당한다(그림6).

【혈명풀이】 本神은 독맥과 양유맥의 교회혈交會穴이다. 本은 바로 종宗을 의미한다. 즉 근본, 본심이라는 의미가 함축되어 있다. 《說文解字》에서는 "나무 밑동을 본本이라고 하니, 목木으로 구성되어 있고, 일一이 그 아래에 있다[木下曰本, 從木, 一在其下]."라고 하였다. 《禮記》에서는 "본심을 돌이켜 옛것을 닦는다[反本修古]."라고 하였다. 공영달孔穎達이 주소注疏하기를 "본本은 마음을 이른다[本, 謂心也]."라고 하였다. 神은 심신心神, 신명神明의 뜻이 있다. 뇌는 인간의 근본이고 정신을 주관한다. 혈의 위치가 몸에 있어서 원신元神의 근본이 된다고 인식한 것이다. 뇌는 원신부元神府인데, 본혈은 대뇌에 대해 바로 신神의 근본이 된다고 본 것이다. 《靈樞·本神篇》에서는 "침을 놓을 때는 반드시 신神을 근본으로 우선시해야 한다[凡刺之法必先本于神]."라고 하였으니, 혈명을 '本神'이라고 명명하면서 매우 중시하였다.

【국소해부】

① **침놓는 순서:** 피부→피하조직→액근額筋

② **혈구신경·혈관:** 표층에는 안신경眼神經의 광상眶上신경과 섭천顳淺동맥이 분포되어 있고, 심층에는 안면신경의 섭지顳支와 광상동맥이 분포되어 있다(그림7).

【주치질병】 두통, 현훈, 목적종통目赤腫痛, 전간癲癇, 소아경풍小兒驚風, 중풍혼미

【조작방법】 위 혈과 같다.

---

* 頭維穴은 두측부, 액각발제(額角髮際)의 위로 0.5촌, 머리 중앙선 옆의 4.5촌에 있다.

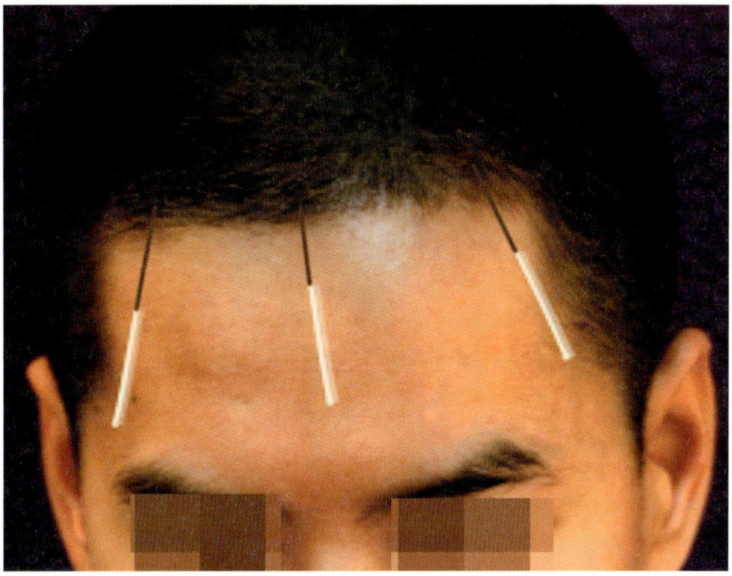

그림6 지삼침智三鍼(지Ⅰ침, 지Ⅱ침, 지Ⅲ침)

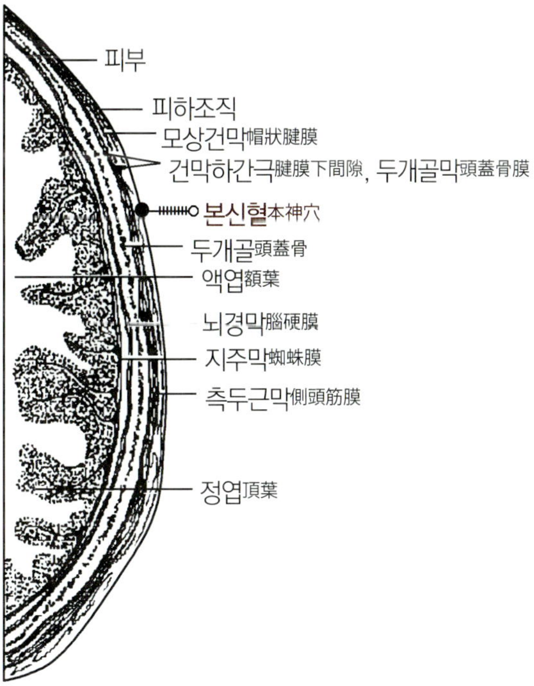

그림7 본신혈本神穴의 해부도

【임상심득】《皇極經世》에서는 "하늘의 신은 해에 깃들어 있고, 사람의 신은 눈에 깃들어 있다[天之神, 栖于日, 人之神, 栖于目]."라고 하였다. 《黃帝內經》에서는 "命門은 눈이다[命門者, 目也]."라고 하였다. 족태양은 목내자目內眥에서 시작하고, 족소양은 목외자目外眥에서 시작하며, 족양명의 承泣은 눈 아래에 있는데 여기에서 시작한다. 수태양은 목예자目銳眥에서 나와 귀 안으로 들어가고 목내자에서 나와 권顴에 비스듬히 연결되며, 수양명은 迎香에서 종지終止하고, 수소양은 목예자에 이르고, 수족삼양경기手足三陽經氣는 모두 눈에 모이게 된다. 눈의 정기는 신의 광명이 되고, 뇌는 원신부이며, 본혈은 대뇌에 대해 바로 신의 근본이 된다. 모든 신명神明과 관련된 질병은 본혈로 치료할 수 있으므로 '本神'이라고 명명하였다.

3장 뇌삼침腦三鍼

【조성】 腦戶穴, 좌우 腦空穴 (그림8)

【배혈치료】 지체활동장애, 신체 불균형, 후두통

【임상심득】 뇌병환자는 대다수가 운동과 평형기능을 잃는데, 뇌삼침腦三鍼으로 소뇌小腦질병이 야기하는 운동의 실조를 치료할 수 있다. 일부 지능장애 아동은 시력장애를 수반하는데, 뇌삼침腦三鍼을 통한 치료 이후에 효과가 분명하고, 과거에 문제가 되었던 안저병변眼底病變에도 뇌삼침을 배합하여 치료할 수 있다.

1. 腦戶穴

【혈위】 후두부後頭部 정중앙에 있으며, 침외枕外* 원형융기 위의 함몰부에 해당한다(그림8).

【혈명풀이】 腦戶은 독맥에 있다. 腦는 뇌수腦髓를 가리킨다. 戶는 출입하며 통행하는

* 枕外(=枕骨, 枕部)는 외후두결절(外後頭結節)인데, 즉 누우면 베개에 닿는 후두골(後頭骨) 부위를 말한다.

곳이다. 독맥은 상행上行하여 風府에 이르러 뇌에 들어가니, 이곳은 뇌로 들어가는 문과 같다. 이외에도 족태양경은 목내자에서 시작해 상액교전上額交巓하여 락뇌絡腦하고 다시 하항下項으로 나온다. 본혈을 말미암아 투출하행透出下行하기 때문에 '腦戶'라고 한다.

【국소해부】

① **침놓는 순서:** 피부→피하조직→침액근침복枕額筋枕腹

② **혈구신경·혈관:** 표층에는 침대枕大신경이 분포되어 있고, 심층에는 안면신경 이후지耳後支와 침枕동맥이 분포되어 있다(그림10).

【주치질병】 두통, 항강項强, 현훈, 전간癲癇

【조작방법】 0.8~1.2촌을 평자平刺한다.

【임상심득】 후두부의 정중앙 침외枕外의 원형 융기를 촉지하면 상연上緣에 함몰부를 확인할 수 있는데, 여기가 바로 腦戶穴이다. 후두통이나 항강통 등과 같은 후뇌병변後腦病變은 대부분 본혈을 취하고, 수족진전手足震顫에도 본혈을 취한다.

2. 腦空穴

【혈위】 腦戶穴의 좌우 각 방개 2.25촌에 있다(그림8).

【혈명풀이】 腦空은 족소양담경에 있다. 腦는 본래 노瑙로 되어 있다. 《說文解字》에서 "노瑙는 두수頭髓이다[瑙, 頭髓也]."라고 했는데, 수髓는 곧 골수骨髓(정수精髓)로 여러 골수는 뇌에 속해 있으니, 뇌는 골수의 바다이다. 《數經》에 "뇌는 머릿속의 골수이다[腦, 頭中髓也]."라고 하였다. 空은 구멍이다. 《說文解字》에서 "공은 공규이다[空, 竅也]."라고 하였고, 《漢書·張騫傳》에 "작은 나라는 공도空道에 해당한다[小國當空道]."라고 하였다. 본혈은 腦戶의 옆, 협옥침골夾玉枕骨 하방의 함몰부에 해당하며 뇌로 통하는 공규이므로 혈명을 '腦空'이라고 한다.

【국소해부】

① **침놓는 순서:** 피부→피하조직→침액근침복

② **혈구신경·혈관:** 표층에는 침대신경이 분포되어 있고, 심층에는 안면신경의 이후지와 침동맥이 분포되어 있다(그림9).

【주치질병】 두통, 목현目眩, 경항강통頸項强痛, 전광간癲狂癎, 경계驚悸

【조작방법】 0.8~1.2촌을 평자平刺한다.

【임상심득】 腦空은 통경활락通經活絡, 조리기혈調理氣血, 청두명목淸頭明目의 작용이 있고, 일반적으로 침첨은 아래를 향하여 평자한다. 또한 百會·合谷과 배합하여 두풍頭風, 두통을 치료할 수 있다.

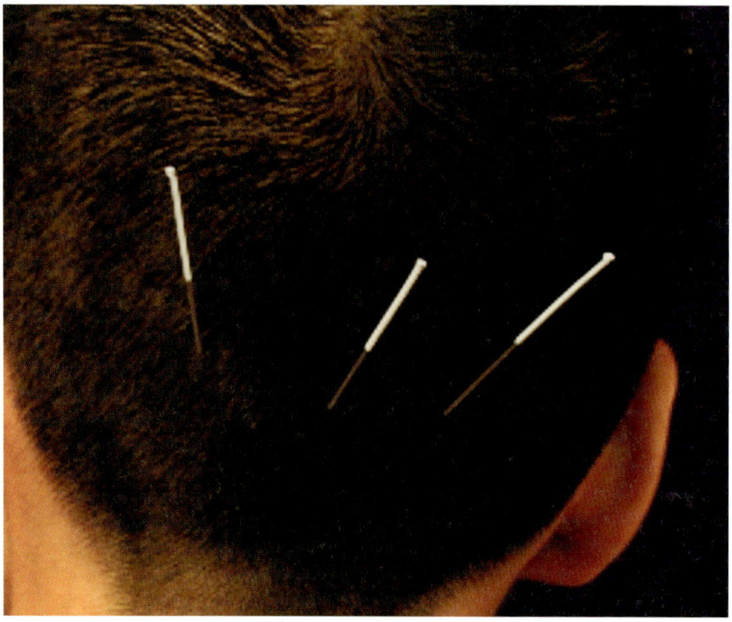

그림8 뇌삼침腦三鍼

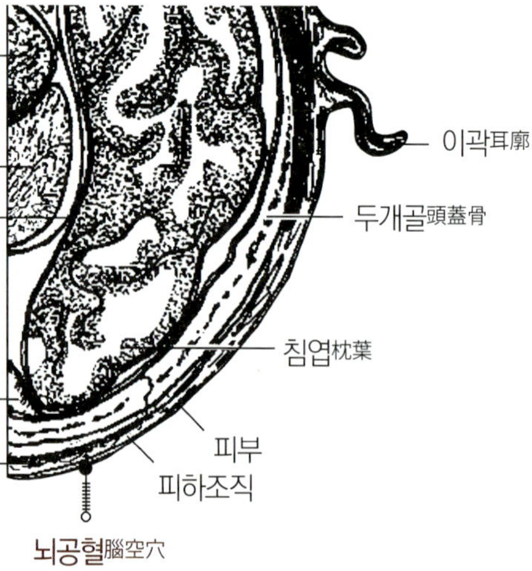

그림9 뇌공혈腦空穴의 해부층차도

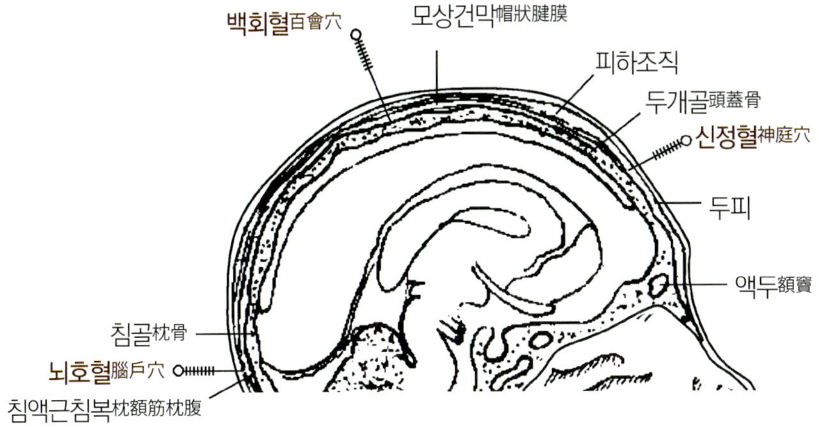

그림10 뇌호혈腦戶穴·신정혈神庭穴·백회혈百會穴의 해부층차도

4장 설삼침舌三鍼

【조성】 舌Ⅰ鍼, 舌Ⅱ鍼, 舌Ⅲ鍼 (그림11)

【배혈치료】 언어장애, 불확실한 발음, 벙어리, 유연流涎, 탄인장애呑咽障碍

【임상심득】 舌Ⅰ鍼 혈은 임맥혈任脈穴이고 임맥과 음유맥이 서로 모이는 곳이다. 본혈의 심부는 바로 설근부이고 설체舌體의 운동과 밀접한 관계가 있으므로, 설체의 운동장애를 치료하려면 본혈에 심자深刺해야 한다. 《素問·刺瘧論篇》에서 "혀 아래에는 두 개의 맥이 있으니 廉泉穴이다[舌下兩脈者, 廉泉穴也]."라고 하였고, 《醫經理解》에서는 "廉泉은 설근 아래 좌우 양렴에서 출천하는 맥이다. 또 족소음은 설 이하에 각각 하나씩 있다고 하니, 廉泉은 하나의 혈이 아니다[廉泉, 舌根下之左右兩廉出泉脈也, 又曰足少陰舌下各一, 則廉泉非一穴也]."라고 하였다. 廉泉穴의 양쪽은 설삼침舌三鍼의 조성에 소속되며, 설삼침舌三鍼은 廉泉穴을 주로 삼고 좌우 양혈을 더하여 조성된다.

1. 舌Ⅰ鍼(廉泉穴)

【혈위】 전정중선前正中線에 있는 설골상연舌骨上緣의 함몰부에 있다(그림11).

【혈명풀이】 廉泉은 임맥任脈에 있다. 廉은 깨끗하다는 뜻이다.《漢書·東方朔傳》에 "고기를 많이 베어가지 않았으니, 또 얼마나 청렴한가[割之不多, 又何廉也]."라고 하였다.《楚辭·招魂》에 "나는 어려서부터 깨끗하니 청렴결백함이여[朕幼淸以廉洁兮]."라고 하였는데, 왕일王逸의 주석에서 "받지 않은 것을 염廉이라고 하고, 더럽지 않은 것을 길洁이라고 한다[不受曰廉, 不污曰洁]."라고 하였다. 염廉은 가장자리고 모퉁이이다. 泉은 곧 물의 근원이다. 본혈은 후결喉結 위쪽 가장자리에 있어 안으로는 설근舌根에 응하는데, 혀가 입 안을 휘저으면 진액이 마치 샘물이 끊임없이 나오는 것과 같아서 진액을 만들어 건조함을 윤潤하게 할 수 있기 때문에 '廉泉'이라 명명한다.《靈樞·脹論篇》에서 "염천옥영廉泉玉英은 진액의 길이다[廉泉玉英者, 津液之道也]."라고 하였다.

【국소해부】

① **침놓는 순서:** 피부→피하조직→하함설골근下頷舌骨筋→해설근頦舌筋

② **혈구신경·혈관:** 표층에는 경횡頸橫신경이 분포되어 있고, 심층에는 하함下頷신경의 근지筋支와 설하舌下신경, 설舌동맥, 갑상선 동맥이 분포되어 있다(그림12).

【주치질병】 설강불어舌强不語, 설하종통舌下腫痛 설종연출舌縱涎出, 설본연급舌本攣急, 폭음暴喑, 탄인곤란呑咽困難, 구설생창口舌生瘡, 인후종통咽喉腫痛

【조작방법】 침첨을 조금 비스듬히 하여 위를 향하도록 0.8~1촌을 방자方刺한다. 염전법捻轉法 혹은 괄침刮鍼하는 수기법을 사용하고 유침留鍼하지 않는다.

【임상심득】 이 설삼침舌三鍼은 설근 방향으로 침을 놓는 것이 좋으며, 이 방향은 1촌쯤 침을 놓아도 위험하지 않다. 설삼침舌三鍼은 발음에 문제 있는 소아환자를 개선시키는 데 확실한 도움이 된다. 저자가 진료하였던 뇌탄腦癱, 지능장애 아동은 대부분 언어의 개선에 빠른 효과를 보였다. 언어가 개선된 후에 소아들은 언어의 이해와 조직능력이 증가하였고, 더 빠른 속도로 중추신경 계통의 재건 과정이 수월해졌으며 전체적인 기능이 회복되었다.

2. 舌Ⅱ鍼

【혈위】 舌Ⅰ鍼 왼쪽으로 방개 0.8촌에 있다(그림11).

【국소해부】

① **침놓는 순서**: 피부→피하조직→하함설골근→해설근

② **혈구신경·혈관**: 표층에는 경횡신경이 분포되어 있고, 심층에는 하함신경 근지, 설하신경, 설동맥과 갑상선 동맥이 분포되어 있다.

【주치질병】 설강불어, 설하종통, 설종연출, 설본연급, 폭음, 탄인곤란, 구설생창, 인후종통

【조작방법】 위 혈과 같다.

【임상심득】 발음이 명확하지 못한 경우는 대부분 설두舌頭의 활동이 불량한 것에서 비롯되므로 침자鍼刺는 설근舌根까지 도달해야 한다. 이렇게 해야 겨우 설근舌筋, 설하舌下신경과 설인舌咽신경에 자극을 줄 수 있다. 설삼침舌三鍼은 일반적인 수기법을 쓰는데, 염전撚轉이나 괄침刮鍼을 비교적 많이 사용하고 전침電鍼은 조금 가한다.

3. 舌Ⅲ鍼

【혈위】 舌Ⅰ鍼 오른쪽으로 방개 0.8촌에 있다(그림11).

【국소해부】

① **침놓는 순서**: 피부→피하조직→하함설골근→해설근

② **혈구신경·혈관**: 표층에는 경횡신경이 분포되어 있고, 심층에는 하함신경의 근지와 설하신경, 설동맥, 갑상선 동맥이 분포되어 있다.

【주치질병】 설강불어, 설하종통, 설종연출, 설본연급, 폭음, 탄인곤란, 구설생창, 인후종통

【조작방법】 위 혈과 같다.

【임상심득】 위와 같다.

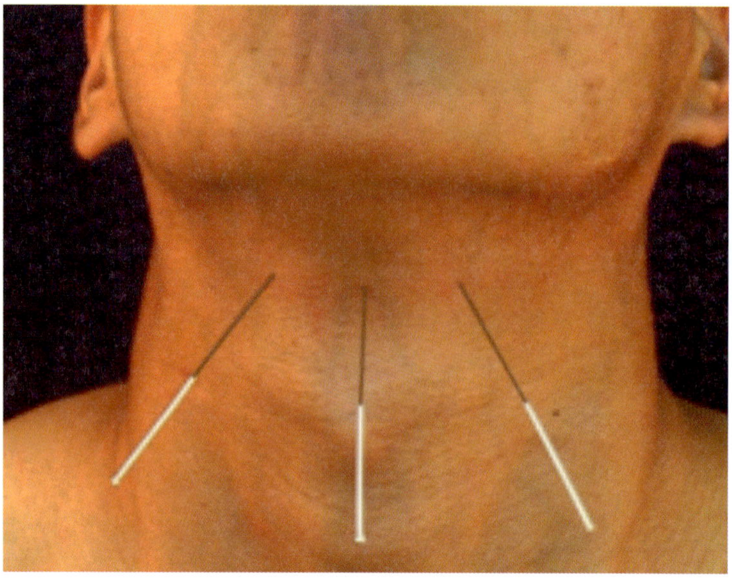

그림11 설삼침舌三鍼(설 I 침, 설 II 침, 설 III 침)

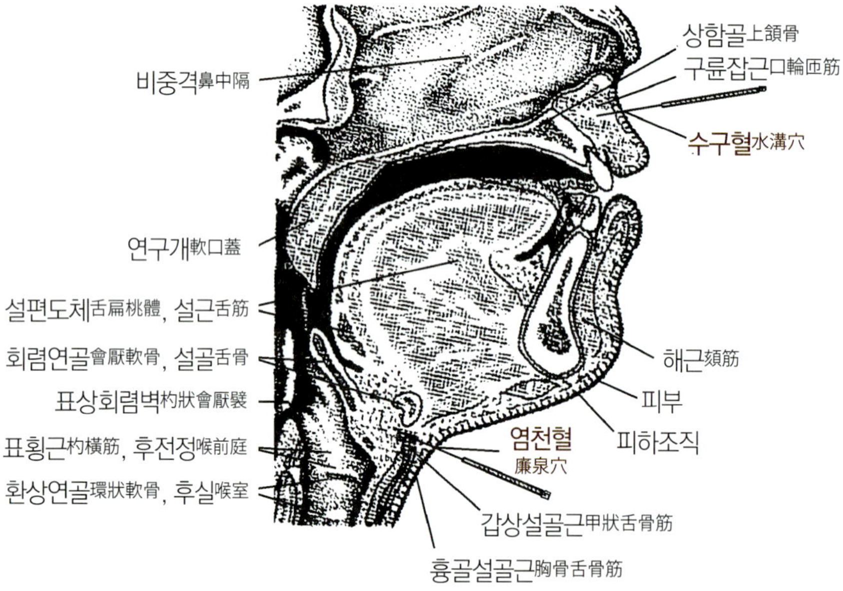

그림12 염천혈廉泉穴·수구혈水溝穴의 해부층차도

5장 섭삼침顳三鍼

【조성】 顳Ⅰ鍼, 顳Ⅱ鍼, 顳Ⅲ鍼 (그림14)

【배혈치료】 뇌혈관질환의 후유증, 뇌외상으로 인한 반신불수, 구안와사口眼喎斜, 뇌동맥경화, 이명, 편두통, 파킨슨병, 뇌위축, 노년 치매

【임상심득】 顳Ⅰ鍼의 하방에는 수소양삼초경의 角孫穴과 족소양담경의 率谷穴이 있다. 전자는 수족소양의 회會이고, 후자는 족태양과 족소양의 회會이다. 耳尖 직상直上의 입발제入髮際 섭측顳側은 수족소양경의 분포구역으로 중풍을 치료할 때 가장 먼저 선택한다. 顳Ⅱ鍼, 顳Ⅲ鍼은 顳Ⅰ鍼의 앞뒤에 위치하는데, 세 침이 전체적으로 섭부顳部에 영향을 주므로 침자가 섭부의 자극을 증강시킬 수 있다. 섭삼침顳三鍼은 간담肝膽경락의 기혈氣血을 유통시키고 평간식풍平肝息風·청간사담淸肝瀉膽하며 소양승발지기少陽升發之機를 강화하고 중풍후유증 환자의 회복을 유리하게 한다.

1. 顳Ⅰ鍼

【혈위】 耳尖 직상直上의 발제髮際 위로 2촌에 있는 교회처交會處에 있다(그림14).

【국소해부】

① **침놓는 순서:** 피부→피하조직→섭근顳筋

② **혈구신경·혈관:** 표층에는 이섭耳顳신경과 침대枕大신경, 섭천顳淺동맥이 분포되어 있고, 심층에는 하함下頷신경의 근지筋支가 분포되어 있다(그림15).

【주치질병】 뇌혈관질환의 후유증, 뇌외상으로 인한 반신불수, 구안와사, 뇌동맥경화, 이명, 편두통, 파킨슨병, 뇌위축, 노년 치매

【조작방법】 수직으로 0.8~1.2촌을 연피평자沿皮平刺한다. 전침을 가할 수도 있고, 또한 염전보사법捻轉補瀉法을 행할 수 있다. 침자할 때 피하혈관을 잘 관찰하여 되도록 피해야 한다. 만약 침을 놓을 때 동통이 심하면 혈관血管을 찔렀을 가능성이 있으니, 침을 조금 뒤쪽으로 빼내어 방향을 조정하고 계속 진침하며, 산감酸感·마감麻感·창감脹感을 좋게 해야 한다. 발침 시 만약 피가 나면 즉시 눌러준다.

【임상심득】 顳Ⅰ鍼은 率谷 위 0.5촌에 위치하고, 침자 심도는 대부분 1촌을 초과하며,

率谷穴을 이미 통과하면 큰 자극이 더해질 수 있다. 顳Ⅲ鍼의 위치와 섭골顳骨의 간극에는 긴밀하게 중합重合이 되어 있는데, 이것은 선천적인 발육과정에서 남긴 간극으로 두피의 침감鍼感이 더 깊숙이 노내顱內로 전해지도록 한다. 또 노외顱外조직의 풍부한 혈관과 신경은 뇌골 간극을 걸쳐 노내로 들어간다. 두부頭部의 혈위는 노내顱內 중추신경에 영향을 많이 미치고 우리가 알고 있는 것을 초과한다. 이러한 사항들은 근삼침이 두침頭鍼에 대한 응용면을 더욱 강화시킨 것이 원인이라고 추측된다(그림13).

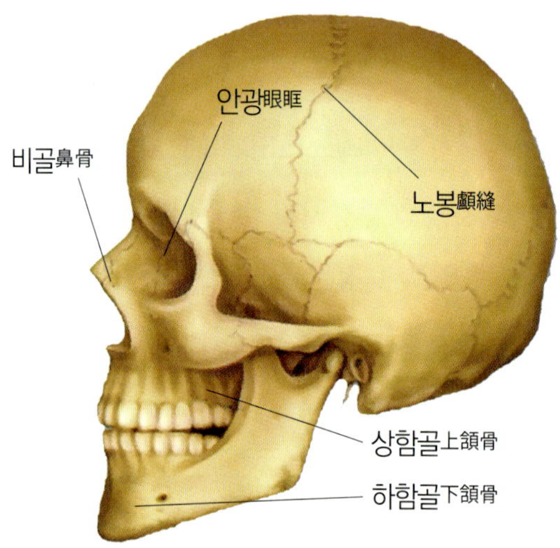

그림13 노봉顱縫 투시도

2. 顳Ⅱ鍼

【혈위】 顳Ⅰ鍼과 수평을 이루어 앞쪽으로 방개 1촌에 있다(그림14).

【국소해부】

① **침놓는 순서:** 피부→피하조직→섭근

② **혈구신경·혈관:** 표층에는 이섭신경과 침대신경, 섭천동맥이 분포되어 있고, 심층에는 하함신경의 근지가 분포되어 있다(그림15).

【주치질병】 뇌혈관 의외의 후유증, 뇌외상으로 인한 반신불수, 구안와사, 뇌동맥경화, 이명, 편두통, 파킨슨병, 뇌위축, 노년 치매

【조작방법】 위 혈과 같다.

【임상심득】 顳Ⅱ鍼의 주위는 혈관과 신경이 풍부하여 특별히 민감하고 침감이 매우

강하다. 섭삼침顳三鍼은 지체의 운동과 감각장애를 주로 치료한다. 이곳은 대뇌의 중앙과 전후 사이의 범위에 위치해서 영향을 미치는 면적이 매우 넓고, 그래서 지체의 운동장애와 감각장애를 모두 치료하는 작용이 있다.

3. 顳Ⅲ鍼

【혈위】 顳Ⅰ鍼과 수평을 이루어 뒤쪽으로 방개 1촌에 있다(그림14).

【국소해부】

① **침놓는 순서**: 피부→피하조직→섭근

② **혈구신경·혈관**: 표층에는 이섭신경과 침대신경, 섭천동맥이 분포되어 있고, 심층에는 하함신경의 근지가 분포되어 있다(그림15).

【주치질병】 뇌혈관질환의 후유증, 뇌외상으로 인한 반신불수, 구안와사, 뇌동맥경화,

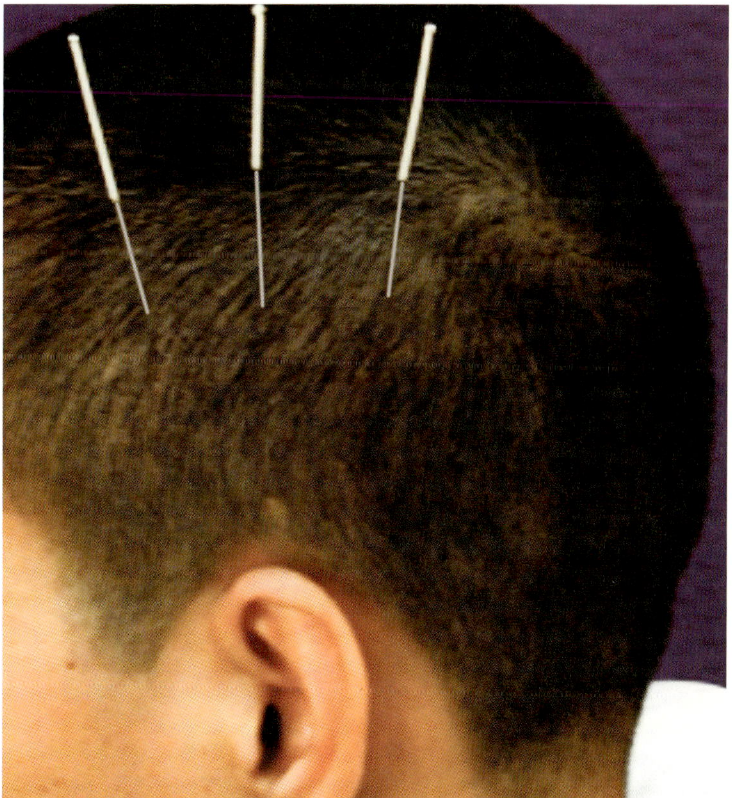

그림14 섭삼침顳三鍼(섭Ⅰ침, 섭Ⅱ침, 섭Ⅲ침)

이명, 편두통, 파킨슨병, 뇌위축, 노년 치매

【조작방법】 위 혈과 같다.

【임상심득】 섭부顳部의 세 침은 두침頭鍼 중에서 침자통감鍼刺痛感이 비교적 강한 세 개의 혈위이다. 특히 침을 놓은 후에 침첨이 섭골측顳骨側으로 조금 비스듬히 자입되면 침체鍼體가 골막骨膜 전까지 밀착될 수 있고, 이때에 통감은 매우 심하다. 그렇기 때문에 환자가 견딜 수 있는 정도와 치료에 필요한 정도를 근거로 침을 놓는 각도를 조정해야 한다. 이러한 점은 이외의 혈위에 침자할 경우에도 매우 중요한 사항이므로, 저자는 반복해서 강조하고 싶다.

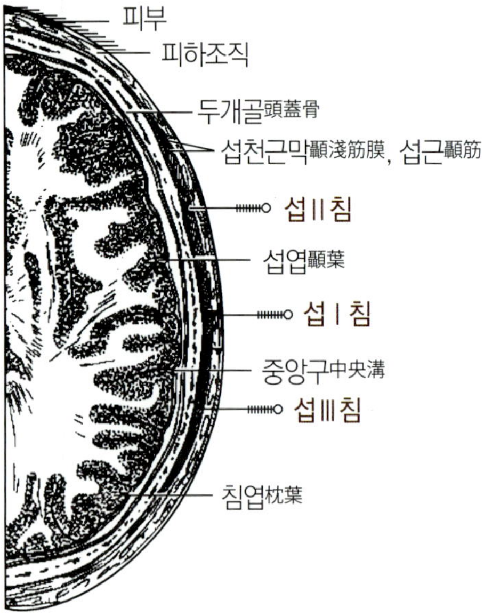

그림15 섭 I 침, 섭II침, 섭III침 국부해부도

6장 정신침定神鍼

【조성】 定神 I 鍼, 定神 II 鍼, 定神 III 鍼 (그림16)

【배혈치료】 주의력 산만, 사시, 전액두통前額頭痛, 안구진전眼球震顫, 현훈, 시력저하

【임상심득】 정신침定神鍼 세 개의 혈은 정신을 안정시키고 집중하는 작용을 한다. 이 세

혈은 일반적으로 연피평자沿皮平刺하지만 여기에서도 경자輕刺와 중자重刺의 구분이 있다. 침을 놓은 후 침첨이 비스듬히 표피 방향으로 들어가면 이때는 침감鍼感이 비교적 약하나, 침을 놓은 후 침첨이 비스듬히 액골額骨의 한쪽으로 향하면 이때는 침감이 비교적 강하다. 침이 피부에 들어간 후 액골을 따라 앞으로 나아가면, 액골과 골막은 침자에 매우 민감하다. 陽白, 神庭 등 두부頭部에 있는 혈위는 모두 이와 비슷하다.

1. 定神 I 鍼

【혈위】 印堂 직상直上으로 0.5촌에 있다(그림16).

【혈명풀이】 비삼침鼻三鍼의 印堂穴을 참고하라.

【국소해부】

① 침놓는 순서: 피부→피하조직→강미간근降眉間筋

② 혈구신경·혈관: 표층에는 활차상滑車上신경이 분포되어 있고, 심층에는 안면신경 섭지顳支와 내자內眦동맥이 분포되어 있다.

【주치질병】 印堂穴과 같다.

【조작방법】 환자는 반듯하게 눕거나 혹은 앉아 국부피부를 집어 올려 위쪽부터 수직으로 아랫방향으로 대략 0.3~0.5촌 평자平刺한다.

【임상심득】 印堂穴은 독맥督脈에 속한다. 독맥은 모든 양기陽氣의 해海인데, 안으로는 뇌까지 이어진다. 定神 I 鍼을 침자鍼刺할 때 印堂穴 방향으로 연피평자하여 비근부鼻根部에 도달하게 한다.

2. 定神 II 鍼

【혈위】 陽白* 직상直上으로 0.5촌에 있다(그림16).

【혈명풀이】 면탄침面癱鍼의 陽白穴을 참고한다.

【국소해부】

① 침놓는 순서: 피부→피하조직→액근額筋

② 혈구신경·혈관: 표층에는 안면신경의 광상眶上신경과 섭천顳淺동맥이 분포되어 있

* 陽白穴은 전액부(前額部)에 있으며 눈동자의 중심을 지나는 수직선상에서 눈썹 위 1촌에 해당한다.

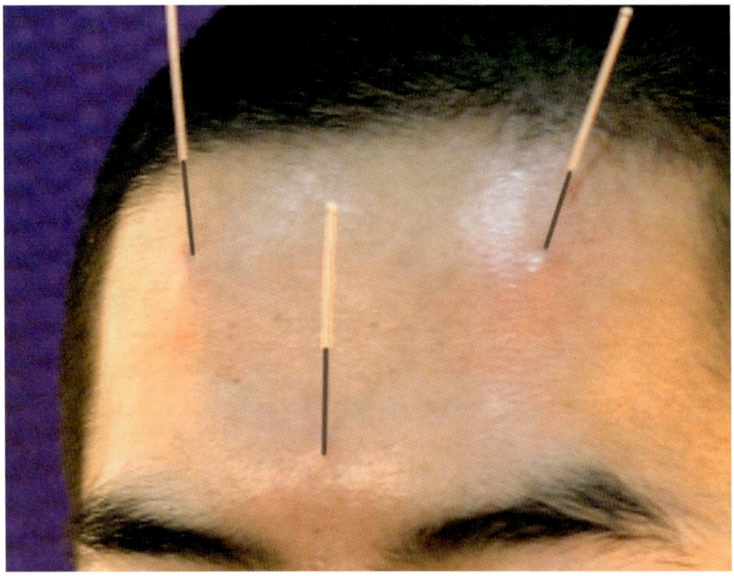

그림16 정신침定神鍼(정신 I 침, 정신 II 침, 정신 III 침)

고, 심층에는 안면신경 섭지와 광상동맥이 분포되어 있다.

【주치질병】 면탄침面癱鍼의 陽白穴과 같다.

【조작방법】 환자가 반듯하게 눕거나 혹은 앉은 자세에서 국부피부를 집어 올려 수직으로 위쪽부터 아랫방향으로 대략 0.3~0.5촌을 평자한다. 액전額前 표피의 혈관은 매우 풍부하여 침자할 때 피하에 출혈을 일으키기 쉽다. 침놓을 때나 발침할 때 이러한 정황이 나타나면 즉시 처리해야 한다.

【임상심득】 전액前額의 양측은 족소양담경이 분포한 구역으로 정중앙은 독맥이 지나는 곳이다. 간肝과 담膽은 서로 표리表裏이고, 간은 눈에서 개규開竅하며 혼魂을 장藏한다. 陽白穴은 담경膽經의 혈위로 두 눈 위에 위치하여 안신경과 밀접한 관계가 있다. 定神Ⅱ鍼에 침자할 때 피부를 따라 아래쪽으로 평자하여 눈썹 위까지 바로 도달할 수 있다.

3. 定神Ⅲ鍼

【혈위】 右陽白* 직상直上으로 0.5촌에 있다(그림16).

---

* 右陽白은 전액부(前額部)에 있으며 동공(瞳孔)의 중심을 지나는 수직선상에서 눈썹 위 1촌에 있다.

【혈명풀이】 면탄침面癱鍼의 陽白穴을 참고한다.

【국소해부】 위 혈과 같다.

【조작방법】 위 혈과 같다.

【임상심득】 定神Ⅱ鍼, 定神Ⅲ鍼은 모두 일반적으로 陽白穴에 침자하는 심도와 비교하면 매우 깊은 편이다. 심자深刺하여 陽白穴을 뚫을 수 있으니, 자극 또한 陽白穴과 비교하여 강하다. 진靳 선생님께서는 침을 놓으실 때 침자鍼刺의 자극을 매우 강조하셨고, 또한 침을 놓는 심도는 근根과 신神이 요구되며, 이것은 모두 진침하는 심도와 상관이 있다.

7장 훈통침暈痛鍼

【조성】 四神鍼, 印堂穴, 太陽穴

【배혈치료】 두훈두통頭暈頭痛, 두정통頭頂痛, 편두통, 전액통前額痛

1. 四神鍼

사신침四神鍼을 참고한다.

2. 印堂穴

비삼침鼻三鍼을 참고한다.

3. 太陽穴

【혈위】 섭측顳側 瞳子髎穴*의 외측 0.8촌에 있는 함몰부이다(그림17).

【혈명풀이】 太陽穴은 기혈奇穴이다.

---

* 瞳子髎穴은 목외자방(目外眦旁)의 안광외측연(眼眶外側緣)에 해당한다.

①《銀海精微》: 풍견와사風牽喎斜는 頰車穴과 耳門穴에 뜸을 뜰 수 있는데, 입을 벌려서 취혈한다. 太陽穴, 水溝穴, 承漿穴은 왼쪽으로 비뚤어지면 오른쪽에 뜸을 뜨고, 오른쪽으로 비뚤어지면 왼쪽에 뜸을 뜬다. 太陽穴은 외자外眥 5분에 있다.

②《聖濟總錄》: 안소자眼小眥 뒤 1촌은 太陽穴로 손상되면 안 되는데, 다치면 목고目枯하게 되어 치료할 수 없다.

③《奇效良方》: 太陽의 두 혈은 미후眉後 함몰부 태양자맥太陽紫脈에 있는데, 안홍眼紅과 두통을 치료하니 삼릉침三陵鍼으로 사혈瀉血을 한다. ……침을 놓아 방혈이 되면 바로 낫는다.

【국소해부】

① **침놓는 순서**: 피부→피하조직→섭근막顳筋膜→섭근顳筋

② **혈구신경·혈관**: 표층에는 상함上頷신경인 권섭지顴顳支와 섭천顳淺동맥이 분포되어 있고, 심층에는 하함下頷신경인 근지筋支와 섭천동맥의 근지가 분포되어 있다.

【주치질병】 두통, 목질目疾, 치통, 면통面痛

【조작방법】 0.8~1촌을 직자한다.

【임상심득】 太陽穴은 직자법直刺法 혹은 사자법斜刺法을 시행한다. 또한 일정한 심도에서 침감鍼感이 안내眼內를 향하거나 눈 위에서 흩어지는 것이 좋다. 만약 침이 딱딱한 물건에 닿는 것과 같은 느낌이 있으면 침첨이 섭골顳骨에 도달한 것이니 침을 뒤로 2분 정도 퇴침한다.

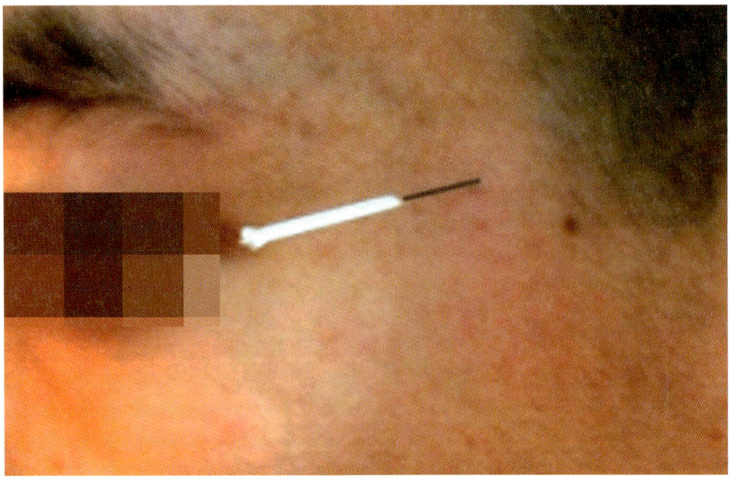

그림17 태양혈太陽穴

8장 면기침面肌鍼

【조성】 ㉠안검경련眼瞼痙攣조합 : 四白穴, 下眼瞼의 阿是穴

㉡구근경련口筋痙攣조합 : 地倉穴, 口禾髎穴, 迎香穴

【배혈치료】 안근眼筋 경련, 구근 경련

【임상심득】 안면근육의 경련과 떨림이 매일 심해지는 증상은 임상에서 자주 보이는 병증 중 하나로 스트레스의 증가, 휴식의 부족, 몸의 피로와 관계가 있다. 임상에서 이러한 조혈組穴에 전침을 시도할 수 있는데, 경련의 빈도가 낮다면 강도를 더욱 작게 하여 국부에 전류의 자극을 덜 느끼게 하거나 근육이 뛰지 않게 하는 것이 좋다. 강도가 지나치게 센 것은 반드시 금기하는데, 국부의 근육이 격렬하게 뛰어 새로운 경련을 유발시킬 수 있기 때문이다.

1. 四白穴

【혈위】 정면을 본 상태에서 눈동자 직하直下 약 1촌인 광하공眶下孔에 위치한다(그림 18).

【혈명풀이】 四白穴은 족양명위경에 있다. 四는 숫자로 2를 두 배해서 4가 된 것이다. 白은 흰색으로 광명과 깨끗함이 있다는 뜻이다. 《莊子·人間世》에서 "비어 있는 방에 햇살이 비치니 길상吉祥은 고요한 곳에 머무르는 것이다[虛室生白, 吉祥止止]."라고 하였는데, 최선崔譔은 "백白은 햇빛이 비치는 것이다[白者, 日光所照也]."라고 풀이하였다. 본혈은 눈 아래 1촌에 있는데 상하좌우의 사면이 고르고 희며 꾸밈이 없어 광명이 분명히 보이는 곳이므로 '四白'이라고 명명한다. 또한 혈이 눈 아래에 있기 때문에 눈은 만물을 볼 수 있고, 본혈은 목현目眩, 목적目赤, 목양생로目癢生瑙를 주로 치료한다. 이곳에 침을 놓으면 사방을 밝게 볼 수 있기에 '四白'이라고 부른다.

【국소해부】

① **침놓는 순서:** 피부→피하조직→안륜잡근眼輪匝筋→제상순근提上脣筋→광하공眶下孔

② **혈구신경·혈관:** 표층에는 광하신경이 분포되어 있고, 심층에는 광하신경과 동맥이 지나며 안면신경의 섭지顳支가 분포되어 있다(그림23).

【주치질병】 목적종통目赤腫痛, 목예目翳, 안검도동眼瞼跳動, 근시, 면통面痛, 구와口喎, 담도회충증膽道蛔蟲症, 두통, 현훈

【조작방법】 0.5~0.8촌을 직자한다.

【임상심득】 침을 놓는 방향은 침첨이 병변부위를 향하는 것이 좋다. 만약 귀 앞이 떨리면 四白穴에서 귀 앞쪽을 향하도록 침을 놓고, 구각口角이 떨리면 四白穴에서 구각을 향하도록 침을 놓는다. 수직으로 침을 놓아도 좋다.

2. 下眼瞼의 阿是穴

【혈위】 하안검下眼瞼 중간의 피하에 있다. 침첨이 코를 향하도록 하고 피하를 따라 침을 놓는다.

【국소해부】

① **침놓는 순서:** 피부→피하조직→안륜잡근→광내眶內 안구 하직근下直筋과 하사근下斜筋

② **혈구신경·혈관:** 표층에는 광하신경이 분포되어 있고, 심층에는 안면신경 권지顴支와 광하동맥이 분포되어 있으며, 광내에는 동안動眼신경과 안眼동맥 분지分支가 분포되어 있다.

【치료증상】 국소부의 경련, 떨림

【조작방법】 코를 향해 피하를 따라 0.5촌 평자平刺한다.

【임상심득】 국소부의 떨림과 경련은 대부분 발병 부위를 따라 혈을 취한다. 자극이 적당하면 병증이 즉시 해소되니 굳이 강한 자극을 지나치게 줄 필요가 없다.

3. 地倉穴

【혈위】 면부面部 구각口角의 외측에 있으며 직상直上에 동공瞳孔과 마주한다(그림19).

【혈명풀이】 地倉은 족양명위경과 구각 옆 4분에 있는데, 수족양명手足陽明과 양교삼경陽蹻三經의 교회혈交會穴이다. 地는《說文解字》에서 "원기元氣가 처음으로 나뉘어 중탁重濁한 음의 기운은 땅이 되었는데, 만물이 벌려 펼쳐지는 곳이다[元氣初分, 輕淸陽爲天, 重濁陰爲地, 萬物所陳列也]."라고 하였다.《管子·水地》에서 "땅이란 만물의 본래 근원이요, 모든 생물이 태어나는 뿌리이자 터전이다[萬物之本源, 諸生之根苑也]."라고 하였으니, 토지가 만물을 생장시키는 근본임을 가리킨다.《素問·六節臟象

論篇》에서 "땅은 사람을 오미五味로 먹이니……오미는 입으로 들어간다[地食人以五味……五味入口]."라고 하였으니, 땅의 오미로 사람을 먹여 오장을 길러내는 것이다. 《說文解字》에서 "倉은 곡식의 창고이다. 곡식을 취하여서 그것을 감추었기 때문에 그것을 창이라고 하였다[倉, 谷藏也, 倉黃取而藏之, 故謂之倉]."라고 하였다. 《釋名·釋官室》에서는 "창은 보관함이니 곡물을 보관하는 것이다[倉, 藏也, 藏谷物也]."라고 했으니, 창倉은 곡물을 쌓는 곳을 가리킨다. 대개 비위는 창름지관倉廩之官이라 하는데, 땅이 사람에게 오미를 먹이고……그것들이 비위에 들어가는데, 반드시 입으로 들여보내지고 이 혈은 구각의 옆에 있기에 '地倉'을 비유하여 혈명으로 삼은 것이다.

【국소해부】

① **침놓는 순서:** 피부→피하조직→구륜잡근口輪匝筋→협근頰筋

② **혈구신경·혈관:** 표층에는 광하신경과 해頦신경(하함下頷신경의 분지)이 분포되어 있고, 심층에는 안면신경 협지頰支와 안면동맥이 분포되어 있다(그림22).

【주치질병】 구와口喎, 유연流涎, 안검도동眼瞼跳動

【조작방법】 0.2~0.3촌을 직자한다. 또는 협거頰車를 향하여 0.5~0.8촌을 횡자橫刺한다.

【임상심득】 침을 구륜잡근과 협근를 분류하여 침자하는 것이 좋다. 표층을 시닐 때는 침이 겨우 피하와 근육층의 사이에 있어 기감氣感이 약하고 치료 효과가 조금 나타나며, 심층을 지날 때는 근육층을 뚫고 구강口腔까지 들어가는 위험성이 많으니, 침을 놓는 층차層次를 잘 파악해야 한다. 침이 근육층에 있으면 저항이 점점 커지고 기감이 비교적 강하므로 치료효과도 좋다.

4. 口禾髎穴

【혈위】 상순부上脣部에 있으며 비공외연鼻孔外緣의 직하直下에 水溝穴*과 나란히 있다(그림20).

【혈명풀이】 口禾髎는 수양명대장경에 있다. 禾는 글자에서 볼 수 있듯이 머리가 굴곡되어 있는 곡두목曲頭木이다. 혈의 형태가 곡두목曲頭木과 같은 비순구鼻脣溝의 아래에 있음을 의미하는 것이다. 《說文解字》에서 "화禾는 나무의 굽은 머리가 막혀서 올라갈 수

---

* 水溝穴은 인중구(人中溝)의 위 3분의 1과 가운데 3분의 1의 교차점이다.

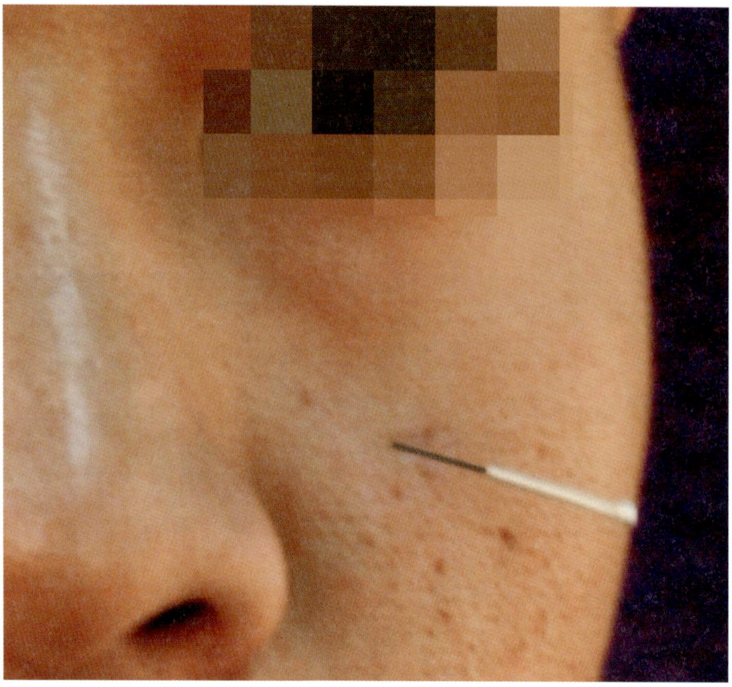

그림18 사백혈四白穴

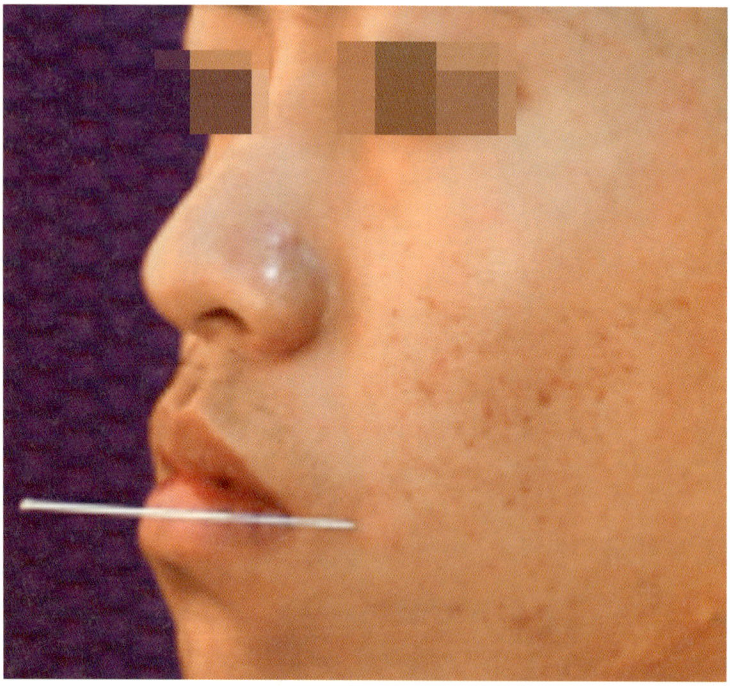

그림19 지창혈地倉穴

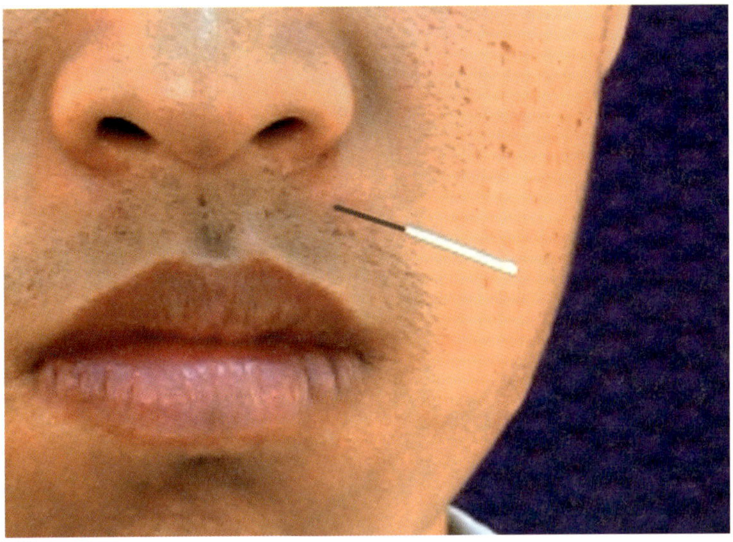

그림20 구화료혈口禾髎穴

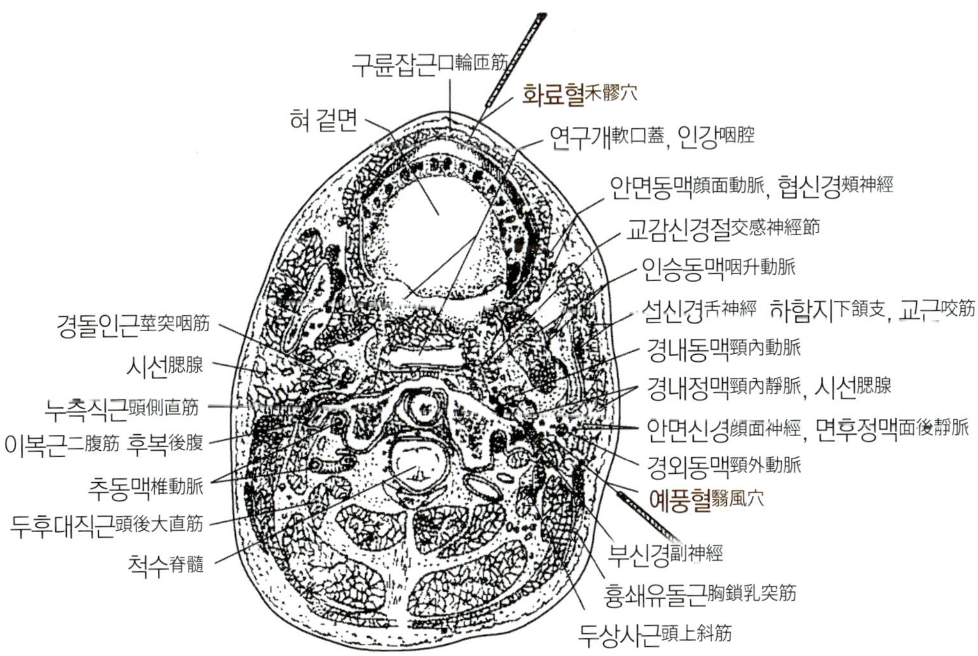

그림21 화료혈禾髎穴·예풍혈翳風穴의 해부층차도

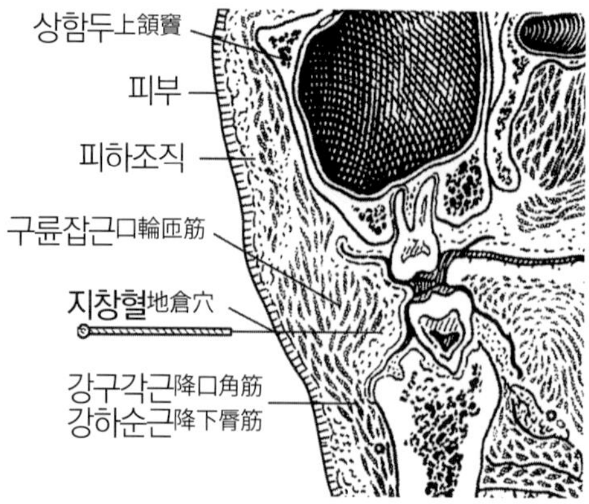

그림22 지창혈地倉穴의 해부층차도

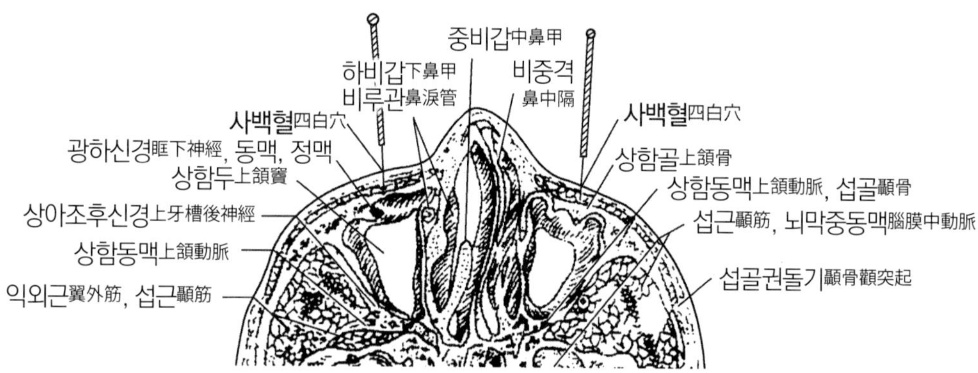

그림23 사백혈四白穴의 해부층차도

없는 것이다[禾, 木之曲頭止不能上也].”라고 하였다. 髎는 근골近骨의 구멍을 말하는 것이다. 본혈은 비공鼻孔 아래에 상함골上頜骨 송곳니의 함몰부에 있고, 오곡의 향기가 이것을 말미암아 코로 들어가기 때문에 '禾髎'라고 명명한 것이다.

【국소해부】

① **침놓는 순서:** 피부→피하조직→구륜잡근

② **혈구신경·혈관:** 표층에는 광하신경(하함신경의 분지)이 분포되어 있고, 심층에는 안면신경의 협지와 상순上脣동맥(안면동맥의 분지)이 분포되어 있다(그림21).

【주치질병】 코 막힘, 구뉵鼽衄, 구와口喎, 구금口噤

【조작방법】 下關*을 향하여 0.8촌을 평자한다. 침을 놓은 후에 전침을 가해 자극이 안근眼筋이나 혹은 구근口筋의 경련과 떨리는 것에 영향을 줄 정도로 시도한다. 환자가 동통을 느끼지 못할 정도로 매 5~10분마다 강도를 조절하고 30~40분 유침留鍼한다.

【임상심득】 본혈은 국소적인 증상을 치료하는 데 많이 쓰이고 상치동통上齒疼痛에도 사용한다.

5. 迎香穴

비삼침鼻三鍼을 참고한다.

9장 차삼침叉三鍼

【조성】 下關穴, 阿是穴, 太陽穴

【배혈치료】 삼차신경통

【임상심득】 해당 조합도 얼굴의 근통筋痛과 국소적인 근육의 경련을 치료한다.

1. 下關穴

【혈위】 안면부의 귀 앞쪽에 있으며 권골궁顴骨弓과 하함절흔下頷切痕이 형성하는 함몰부의 중앙에 해당한다(그림24).

【혈명풀이】 下關은 족양명위경에 있다. 下는 '상上'과 대를 이루어 말한 것이다. 《說文解字》에서 "關은 나무로 가로 지른 문호門戶이다[關, 以木横持門戶也]."라고 하였다. 《方言》에 "관關은 닫음이다[關, 閉也]."라고 하였고, 《後漢書·張衡傳》에서는 "관기關機를 설치한다[施關設機]."라고 하였다. 관건關鍵, 기열機捩하는 곳을 가리킨다.

---

* 下關穴은 안면부의 귀 앞쪽에 있으며, 권골궁(顴骨弓)과 하함절흔(下頷切痕)이 형성하는 함몰부에 해당한다.

【국소해부】

① **침놓는 순서**: 피부→피하조직→교근咬筋→익외근翼外筋

② **혈구신경·혈관**: 표층에는 이대耳大신경과 이섭耳顳신경이 분포되어 있고, 심층에는 안면신경의 권지顴支가 지나가며 하함下頷신경의 근지筋支, 섭천顳淺동맥이 분포되어 있다. 더 깊은 심층의 난원공처卵圓孔處에는 하함신경간下頷神經幹이 지나간다(그림26).

【주치질병】 치통, 구금口噤, 이명, 이롱, 정이聤耳, 구안와사口眼喎斜

【조작방법】 반듯하게 누워 1~1.2촌을 직자한다. 30분 이상을 유침留鍼하고 5분마다 염전법을 한 차례 행하며 중간 정도의 자극을 준다. 전침을 사용할 수 있는데, 자극의 정도는 환자가 참을 수 있는 범위 내에서 약 40분 정도 유침한다.

【임상심득】 본혈은 당대唐代 이전에는 치통, 실흠失欠을 치료하는 데 많이 사용하였고, 송대宋代 이후에는 '편풍구안와偏風口眼喎'에 대한 응용이 증가하였다. 대부분 입을 닫고 혈을 취했으며 뜸을 금한다는 설이 있다.

2. 阿是穴

【혈위】

• **魚腰穴**: 이마 부위에서 동공 직상直上의 미모尾毛 가운데 있다(그림25).

• **陽白穴**: 전액부前額部에 있으며 눈동자의 중심을 지나는 수직선상에서 눈썹 위 1촌에 있다.

• **四白穴**: 안면부의 동공 직하直下에 있으며 광하공眶下孔의 함몰부에 있다(면기침面肌鍼의 그림을 참조한다).

• **大迎穴**: 하함각下頷角의 앞쪽이자 교근咬筋의 부착부의 전연前緣에 있으며, 안면동맥이 박동하는 곳에 해당한다.

【혈명풀이】

• 魚腰穴은 기혈奇穴로 《扁鵲神應鍼灸玉龍經》에 나온다.

① **《銀海精微》**: 눈동자 위 눈썹 가운데가 光明穴이다.

② **《鍼灸大成》**: 눈썹 중간에 있는 본혈은 안생수렴예막眼生垂簾瞖膜을 치료한다. 침을 1분 자입하고 피부를 따라서 양쪽 방향으로 향한다.

③ **《醫經小學》**: 경험혈법에 해당한다. 어요미중魚腰眉中은 목동目疼을 치료한다.

④《奇效良方》: 魚腰 두 혈은 눈썹 가운데 있으니 안생수렴예막眼生垂簾瞖膜을 치료한다. 침을 1분 자입하고 피부를 따라 양쪽 방향으로 향한다.

• 陽白穴은 족소양담경에 있다. 본경과 연계하여 양유맥과 회혈會穴이며 소풍명목疏風明目의 작용이 있다. 陽은 양광陽光과 머리의 양부陽部를 가리킨다. 白은 백색, 명백하다는 의미이다. 陽白이라는 혈명은 환자로 하여금 양광을 볼 수 있어 시력을 명백하게 하며, 폐풍肺風으로 눈썹 위에 생긴 백白을 치료한다. 본혈은 눈이 보이 않거나 어두운 밤에 볼 수 없게 되는 것과 목동통양目瞳痛痒, 원시·약시를 주치하며, 침자하면 눈을 통하여 광명光明을 볼 수 있게 하므로 '陽白'이라고 명명한다.《素問·風論篇》에서 폐풍의 상태는 다한오풍多汗惡風, 시해단기時咳短氣하며 눈썹 위를 살펴보면 그 색이 희다고 하였다. 장개빈張介賓이 말하기를 "눈썹 위는 곧 정궐庭闕의 사이로 폐의 징조가 보인다. 그러므로 폐가 병나면 색이 여기에 나타난다."라고 하였다. 陽白穴은 풍한외감風寒外感과 두통누출頭痛淚出에 효과가 있으므로 혈명이 이렇게 명명된 것이다.

• 四白穴의 혈명 해석은 면기침面肌鍼을 참고한다.

• 大迎穴은 족양명위경에 있다. 大는 소小와 상대해서 말한 것이다.《易·乾卦》에서 "위대하도다. 하늘의 양기陽氣여[大哉乾元]."라고 하였고,《孟子·梁惠王》에서는 "소국은 진실로 대국을 적대할 수 없다[小固不可以敵大]."라고 하였다. 迎은 맞이하고 서로 합친다는 뜻이다.《齊書·陳濕達傳》에서는 "신사주申司州는 뜻이 밝고 절개가 견고하니 맞이하여 합한다[申司明志節堅明, 分見迎合]."라고 하였다.

【국소해부】

• 魚腰穴

① **침놓는 순서**: 피부→피하조직→안륜잡근眼輪匝筋

② **혈구신경·혈관**: 표층에는 광상眶上신경이 분포되어 있고, 심층에는 안면신경의 섭지顳支와 액額동맥이 분포되어 있다. 광내眶內로 들어가면 액신경간額神經幹과 제상검근提上瞼筋과 상직근上直筋을 자刺할 수 있고 동안動眼신경이 분포되어 있다(그림27).

• 陽白穴

① **침놓는 순서**: 피부→피하조직→액근額筋

② **혈구신경·혈관**: 표층에는 안眼신경의 광상眶上신경과 섭천顳淺동맥이 분포되어 있고, 심층에는 안면신경의 섭지와 광상동맥이 분포되어 있다.

• 四白穴

① **침놓는 순서**: 피부→피하조직→안륜잡근→제상순근提上脣筋→광하공眶下孔

② **혈구신경·혈관**: 표층에는 광하眶下신경이 분포되어 있고, 심층에는 광하신경과 동맥이 지나가며 또한 안면신경의 섭지가 분포되어 있다.

• 大迎穴

① **침놓는 순서**: 피부→피하조직→강구각근降口角筋→교근咬筋

② **혈구신경·혈관**: 표층에는 해頰신경이 분포되어 있고, 심층에는 안면신경의 하함지下頷支와 하함신경 교근지咬筋支, 안면동맥이 분포되어 있다(그림28).

【주치질병】

• **魚腰穴**: 목질目疾

• **陽白穴**: 두통, 목현目眩, 목통目痛, 시물모호視物模糊, 안검도동眼瞼跳動

• **四白穴**: 목적통양目赤痛癢, 각막염, 안검도동眼瞼跳動, 영풍유루迎風流淚, 두면동통頭面疼痛, 구안와사口眼喎斜

• **大迎穴**: 아관긴폐牙關緊閉, 치통, 구와口喎, 협종頰腫, 면종面腫, 순문도동脣吻跳動

【조작방법】

• **魚腰穴**: 안구를 아래쪽을 가볍게 누르고 광연眶緣을 향하여 천천히 0.5~1.5촌을 직자한다. 제삽提揷을 하지 않는다.

• **陽白穴**: 0.5~0.8촌을 평자한다. 뜸을 뜰 수 있다.

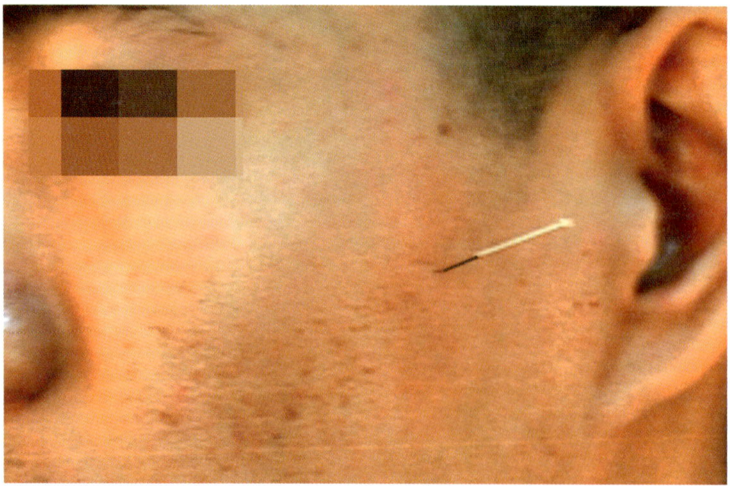

그림24 하관혈下關穴

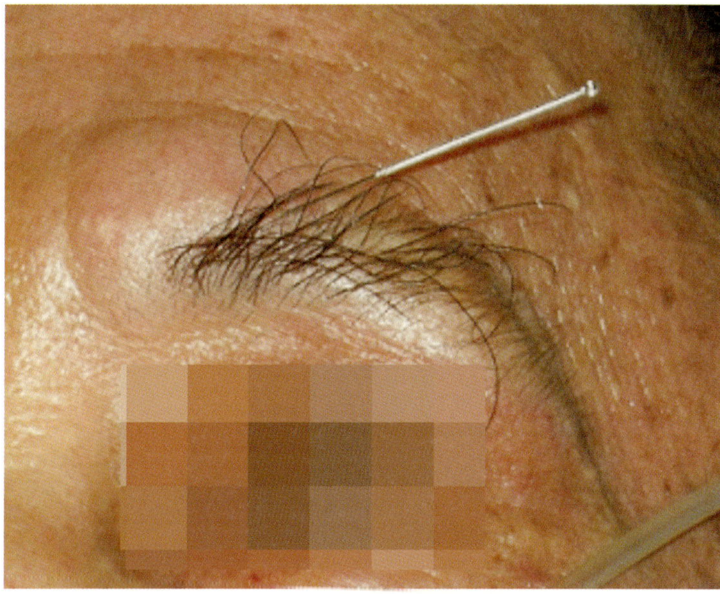

그림25 어요혈魚腰穴

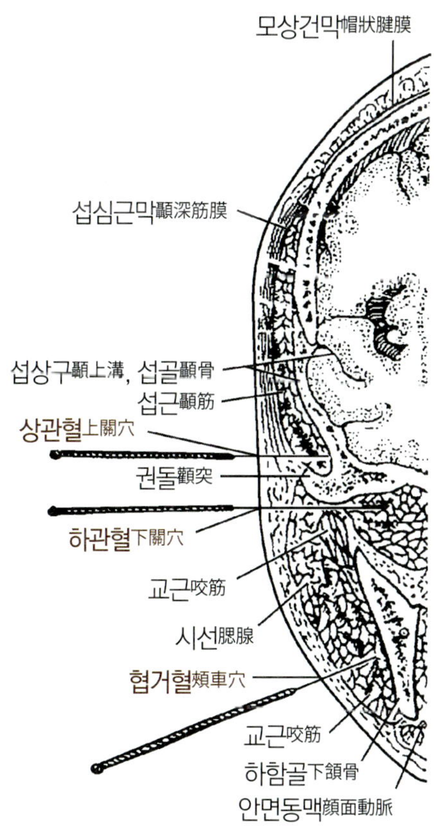

그림26 상관혈上關穴·하관혈下關穴·협거혈頰車穴의 해부층차도

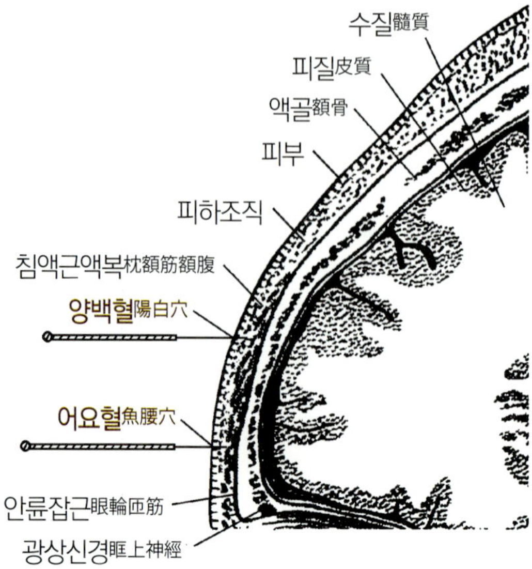

그림27 양백혈陽白穴·어요혈魚腰穴의 해부층차도

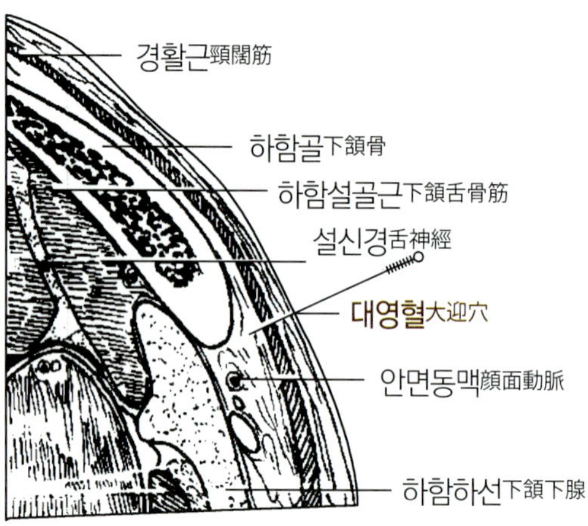

그림28 대영혈大迎穴의 해부층차도

- 四白穴: 0.2~0.4촌을 직자한다. 뜸을 떠서는 안 된다.
- 大迎穴: 0.2~0.4촌을 직자한다. 뜸을 뜰 수 있다.

【임상심득】 삼차신경의 제1지통은 魚腰穴과 陽白穴을 선혈하여 두 혈을 투자透刺할 수 있다. 제2지통은 四白穴을 선혈하여 이병耳屛을 향하여 사자한다. 제3지통은 大迎穴을 선혈하여 이병을 향하여 평자한다. 취혈의 원칙은 통점痛點에 근거하여 경經을 따라서 선혈한다.

3. 太陽穴

훈통침暈痛鍼을 참고한다.

10장 면탄침面癱鍼

【조성】 ㉠ 액검탄額瞼癱의 조합: 陽白穴, 四白穴, 太陽穴

㉡ 구면탄口面癱의 조합: 翳風穴, 迎香穴, 地倉穴, 水溝穴

【배혈치료】 인면신경탄탄顔面神經癱瘓, 중풍구안와사中風口眼喎斜

【임상심득】 안면신경이 얼굴로 나오는 곳은 翳風穴이다. 그것을 처음으로 택하고 地倉(透頰車)하면서 迎香穴을 추가하여 제1조합을 형성한 후 구각와사口角喎斜에 침을 주로 놓는다. 별도로 陽白穴, 四白穴, 太陽穴을 제2조합으로 형성하여 안정폐합부전眼睛閉合不全에 침을 주로 놓는다.

1. 太陽穴

훈통침暈痛鍼을 참고한다.

2. 四白穴

면기침面肌鍼을 참고한다.

3. 地倉穴

면기침面肌鍼을 참고한다.

4. 迎香穴

비삼침鼻三鍼을 참고한다.

5. 陽白穴

【혈위】 전액부前額部 동공의 중심을 지나는 수직선상에서 눈썹 위 1촌에 있다(그림29).

【혈명풀이】 陽白은 족소양담경에 있다. 陽은 양광陽光과 머리의 양부陽部를 의미한다. 白은 백색과 명백하다는 의미이다. 본혈은 병적病的이었던 눈이 양광을 명백하게 볼 수 있게 되며, 폐풍肺風으로 눈썹 위에 희게 되는 것을 치료할 수 있다. 백白은 일광이 비치는 곳이다. 본혈은 눈이 보이지 않는 것과 밤에 보이지 않는 것, 목동통양目瞳痛痒, 원시와 약시를 주치하여 침을 놓으면 눈으로 광명을 볼 수 있게 하므로 이렇게 명명한다. 본경과 연계하여 양유맥과의 회혈會穴로 소풍명목疏風明目하는 작용이 있다. 《素問·風論篇》에서는 "폐풍의 상태는 다한오풍多汗惡風, 시해단기時咳短氣하는데 눈썹 위를 진찰해보면 그 색이 하얗다[謂肺風之狀多汗惡風, 時咳短氣, 診在眉上, 其色白]."라고 하였다. 장개빈張介賓은 "눈썹 위는 곧 정궐庭闕의 사이로 폐의 징조가 관찰되므로 폐에 병이 생기면 이곳에 색이 나타난다[眉上乃庭闕之間, 肺之候也, 故肺病則色見于此]."라고 하였다.

【국소해부】

① **침놓는 순서:** 피부→피하조직→액근額筋

② **혈구신경·혈관:** 표층에는 안眼신경의 광상眶上신경과 섭천顳淺동맥이 분포되어 있고, 심층에는 안면신경의 섭지顳支와 광상동맥이 분포되어 있다.

【주치질병】 두통, 목현目眩, 목통目痛, 시물모호視物模糊, 안검도동眼瞼跳動

【조작방법】 0.5~0.8촌을 평자平刺한다. 뜸을 뜰 수 있다.

【임상심득】 陽白穴에 침자할 때는 아랫방향으로 평자하고 魚腰穴을 향하여 투자透刺할 수도 있다. 陽白의 침자에 의한 자극은 관심을 가질 만하다. 침을 놓은 후 침첨이 액골額骨을 향해 심자하면 자극이 커지고 통감痛感도 비교적 강해진다. 약간 피부 외측으로 침을 놓으면 통감이 약해진다. 두부頭部의 뼈 가까이 있는 여러 혈들은 대체로 이와 같다. 섭삼침顳三鍼, 뇌삼침腦三鍼, 지삼침智三鍼, 사신침四神鍼은 침을 놓은 후에 침첨이 골막에 근접할수록 자극이 대개 강해진다.

6. 翳風穴

【혈위】 이수耳垂 후방에 있으며 유돌기乳突起와 하함각下頷角 사이의 함몰부에 해당한다

(그림30).

【혈명풀이】 翳風은 수소양삼초경에 있다. 翳는 화개華蓋를 가리키는데 덮거나 가린다는 의미가 있으며, 또한 큰 부채를 의미하니 그 모양은 귀와 유사하다. 風은 육음六淫의 하나다. 본혈은 유돌기의 앞쪽 함몰부에 있고 그 앞은 이수耳垂이며, 모양이 바람을 막는 병풍과 같다. 혈이 이곳 가까이에 있어 '翳風'이라고 명명한 것이다.

【국소해부】

① **침놓는 순서**: 피부→피하조직→액근額筋

② **혈구신경·혈관**: 표층에는 이대耳大신경과 안면신경의 이지耳支, 이후耳後정맥이 분포되어 있고, 심층에는 안면신경간顔面神經幹이 지나가며 설인舌咽신경의 시선지腮腺支와 이후동맥, 익정맥총翼靜脈叢이 분포되어 있다(그림21).

【주치질병】 이명, 이롱, 구안와사口眼喎斜, 아관긴폐牙關緊閉, 협종頰腫, 나력瘰癧

【조작방법】 0.8~1촌을 직자한다.

【임상심득】 翳風穴에 침자하기 전에 시술자는 우선 집게손가락으로 이근耳根의 뒤쪽을 눌러서 혈을 찾는다. 면탄面癱 환자는 해당 혈위에 압통이 분명히 있다. 먼저 1.5촌의 호침毫鍼으로 직자하고, 침자의 심도는 환자가 분명한 산감酸感·마감痲感·창감脹感을 느끼는 것을 기준으로 한다. 수법은 과중할 필요가 없으며, 안면신경의 손상을 가중시키는 것은 피해야 한다. 침자와 동시에 온구溫灸를 병행할 수 있다. 또한 환자는 집에서 뜨거운 수건으로 환부에 핫팩을 해주는 것이 좋다. 열이 전달될 때 손으로 후두부後頭部를 향하여 면부面部를 안마해준다.

7. 水溝穴(人中穴)

【혈위】 안면부顔面部에 있으며, 인중구人中溝의 위쪽 3분의 1과 가운데 3분의 1의 교차점에 위치한다(그림31).

【혈명풀이】 水溝는 독맥에 있다. 水는 수액水液, 체수涕水를 가리킨다. 溝는 밭고랑의 수로다. 동양의학에서는 "하늘은 오기五氣로 사람을 먹이고, 천기天氣는 코에 통한다. 땅은 오미五味로 사람을 먹이고, 지기地氣는 입으로 들어간다."라는 말이 있다. 본혈은 코 아래, 입 위에 해당한다. 즉 하늘의 아래, 땅의 위에 해당하며, 사람은 하늘과 땅의 중간에 있기 때문에 '人中'이라고 명명한다. 또한 본혈은 입과 코 사이의 정중앙에 있

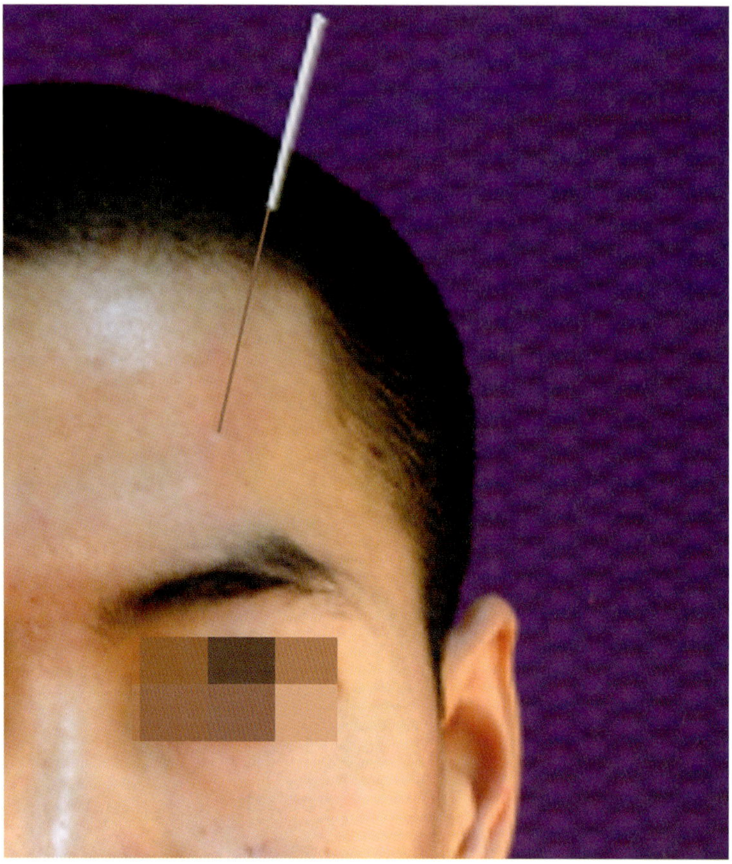

그림29 양백혈陽白穴, 사백혈四白穴

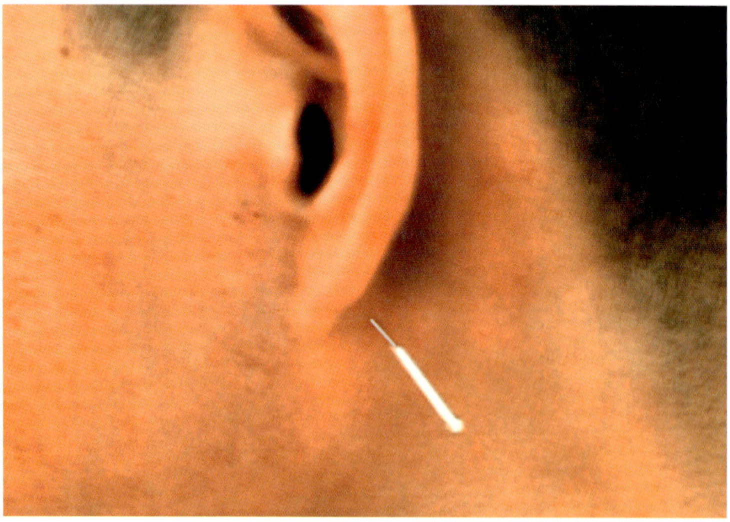

그림30 예풍혈翳風穴

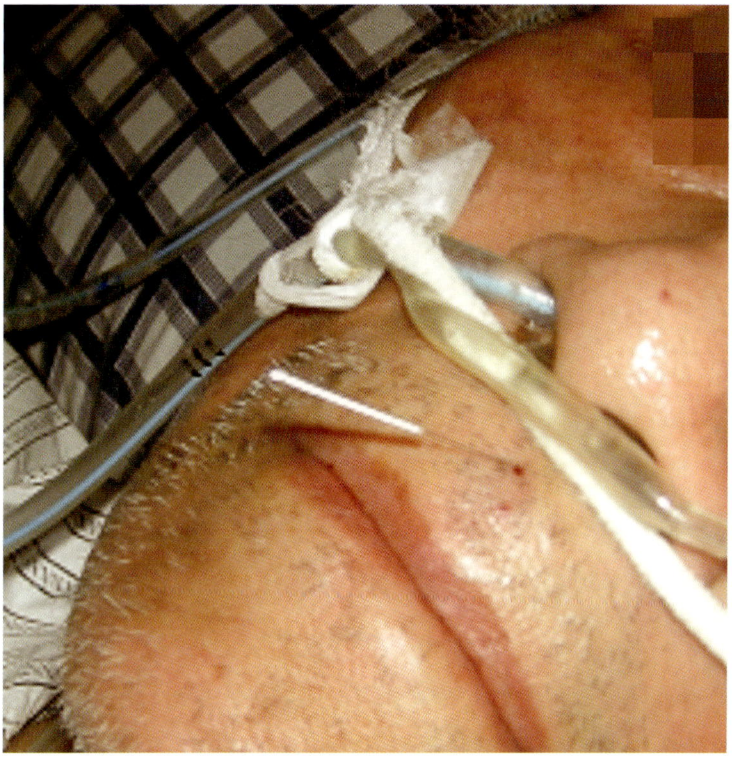

그림31 수구혈水溝穴

다. 양생가들은 입을 닫고 혀로 입천장을 핥아 입 안의 진액을 아래로 보내어 목구멍을 적시고 장부에 스며들게 한다. 본혈은 바로 입 안에서 타액을 삼켰을 때 위로 뒤십히는 길에 해당하므로 '水溝'라고 명명하였다. 곧 입 안의 기능을 지칭하는 것이다. 또한 본혈은 인중人中, 구중溝中에 있으며, 이곳의 형태가 마치 '水溝'와 같기 때문에 이렇게 명명한다. 《金鍼梅花詩鈔》에서는 "水溝는 코 가까이에서 길게 흐르는 물이다[水溝近鼻長流水]."라고 하였다.

【국소해부】

① **침놓는 순서:** 피부→피하조직→구륜잡근口輪匝筋

② **혈구신경·혈관:** 표층에는 광하眶下신경이 분포되어 있고, 심층에는 안면신경의 협지頰支와 상순上脣동맥(면동맥 분지)이 분포되어 있다(그림12).

【주치질병】 훈궐暈厥, 혼미, 전광癲狂, 간증癎症, 급경풍急驚風, 면종面腫, 와벽喎僻, 아관긴폐牙關緊閉, 황달, 소갈증, 콜레라, 서병暑病, 수종水腫, 척려강통脊膂强痛, 좌섬요통挫閃腰痛

【조작방법】 위쪽으로 0.5촌을 사자斜刺한다. 직자하는 것은 좋지 않으니 침체鍼體가 구강口腔에 들어가는 것을 피한다.

【임상심득】 본혈은 성신醒神의 효과가 좋다. 정신이 혼미하여 맑지 못한 경우에 엄지손가락으로 이 혈을 힘껏 누르면 정신이 맑아지고 눈이 열리는 효과가 있다.

11장 돌삼침突三鍼

【조성】 水突穴, 扶突穴, 天突穴 (그림32)

【배혈치료】 갑상선종대甲狀腺腫大, 갑상선낭종甲狀腺囊腫

【임상심득】《標幽賦》에서 "5개의 혈을 취하는데, 한 혈이 반드시 실마리가 된다[取五穴用一穴必端]."라고 했으니, 지극히 일리가 있는 명언이다. 혈위를 잘 잡으려면, 주위 혈자리들의 위치가 어떻게 되는지 명백하게 알아야 할 필요가 있다. 人迎穴은 후결喉結의 방개 1.5촌, 흉쇄유돌근胸鎖乳突筋의 전연前緣, 경頸 총동맥이 박동하는 곳에 있다. 水突穴은 후결의 방개와 흉쇄유돌근 전연의 교점에 있다. 氣舍穴은 경부頸部 쇄골 내측단의 상연上緣, 흉쇄유돌근의 흉골두胸骨頭와 쇄골두鎖骨頭의 사이에 있다. 缺盆穴은 쇄골상와鎖骨上窩의 중앙, 전정중선에서 4촌 떨어져 있다. 위 4가지 혈은 모두 위경의 경혈들이다. 扶突穴은 후결의 방개 3촌, 흉쇄유돌근의 전후연의 사이에 있는 손을 대보면 뛰는 곳이다. 天鼎穴은 경외측頸外側에 있는 흉쇄유돌근의 후연後緣, 후결방에 해당하고, 扶突穴과 缺盆穴을 잇는 선의 중점에 있다(그림33).

1. 水突穴

【혈위】 후결喉結 방개와 흉쇄유돌기 전연의 교점에 있다(그림32).

【혈명풀이】 水突은 족양명위경에 있다. 水는《說文解字》에서 "수水는 고르게 한다는 뜻이다. 또한 북방의 행行이다. 여러 줄기의 물이 나란히 흐르는 가운데 미미한 양陽의 기운이 있는 것을 상형하였다. 수부水部에 속하는 한자는 모두 수水의 의미를 따른다

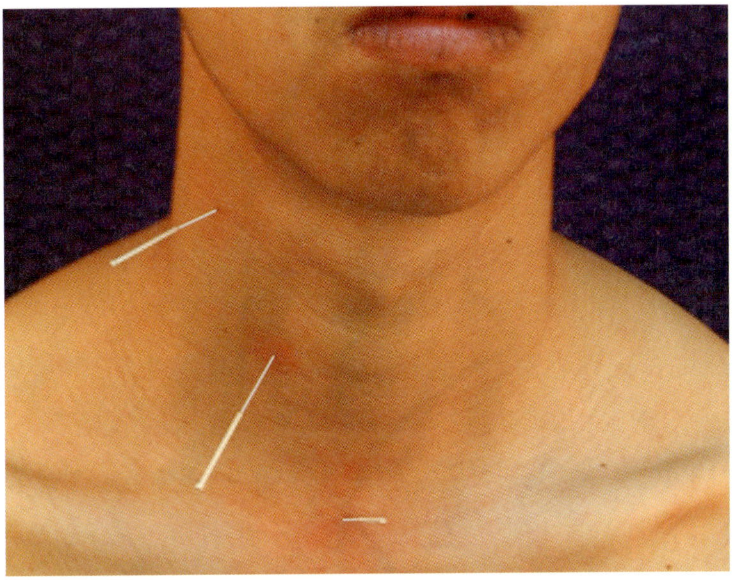

그림32 돌삼침突三鍼(수돌水突, 부돌扶突, 천돌天突)

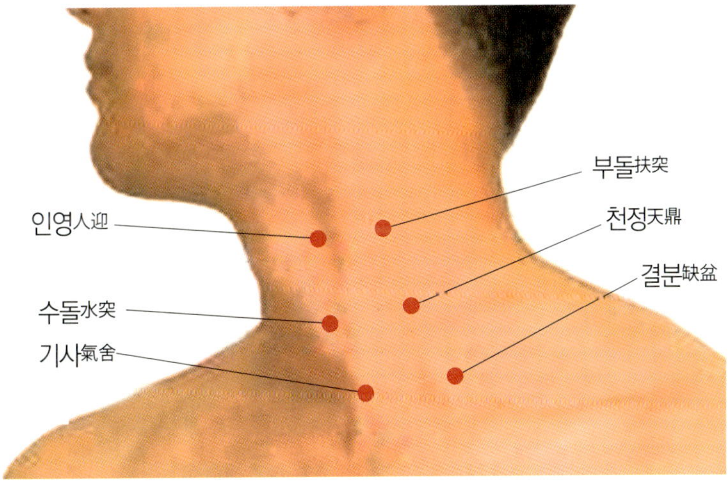

그림33 수돌혈水突穴

[水, 准也. 北方之行, 象衆水竝流, 中有微陽之氣也, 凡水之屬皆從水]."라고 하였다. 물은 무색, 무취의 투명한 액체이다. 突은 《說文解字》에서 "개가 굴에서 갑자기 나오니 개는 굴에 있었다[犬從穴中暫出也, 從犬在穴中]."라고 하였으니, 모두 관통한다는 뜻이 있다. 《左傳·襄公二十五年》에 "밤에 진국陳國의 도성을 뚫었다[宵突陳城]."라고 하였다. 혈은 人迎의 아래, 결후結喉의 양쪽에 있다. 사람이 음식을 삼킬 때,

본혈은 위쪽으로 충동衝動하고 기氣는 위쪽으로 솟구치니 돌突의 의미와 상통한다. 기와 물은 근원이 같기에 '水突'이라고 명명한다.

【국소해부】

① **침놓는 순서:** 피부→피하조직→경활근頸闊筋→흉쇄유돌근胸鎖乳突筋의 전연前緣→견갑설골근肩胛舌骨筋

② **혈구신경·혈관:** 표층에는 경횡頸橫신경과 안면신경의 경지頸支, 경전頸前정맥이 분포되어 있고, 심층에는 부신경副神經·경頸신경의 전지前支와 갑상경간甲狀頸幹이 분포되어 있다. 더 깊은 심층에는 경교감간頸交感幹이 있다(그림36).

【주치질병】 해역상기咳逆上氣, 천식부득와喘息不得臥, 인후종통咽喉腫痛, 갑상선종甲狀腺腫

【조작방법】 피부를 따라 기관을 향해 0.5~0.7촌을 사자한다. 침자 시에 동맥과 갑상선체를 피해야 한다. 침을 놓은 후에 제삽提揷하지 않으며, 다만 염침捻鍼이나 괄침법刮鍼法을 사용한다. 30분을 유침留鍼한다.

【임상심득】 水突은 양명수곡陽明水谷의 기가 뚫고 나온다는 의미를 함축하고 있다. 수곡水谷을 삼킬 때 출입하는 요혈로 통리강역通利降逆의 작용이 있고, 주로 치료하는 병증은 기분氣分에 속하기 때문에 해역상기咳逆上氣, 인종咽腫 등의 증상을 치료한다.

2. 扶突穴

【혈위】 후결喉結 방개 3촌, 흉쇄유돌근의 전후연 사이, 손을 대보면 뛰는 곳이다(그림32).

【혈명풀이】 扶突은 수양명대장경에 있다. 《說文解字》에서 "扶는 돕는다는 뜻이다[扶, 佐也]."라고 하였다. 《廣韻》에서도 "부는 돕는다는 뜻이다[扶, 助也]."라고 하였다. 《論語·季氏》에는 "엎어져도 도와주지 못한다[顚而不扶]."라고 하였다. 《國策·宋策》에서는 "만약 양나라가 월나라를 정벌하는 것을 돕는다면[若扶梁伐越]"이라 하였다. 突은 관통한다는 뜻이 있다. 《左傳·襄公二十五年》에 "밤에 진국陳國의 도성을 뚫었다[宵突陳城]."라고 하였다. 혹자는 조돌竈突(즉 아궁이)이라고 하는데, 《淮南子·人間》에서는 "백 척 높이의 큰 집도 아궁이 틈에서 나온 조금한 불씨 때문에 탄다[百尋之屋, 以突隙之烟焚]."라고 하였다. 돌突은 튀어나온 것으로 돌기突起이다. 돌突은 천泉의 명칭이기도 하며, 뛰고 솟아오른다는 뜻이다. 또 굴뚝을 돌突이라고도 말한다. "네

손가락을 펴는 것을 부扶라고 한다[鋪四指爲扶].”라고 하였는데, 부扶는 대략 손의 사횡지四橫指에 해당하고 동신촌同身寸으로 삼촌三寸이 된다. 扶突穴은 후결의 방개 1부扶에 위치하므로 그렇게 명명한다. 또한 본혈은 손을 대면 박동이 뛰는데, 마치 샘이 솟아오르는 모습과 같기 때문에 '扶突'이라고 명명한다.

【국소해부】

① **침놓는 순서**: 피부→피하조직→경활근→흉쇄유돌근

② **혈구신경·혈관**: 표층에는 경횡신경이 분포되어 있고, 심층에는 이대耳大신경과 침소枕小신경, 경횡頸橫신경, 쇄골상鎖骨上신경이 심근막深筋膜을 통과하며 안면신경의 경지頸支와 부신경副神經 및 경외頸外동맥의 분지分支가 분포되어 있다. 더 깊은 곳에는 경혈관초頸血管鞘가 있다.

【주치질병】 기침, 기천氣喘, 인후종통咽喉腫痛, 폭음暴喑, 영기癭氣, 나력瘰癧

【조작방법】 水突과 같다.

【임상심득】 본혈은 후결 옆 3.5촌에 있고, 대략 후결에서 방개 사횡지四橫指만큼인 1부扶 외측 후에 해당하는데, 포사지鋪四指를 부扶라고 하기 때문에 扶突이라고 명명한다. 옛사람은 天鼎穴이 부뚜막과 같으며, 본혈은 굴뚝과 같다고 생각하였다. 그 통창지력通暢之力을 활용하면 요울지화擾鬱之火를 사제瀉制할 수 있는 사항에 대한 최초의 기록은 《靈樞·本輸篇》에 실려 있다.

3. 天突穴

【혈위】 경부頸部에 있으며 전정중선前正中線, 흉골 상와上窩의 중앙에 해당한다(그림32).

【혈명풀이】 天突은 임맥에 있다. 天은 위라는 의미이고 천기天氣와 몸의 윗부분을 가리킨다. 突은 水突에서도 보았지만 부뚜막을 가리킨다. 부뚜막은 굴뚝과 연관되어 인체의 식도, 기도의 뜻이 파생된다. 본혈은 흉강에서 가장 높은 후두에 있으며 청기가 들어오고 탁기가 나가는 곳이기 때문에 이렇게 명명한다. 천기는 폐에 통하고 본혈의 위치는 폐기가 출입하는 부뚜막과 같다. 본혈은 흉골 상와의 정중앙 함몰부에 있는데, 흉부의 경혈들 중에서 가장 높은 곳에 위치하기에 '天突'이라고 명명하였다.

【국소해부】

① **침놓는 순서**: 피부→피하조직→좌·우흉골설골근左·右胸骨舌骨筋의 사이→좌·우흉골

갑상근左·右胸骨甲狀筋 사이→상종격봉와조직上縱隔蜂窩組織→기관전간극氣管前間隙

② **혈구신경·혈관**: 표층에는 경횡신경과 경頸정맥 궁속지弓屬支가 분포되어 있고, 심층에는 설하舌下신경의 강지降支와 갑상선하동맥甲狀腺下動脈이 분포되어 있다. 더 깊은 곳에는 기관氣管이 있다. 아래쪽으로 침을 놓으면 흉골병胸骨柄의 후방에 들어갈 수 있으며, 흉선좌무명胸腺左無名정맥과 주동맥궁主動脈弓 등의 결구結構가 있다(그림34).

【주치질병】 기침, 기천氣喘, 흉통胸痛, 인후종통咽喉腫痛, 폭음暴喑, 영류癭瘤, 매핵기梅核氣, 일격噎膈, 딸꾹질

【조작방법】 먼저 0.2~0.3촌을 직자한다. 이후에 흉골병의 후연을 따라 천천히 아래를 향해 0.5~1촌을 자입한다. 아래쪽의 기관, 식관, 동맥, 정맥을 피하는 데 주의하고, 침자의 각도와 심도를 엄격하게 조절한다. 침을 놓은 후에 제삽提揷하지 않으며, 다만 염침捻鍼하거나 괄침법을 쓰고 30분을 유침한다.

【임상심득】《玉龍歌》에서는 효천의 증상이 감당하기 가장 어려운데, 밤사이 기氣를 내뱉지 못해 황급하면 天突의 묘한 혈을 찾아 膻中에 쑥을 붙여 편안하게 한다고 하였다. 안마에는 天突穴을 누르는 법이 있다. 혈을 누를 때 엄지손가락을 굽혀 손톱을 후喉에 붙이고 손가락 끝을 혈에 댄 후 바로 아래쪽으로 힘을 쓰면(비스듬히 안쪽을 향하는 것은 금기한다), 그 즉시 통기한다. 손가락 끝을 떼었다가 눌러서 가래가 움직이게 하고, 손가락 끝을 자주 움직여서 후喉를 간질거리게 하면서 기침을 유도하면 가래가 즉시 나온다.

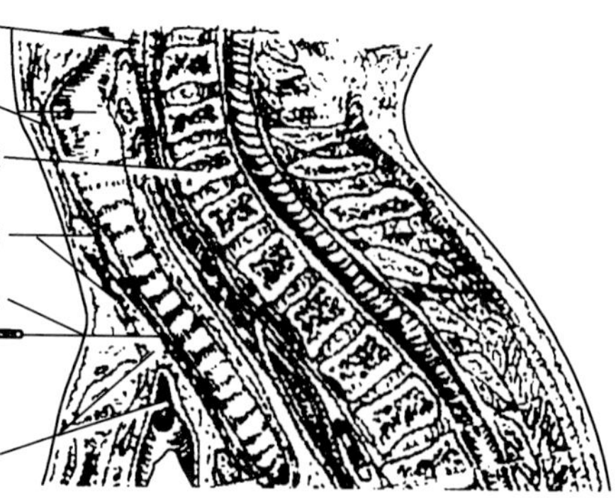

그림34 천돌혈天突穴의 해부층차도

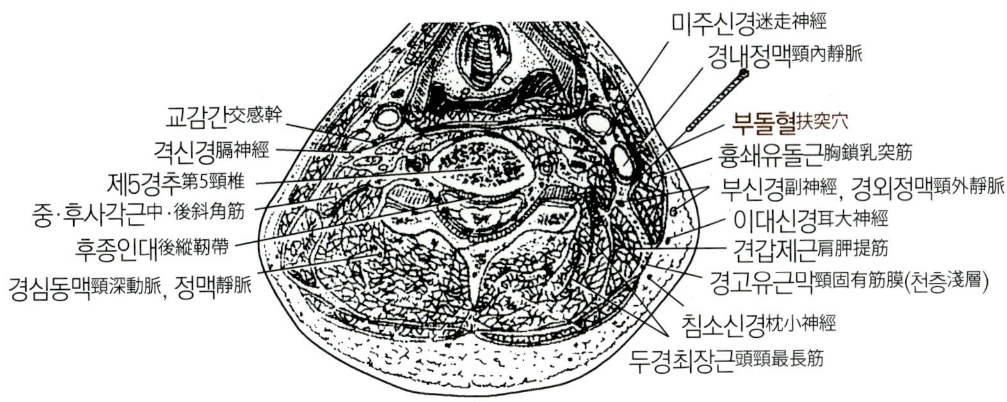

그림35 부돌혈扶突穴의 해부층차도

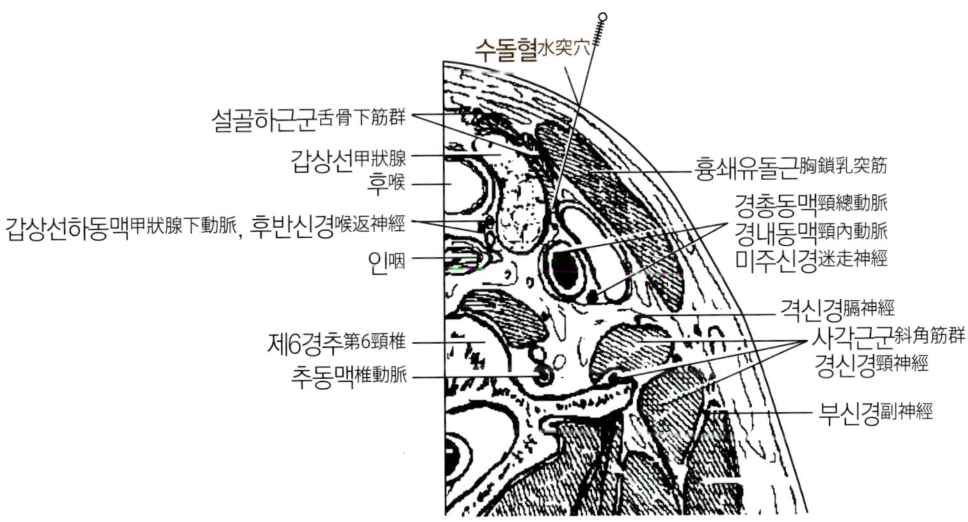

그림36 수돌혈水突穴의 해부층차도

12장 안삼침眼三鍼

【조성】 眼Ⅰ鍼, 眼Ⅱ鍼, 眼Ⅲ鍼 (그림37)

【배혈치료】 시신경위축, 시망막염, 황반변성黃斑變性, 약시 같은 내안內眼 질병

【임상심득】 이 배혈은 중증重症의 안질환을 치료할 때 반드시 선택해야 하는 조혈이다. 담대심세膽大心細, 행방지원行方智圓하기만 하면 지나치게 신중할 필요는 없다. 그러나 증상이 가벼운 안질은 위험성을 실제로 감안할 필요가 없으며, 본 치료법은 중병重病에 좋다고 알고 있다. 스스로 기술을 드러내어 다른 사람이나 자신을 해치는 일은 절대로 금기한다. 이것은 좋은 의사가 할 바가 아니다.

1. 眼 I 鍼(睛明穴)

【혈위】 睛明穴* 위 1분分에 있다(그림37).

【혈명풀이】 睛明은 족태양방광경에 있고, 수족태양경, 족양명경, 음교맥, 양교맥이라는 다섯 개의 경맥이 모인다. 睛은 안정眼睛을 가리킨다. 《玉篇》에 "정睛은 눈동자다[睛, 目珠子也]."라고 하였다. 《靈樞·邪氣臟腑病形篇》에서는 "양기가 위로 눈으로 올라가 정睛이 된다[陽氣上走于目而爲睛]."라고 하였다. 明은 《說文解字》에서 "비춘다."라고 풀이하였다. 《左傳·昭公二十八年》에서는 "사방을 비추는 것을 명明이라고 한다[照四方曰明]."라고 하였다. 睛明穴은 목내자目內眦의 점막조직에 있고 동공에 가까우며, 두 눈의 홍종紅腫, 수명羞明, 모든 안질眼疾을 치료하고 눈을 밝게 하는 효과가 있다. 그러므로 '睛明'이라고 부른다. 《素問·脈要精微論篇》에 왕빙王冰이 주석을 하기를 "명당明堂은 좌우 두 눈 사이에 있다. 목자目眦에 가깝기 때문에 '精(睛)明'이라고 부른다[在明堂左右兩目內也, 以近于目眦, 故曰精(睛)明]."라고 하였다.

【국소해부】

① **침놓는 순서:** 피부→피하조직→안륜잡근眼輪匝筋→광지체眶脂体→내직근內直筋

② **혈구신경·혈관:** 표층에는 활차상滑車上신경과 내자內眦동맥의 분지分支가 분포되어 있고, 심층에는 안면신경의 섭지顳支와 동안動眼신경이 분포되어 있으며 활차상·하滑車上·下신경과 동맥이 지나간다(그림38~39).

【주치질병】 목적종통目赤腫痛, 영풍유루迎風流淚, 노육반정胬肉攀睛, 목시불명目視不明, 근시, 야맹, 색맹, 각막염

【조작방법】 환자는 눈을 감고, 시술자는 왼손으로 가볍게 안구를 바깥쪽으로 밀어 고

* 睛明穴은 목내자각(目內眦角) 조금 위의 함몰부다.

정하고 오른손으로 침을 가지고 천천히 수직으로 1～1.2촌 침을 넣는다. 침을 놓은 후에 염전捻轉과 제삽提揷을 금지하는데, 혈관의 잘못 자극하여 혈종을 만들거나 찔러서 터뜨리는 것을 막아야 하며, 엄지손가락의 손톱으로 침병鍼柄을 가볍게 비빌 수 있다. 발침 시에는 마른 솜으로 잠시 침공鍼孔을 가볍게 눌러 출혈이 나는 것을 막는다. 또한 뜸을 뜨지 않는다.

睛明穴에 침을 놓을 때에는 천자淺刺해야지 심자深刺해서는 안 된다. 심도는 15밀리미터 이내가 가장 좋다. 천자淺刺하면서 목내자의 피부와 90도의 수직으로 침을 천천히 놓아 동맥과 정맥을 피한다. 침자 심도가 19밀리미터에 도달하게 되면 사전篩前의 동맥과 정맥에 자상刺傷을 유발할 수 있다. 32밀리미터에 도달하게 되면 사후篩後의 동맥과 정맥에 자상을 유발할 수 있다. 침자 심도가 32밀리미터를 초과할 때에는 코의 측부에 첩상후睫上後동맥 또는 첩상후 장동맥에 자상을 유발할 수 있다. 침자 심도가 남성은 약 50밀리미터, 여성은 48밀리미터에 도달하면, 공내孔內를 주행走行하는 시신경과 안동맥眼動脈을 자상할 수 있다. 침자 심도가 51밀리미터 이상일 때는 침첨이 광상眶上을 투과하여 찢어지고, 해면두海綿竇나 삼층의 뇌막, 대뇌 섭엽顳葉을 자상할 수도 있다.

【임상심득】 안삼침眼三鍼은 세심하게 침을 골라야 한다. 침체鍼體는 반드시 곧아야 하고 조금도 굽어서는 안 된다. 안광내벽眼眶內壁은 기본적으로 안표眼表의 피부에 수직이므로, 수직으로 침을 놓은 후에 내직근內直筋을 따라 자입하면 저항을 분명히 감지할 수 있다. 일단 시술 시에 낙공감落空感을 감지하게 되면 내직근과 분리되었다는 것이므로 방향을 조정한 후에 다시 진침한다. 발침한 후에는 3분 정도 부드럽게 압박을 하고, 혹시 삼혈점滲血點이 있더라도 놀랄 필요는 없다. 저자는 2분을 누른 후에 곧 삼혈점을 보았고, 바로 다시 원래 위치를 3분 누르니 재출혈이 완전히 없어졌고 안광眼眶에 조금의 어혈도 볼 수 없었다. 眼 I 鍼 혈은 睛明에 가까이 있는데, 비근鼻根에 가까우나 동신瞳神과는 멀리 떨어져 있고, 치료효능은 睛明穴과 유사하지만 더 안전하다.

2. 眼Ⅱ鍼(承泣穴)

【혈위】 동공 직하直下의 광하연眶下緣과 안구의 사이에 위치한다(그림37).

【혈명풀이】 承泣은 족양명위경에 있다. 양교맥과 임맥任脈, 족양명맥足陽明脈의 교회혈交會穴이다. 承은 받는다는 뜻이다. 《禮·禮運》에서 "이것은 하늘의 복을 받는 것이다

[是謂承天之祜].”라고 하였다. 《易·師卦》에서는 “국가를 일으키고 집안을 잘 이으려면[開國承家]”이라고 하니, 우번虞翻이 이르기를 “승은 받는다는 뜻이다[承, 受也].”라고 하였다. 《說文解字》에서 “泣은 소리 없이 눈물을 흘리는 것을 읍泣이라고 한다[泣, 無聲出涕曰泣].”라고 하였다. 《六書故》에서 “응애응애 울고 시詩에서는 엉엉 운다고 하니, 읍泣은 소리가 없는 것이 아니다. 대개 비悲하면 읍하고, 애哀하면 곡을 하니 곡과 읍의 소리에는 가늘고 큼의 차이가 있다[呱呱而泣, 詩,其泣喤喤, 泣非無聲也. 大約悲者泣而哀者哭, 哭泣之聲有細大之差焉].”라고 하였다. 《鍼灸甲乙經》에서 “눈이 밝지 못하고 눈물이 난다[目不明, 淚出].”라고 하였다. 《爾雅·釋言》에서는 “읍은 눈물이다[泣, 淚也].”라고 하였다. 承泣穴은 눈 아래에 있어, 눈물이 흐를 때 본혈의 부위에 가장 먼저 눈물을 받기 때문에 ‘承泣’이라고 명명한다.

【국소해부】

① **침놓는 순서:** 피부→피하조직→안륜잡근眼輪匝筋→광내안구하직근眶內眼球下直筋과 하사근下斜筋

② **혈구신경·혈관:** 표층에는 광하眶下신경이 분포되어 있고, 심층에는 안면신경의 권지顴支와 광하眶下동맥이 분포되어 있다. 광내眶內에는 동안動眼신경과 안眼동맥의 분지가 분포되어 있다(그림38~39).

【주치질병】 안검도동眼瞼跳動, 목적종통目赤腫痛, 야맹, 구안와사口眼喎斜, 영풍유루迎風流淚

【조작방법】 환자는 눈을 감고, 시술자는 왼쪽 손으로 안구를 위쪽으로 가볍게 밀어 고정한다. 또한 환자는 눈을 감은 후에 안구가 두정부頭頂部를 점차 향할 수 있도록 눈동자를 돌린다. 시술자는 오른손으로 침을 가지고 안광 하연에 바짝 붙어 천천히 1~1.2촌을 직침直鍼한다.

【임상심득】 본혈에 침을 놓는 방향은 조금 위를 향하도록 비스듬히 할 수 있으며, 하직근을 따라서 침을 놓고, 안압이 높은 환자에게는 본혈의 사용을 신중히 고려한다.

3. 眼Ⅲ鍼

【혈위】 정면을 바로 볼 때 동공의 직상直上이자 광상연眶上緣과 안구 사이에 해당한다(그림37).

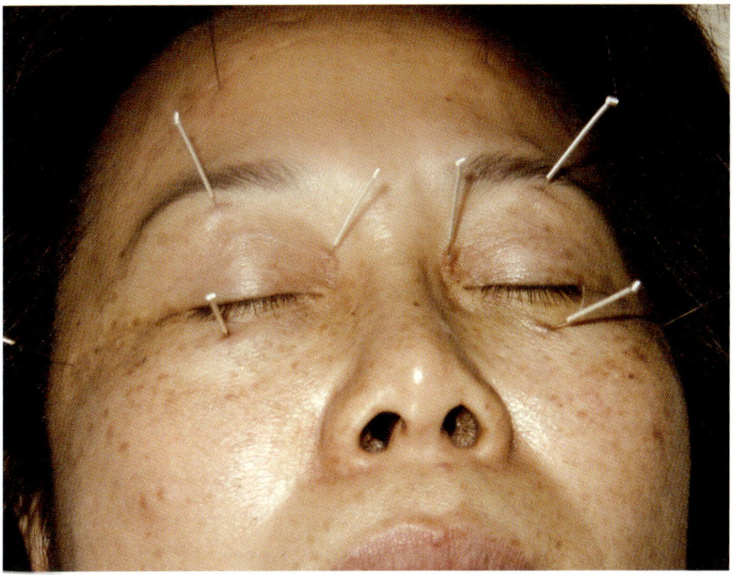

그림37 안삼침眼三鍼**(안Ⅰ침, 안Ⅱ침, 안Ⅲ침)**

【국소해부】

① **침놓는 순서:** 피부→피하조직→안륜잡근→광내

② **혈구신경·혈관:** 표층에는 광상眶上신경이 분포되어 있고, 심층에는 안면신경의 섭지와 액額동맥이 분포되어 있다. 광내眶內에는 액신경간額神經幹과 제상검근提上瞼筋, 상직근上直筋, 동안動眼신경이 있다(그림38~39).

【주치질병】 목질目疾

【조작방법】 환자는 눈을 감고, 시술자는 왼쪽 손으로 안구를 아래쪽으로 가볍게 밀어 고정한다. 오른손으로 침을 가지고 안광의 상연에 바짝 붙여서 천천히 1~1.2촌을 직자한다. 침첨이 먼저 위쪽을 향하도록 가볍게 비스듬히 자입하고 다시 뒤쪽으로 비스듬히 자입한다.

【임상심득】 침을 놓아 피부를 통과한 후에 침체鍼體는 제상검근과 상직근의 사이에 침을 놓고, 시술자는 침첨의 하단에서 비교적 분명한 저항을 감지할 수 있다. 이외의 사항은 睛明穴과 같다.

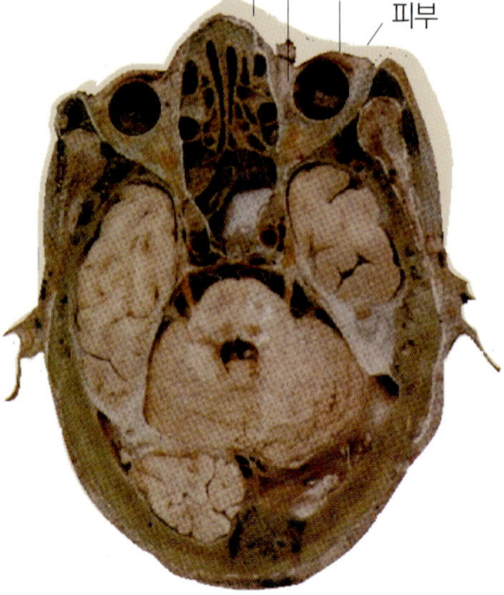

그림38 정명혈睛明穴의 해부실체도

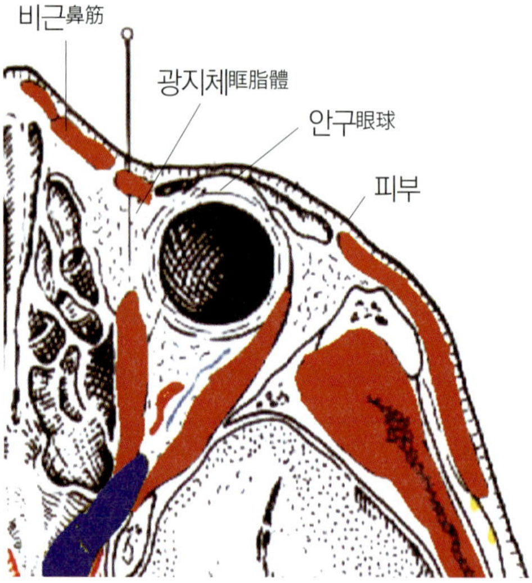

그림39 정명혈睛明穴의 해부투시도

13장 비삼침鼻三鍼

【조성】 迎香穴, 上迎香穴, 印堂穴 (그림40)

【배혈치료】 과민성비염, 급성비염, 비두염鼻竇炎, 코피, 후각장애

【임상심득】 근삼침은 그 배혈이 창안되었던 초기에 바로 비삼침에서 시작되었다. 코가 막혀 통하지 않는 여러 질병을 치료하는 중요한 혈이며, 중점은 국소취혈의 작용에 있고, 본혈에 침자하면 막힌 코가 즉시 통하는 효과가 종종 있다.

1. 迎香穴

【혈위】 비익외연鼻翼外緣의 중점 옆에 있으며 비순구중鼻脣溝中에 해당한다(그림40).

【혈명풀이】 迎香은 수양명대장경혈이다. 《說文解字》에서 "迎은 맞이한다는 뜻이다[迎, 逢也].", "香은 향기다. 서黍와 감甘으로 구성되었다[香, 芳也, 從黍從甘]."라고 하였다. 《春秋傳》에 "기장의 좋은 향기[黍稷馨香]"라고 하였으니, 즉 모든 향기 나는 물건을 통틀어 향香이라고 하였다. 본혈은 비익의 외방 5분에 있다. 비구불리鼻鼽不利, 질통폐색窒洞閉塞을 주로 치료한다. 대개 폐는 코로 개규開竅한다. 대장은 폐의 장부이며, 본혈은 대장에 속하는데, 비규鼻竅 가까이 위치하여 선폐통규宣肺通竅하는 작용이 있기 때문에 '迎香'이라고 명명한다. 양상선楊上善이 말하기를 "폐기肺氣는 코로 가니 코가 좋으면 향취를 맡을 수 있다[肺氣适于鼻, 鼻和則能知香臭矣]."라고 하였다. 《金鍼梅花詩鈔·迎香條》에서 "막힌 코를 잘 통하게 하는 것을 영향이라고 부른다[善通鼻塞號迎香]."라고 하였다. 폐는 코에서 개규하고 대장과 표리表裏가 된다. 막힌 코가 통하게 되면 향기, 악취를 저절로 받아들여 냄새를 맡을 수 있다. 《靈樞·脈度篇》에서는 "폐기는 코로 통하니 폐가 좋으면 코로 향기와 악취를 맡을 수 있다[肺氣通于鼻, 肺和則鼻能知香臭矣]."라고 하였다.

【국소해부】

① **침놓는 순서**: 피부→피하조직→제상순근提上脣筋

② **혈구신경·혈관**: 표층에는 광하眶下신경이 분포되어 있고, 심층에는 안면신경의 협지頰支·권지顴支와 안면동맥이 분포되어 있다(그림42).

【주치질병】 코 막힘, 구뉵鼽衄, 구와口喎, 면양面癢, 담도회충증膽道蛔蟲症

【조작방법】 환자는 똑바로 눕거나 앉는다. 침첨이 비익부鼻翼部를 향하도록 하고 0.3~1.5촌을 사자한다. 침을 놓은 후에 대폭적으로 염전제삽捻轉提插하지 않으며, 침이 비강鼻腔에 자입하는 것은 금한다. 뜸을 뜨지 않는 것이 좋다.

【임상심득】 迎香穴은 수평으로 횡자橫刺할 수 있다. 침첨이 전정중선 방향을 향하도록 직자하고, 두 혈에 자입한 침첨이 서로 대응을 이루게 한다. 또한 비익의 외측을 따라 비근 방향으로 침을 놓을 수 있고, 환자가 참을 수 있는 정도의 자극을 기준으로 자입刺入하는 심도를 결정한다.

2. 上迎香穴

【혈위】 코 부위에 있으며 비골鼻骨 아래의 함몰부이자 비순구鼻脣溝의 상단上端에 이른 곳에 있다(그림40).

【혈명풀이】 上迎香은 鼻通穴이라고도 칭하며 경외기혈經外奇穴이다. 《銀海精微》에서 "오랫동안 찬 콧물이 흐르면 上迎香 두 혈에 뜸을 뜬다[久流冷淚, 灸上迎香二穴]."라고 하였다. 《經外奇穴治療訣》에서는 鼻通, 鼻竅와 본혈이 같은 위치라고 기재되어 있다.

【국소해부】

① 침놓는 순서: 피부→피하조직→비근鼻筋→비익연골鼻翼軟骨

② 혈구신경·혈관: 표층에는 광하眶下신경과 활차하滑車下신경이 분포되어 있고, 심층에는 안면신경의 협지頰支와 안면동맥 분지가 분포되어 있다.

【주치질병】 코 막힘, 비연鼻淵, 목적종통目赤腫痛, 영풍유루迎風流淚, 두통

【조작방법】 시술자는 먼저 집게손가락으로 혈위를 눌러 위치를 확정하고, 침첨이 아래나 위를 향하도록 0.3~0.5촌을 사자한다. 3~5분 뜸을 뜰 수 있다. 본혈은 너무 깊게 직자하거나 사자하는 것이 금하는데, 침체가 구강口腔에 들어가는 것을 피해야 하기 때문이다.

【임상심득】 上迎香穴은 비익연골鼻翼軟骨과 비갑鼻甲의 경계에 있다. 그러므로 자법刺法에 상관없이 위쪽, 아래쪽 모두 비익의 외측을 따라서 침을 놓는 것이 좋다.

3. 印堂穴

【혈위】 액부額部에 있고, 두 미두眉頭의 중간에 해당한다(그림40).

【혈명풀이】 印堂은 경외기혈經外奇穴이다. 《扁鵲神應鍼灸玉龍經》에 기재되어 있다.

① **《素問·刺虐論篇》**: 자학刺虐은 반드시 그 병이 먼저 발한 경우를 물어 침을 우선 놓고, 먼저 두통이 있거나 심한 경우는 우선 두상頭上 양 액額과 양 미간眉間에 침을 놓아 출혈하게 한다.

② **《扁鵲神應鍼灸玉龍經》**: 두풍과 구토, 안혼화眼昏花는 神庭에 침을 놓으면 어긋남이 없다. 어린아이의 경풍驚風을 모두 치료할 수 있으며, 印堂에 자입하고 쑥뜸을 더한다. 印堂은 두 눈 사이 구불구불한 곳에 있다. ……증상의 급성·만성에 따라 보사補瀉하는데, 급성인 경우에는 친천히 보補하고 만성인 경우에는 급하게 사瀉하여 신神을 통하게 하는 혈이다.

③ **《鍼灸大成》**: 印堂 한 혈은 두 눈썹 사이 함몰부에 있다. 1분간 침을 놓는다. 5장壯을 시구한다. 어린아이의 경풍을 치료한다.

④ **《玉龍賦》**: 印堂은 그 경축驚搐을 치료한다.

⑤ **《玉龍歌》**: 어린아이의 만경慢驚을 어떻게 치료할 수 있는가. 印堂에 자입刺入하고 뜸을 다시 더한다.

⑥ **《醫學綱目》**: 머리가 돌처럼 무거우면 印堂을 1분간 취혈하니, 피부를 따라 攢竹으로 투자를 하는데 좌측을 먼저하고 우측을 나중에 하며 침을 탄발彈發시켜서 사혈을 한다.

【국소해부】

① **침놓는 순서**: 피부→피하조직→강미간근降眉間筋

② **혈구신경·혈관**: 표층에는 활차상滑車上신경이 분포되어 있고, 심층에는 안면신경의 섭지顳支와 내자內眥동맥이 분포되어 있다(그림41).

【주치질병】 두통, 현훈, 불면증, 소아경풍小兒驚風, 코 막힘, 비연鼻淵, 코피, 미릉골통眉棱骨痛, 목통目痛

【조작방법】 환자는 바로 눕거나 앉아서 국소의 피부를 집어 들어, 피부를 따라 수직으로 위쪽에서 아래쪽으로 평자하여 비근부에 도달하게 하는데, 대략 0.3~0.5촌을 시도

한다. 왼쪽이나 오른쪽으로 사자하는 것을 금하고, 안내자眼內眦를 찌르는 것을 피해야 한다.

【임상심득】 ㉠印堂穴은 독맥의 순행선循行線에 있다. 독맥은 비근을 뚫고 비량鼻梁을 관통하여 비첨鼻尖에 도달한다. 그러므로 본혈은 비질鼻疾의 요혈이 된다. ㉡攢竹穴을 쓸 수 있는데, 쌍으로 취하여 印堂을 대신한다. 攢竹은 족태양경과 족양명경의 교회혈交會穴이고, 여러 양기陽氣가 미두眉頭에 모이니 마치 대나무가 새롭게 무성한 것과 같은 상형을 하고 있다. 여러 뇌혼腦昏, 목적目赤은 攢竹을 사瀉하여 태양열기太陽熱氣를 선설宣泄하여 활락명목活絡明目한다. ㉢印堂穴은 저자가 임상에서 자주 사용하는 혈로 신지神志, 정신과 관련된 여러 질병에 많이 사용한다. 불면증과 다몽多夢, 우울, 초조, 산만증, 자폐증은 매번 百會, 神庭에 배합하니 또한 좋은 효과가 있다. 세 혈은 모두 독맥에 있고 하나의 선으로 관통하니 '성신삼혈醒神三穴'이라고 한다.

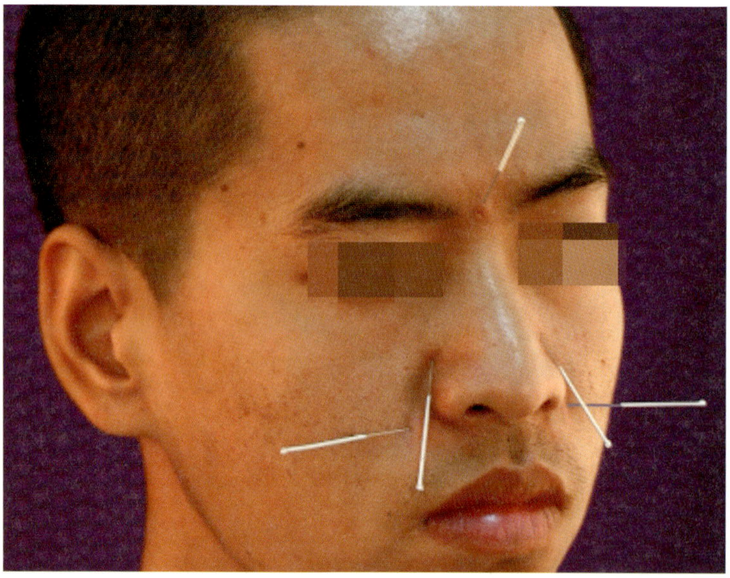

그림40 비삼침鼻三鍼(영향혈迎香穴, 상영향혈上迎香穴, 인당혈印堂穴)

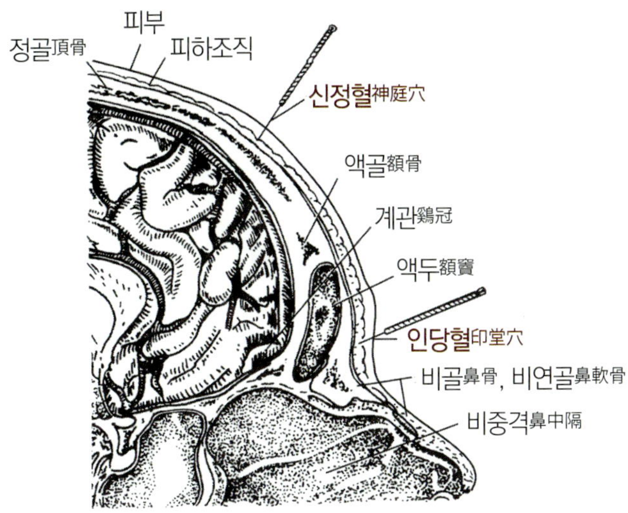

그림41 신정혈神庭穴·인당혈印堂穴의 해부층차도

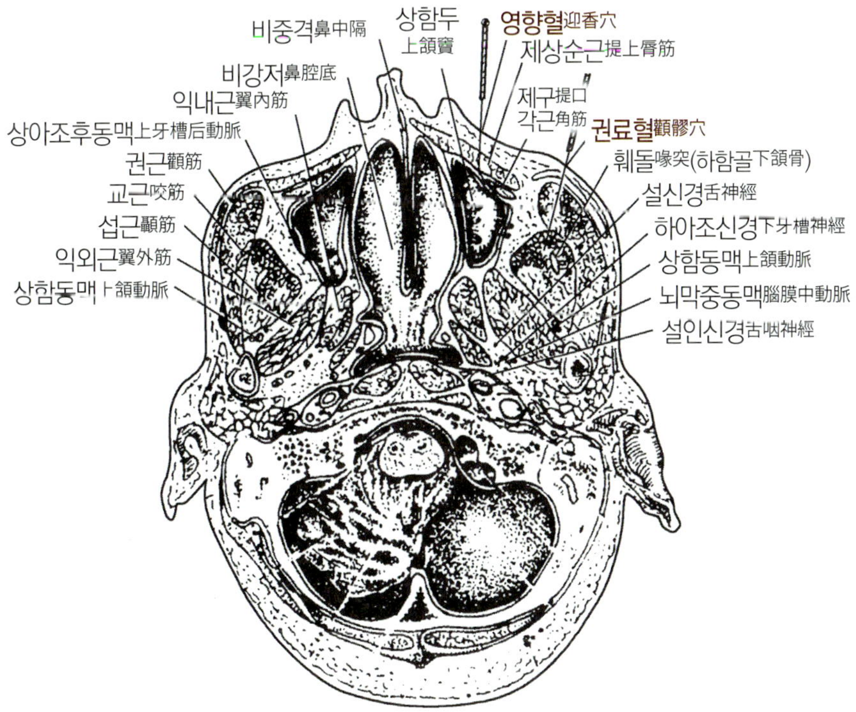

그림42 영향혈迎香穴·권료혈顴髎穴의 해부층차도

14장 이삼침耳三鍼

【조성】 聽宮穴, 聽會穴, 完骨穴 (그림43)

【배혈치료】 이롱, 이명

【임상심득】 이롱, 이명을 치료할 때에는 耳門, 聽宮, 聽會, 翳風 등의 혈위를 자주 사용한다. 임상에서 聽宮과 聽會는 입을 벌려 혈을 취하는데, 모두 귀 앞에 위치하고 귀 안까지 도달할 수 있다. "침구는 몇 곳에 지나지 않는다[鍼灸不過數處]."라는 원칙에 근거하여 국부적으로 이 두 혈을 선택한다. 完骨穴은 족소양담경에 속하고 귀 뒤의 혈을 지난다. 족소양경은 "귀 뒤쪽에서 귓속으로 들어가고 귀 앞으로 나온다. 별외別外로 그것은 족소양과 태양의 교회혈交會穴이다. 족태양경은 "전巓에서 섭유부顳顬部에 이르고, 두정頭頂에서 뇌로 들어간다."라는 것은 完骨穴이 이부耳部의 질병 치료에 매우 중요한 작용이 있음을 설명한다. 그래서 이 세 혈을 선택하고 조합하여 이부耳部의 질병을 치료한다.

약물성 이롱은 불가역不可逆이라고 인식되어 왔다. 저자는 10여 년 전 몇 명의 약물성 이롱 환아를 치료하였는데, 치료효과가 있었던 것 같았지만 아직 자신할 수는 없다. 어느 영문문헌을 검토해 보니 젠타마이신(gentamycine)으로 닭의 이롱을 유발시키는 실험을 통해 이와섬모耳蝸纖毛세포가 재생될 수도 있는 현상이 있음을 증명하였다. 그러나 애석하게도 닭은 포유동물이 아니기에 사람과는 큰 차이가 있다. 저자는 10여 년 동안 지속적으로 이 방면에 관심을 가져왔다. 몇 주 전에 이러한 실험이 큰 쥐의 이롱을 발생시키는 것에 성공했다고 하니, 환자에게 중요한 의의가 될 수 있다. 의학의 최종적인 표준은 바로 임상이다. 임상에 효과가 있으면 이론을 기반으로 이것을 명확하게 밝혀야 하니, 이론은 날이 갈수록 새로워진다. 만약 지금 이론을 지지하지 않고 임상을 포기하면, 얼마간의 유효한 기술들은 모두 사라지게 될 것이다.

1. 聽宮穴

【혈위】 얼굴 부위에 있으며 이병耳屛의 전방, 하함下頷 골과상돌骨髁狀突의 뒤쪽, 입을 열었을 때 우묵하게 들어가는 곳이다(그림43).

【혈명풀이】 聽宮은 수태양소장경에 있다. 聽은 령聆이다. 《靈樞·官能篇》에 "밝은 귀는 소리를 들을 수 있게 한다[聽耳者, 可使聽音]."라고 하였다. 宮은 《說文解字》에서 풀이하기를 "궁은 실室이다[宮室也]."라고 하였다. 《爾雅·釋樂》에서 "궁은 중中이다[宮中也]."라고 하였다. 또한 둘러싸거나, 감춘다는 의미도 있는데, 《禮·喪大記》에 "군자는 오두막집을 위해 그것을 두른다[君爲廬宮之]."라고 하였다. 耳和髎와 耳門, 聽宮, 聽會를 살펴보면, 모두 귀 앞에 있고 네 개의 혈명은 다르나 기능은 대략 같으며 또한 서로 인근해서 위치한다. 그리고 耳門과 聽宮 두 혈은 함께 한 자리에 있는데, 겉은 비록 뚜렷이 구분되나 혈저穴底는 끝내 한 자리로 돌아간다. 만약 얕은 것은 耳門이 되고 깊은 것은 聽宮이 된다는 설에 따르면 혈위를 분별할 수 있고 비교적 간단하다. 그러나 두 혈은 병을 치료하는 것이 대략 같으니 명백하게 나눌 필요는 없다. 하나는 둘이라고 할 수 있고, 둘은 하나라고 할 수 있다.

【국소해부】

① **침놓는 순서**: 피부→피하조직→시선腮腺→외이도연골外耳道軟骨

② **혈구신경·혈관**: 표층에는 이섭耳顳신경과 섭천顳淺동맥의 분지가 분포되어 있고, 심층에는 안면신경의 분지가 분포되어 있다(그림44).

【주치질병】 이명, 이롱, 정이聤耳, 치통, 전광간癲狂癎

【조작방법】 앉거나 바로 누운 상태에서 입을 벌려 침을 천천히 놓고 1~1.2촌을 직자한다. 침을 놓은 후에 환자의 입을 닫게 한다.

【임상심득】 해당 혈에 침자하는 것 중에 관건은 바로 심천深淺이다. 이명·이롱과 청력감소 같은 질병은 대부분 청신경 손상이 야기하는 것으로 병위가 비교적 깊다. 심자하여 병위에 도달해야 비교적 효과가 있다.

2. 聽會穴

【혈위】 안면부에 있으며 이병耳屛간 절흔切痕의 전방, 하함 골과상돌기의 후연에 해당한다(그림43).

【혈명풀이】 聽會는 족소양담경에 있다. 聽은 령聆이다. 귀가 소리를 받는 것이 청이다. 會는 회합, 모은다는 의미다. 귀는 청각을 주로 담당하는데, 혈이 귀 앞에 있고 귀부위의 맥기脈氣가 모이는 곳이라 이롱기폐耳聾氣閉를 주로 치료하니, 이곳에 침을 놓으

면 성음을 모이게 할 수 있으므로 이렇게 명명한다. 본혈의 위쪽에는 耳和髎와 耳門, 聽宮이 있고, 이 혈들은 본혈과 가깝다. 그러므로 본혈은 사청司聽의 회會가 되므로 '聽會'라고 명명한다.

【국소해부】

① **침놓는 순서:** 피부→피하조직→교근근막咬筋筋膜→시선腮腺

② **혈구신경·혈관:** 표층에는 이섭耳顳신경과 이대耳大신경, 섭천顳淺동맥이 분포되어 있고, 심층에는 안면신경 및 하함下頜신경의 근지筋支와 설인舌咽신경의 시선腮腺 분지가 분포되어 있다(그림46).

【주치질병】 이명, 이롱, 정이聤耳, 치통, 구안와사口眼喎斜, 면통面痛

【조작방법】 위 혈과 같다.

【임상심득】 저자가 일찍이 진靳 선생님을 모시고 진찰할 때, 어떤 이롱 환자에게 침을 놓았다. 나이는 40여 세였고, 폭롱暴聾으로 10여 일을 앓았다. 저자는 선생님의 처방

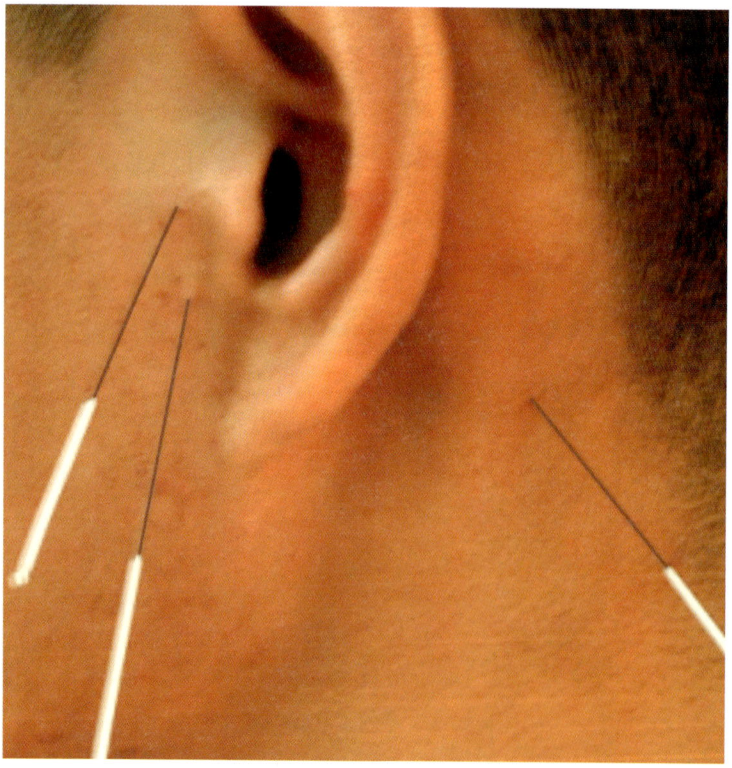

그림43 이삼침耳三鍼(청궁혈聽宮穴, 청회혈聽會穴, 완골혈完骨穴)

에 따라 이 세 혈에 10여 일 침을 놓았는데, 분명한 효과를 보지 못하였고 심사숙고해도 해결책을 얻지 못했다. 따라서 선생님께 침을 놓아 주시기를 청하였고 선생님께서 혈을 취하고 침을 놓는 모습을 자세히 살펴보았다. 환자가 통감이 있다고 호소하면, 진靳 선생님께서는 잠시 조금 정지하셨다가 계속해서 침을 1.2촌쯤까지 놓으셨다. 저자는 갑자기 깨달은 바가 있었다. 이후에 5차례 치료하였는데, 선생님께서 조침操鍼을 직접 해주시기를 청하니 5번에 큰 효과가 있었다. 저자는 그제야 침자에 있어서 심도深度의 중요성을 깨달았다. 혈이 깊은데 침이 얕은 것은 마치 약이 가벼우면 병에 맞지 않은 것과 같다. 당연할 수밖에 없지만, 《濟生拔粹》에서 "중혈은 그 분에 미치지 못한다[中穴不及其分]."라고 하였으니, 임상에서 효과가 없는 가장 큰 원인이 될 수 있다. 침법은 실제로 지극히 정밀하고 오묘하니 대충 익혀서 감당할 수 있는 것이 아니다.

3. 完骨穴

【혈위】 후두부後頭部에 있고 귀 뒤쪽 유양돌기乳樣突起의 후하방後下方 함몰부에 해당한다(그림43).

【혈명풀이】 完骨은 족소양담경에 있다. 完은 튼튼하다는 뜻이 있다. 《考工記·輸人》에서 "해진 것을 보내고 삼재三材가 직職을 잃지 않은 것을 완完이라고 한다[輸敝三材不失職謂之完]."라고 하였다. 온전하고 정리되며, 또 일이 완성되고 수비하여 완고한 상황이 모두 이것이다. 骨은 육肉의 핵核이다. 《靈樞·骨度篇》에 "귀 뒤의 完骨은 너비가 9촌[耳後當完骨者, 廣九寸]"이라고 하였다. 장개빈張介賓이 주석을 달기를 "귀 뒤의 높은 뼈를 完骨이라고 한다[耳後高骨曰完骨]."라고 하였다. 完骨은 고대의 해부학적인 명칭이다. 즉 오늘날 섭골의 유양돌기乳樣突起이다. 귀 뒤에 솟은 뼈는 성곽의 완비와 같다. 뇌부腦府를 호위하여 지키고 신계神系를 중장中藏하며 귀와 눈을 통하게 하므로 '完骨'이라고 명명한다. 본혈은 바로 이곳에 해당되니 골骨과 혈穴이 동명同名이다. 전신에 있어서 두골頭骨은 뇌의 궁성이며 가장 높고 견고하며 완고해야 한다.

【국소해부】

① **침놓는 순서:** 피부→피하조직→흉쇄유돌근胸鎖乳突筋

② **혈구신경·혈관:** 표층에는 침소枕小신경과 이대耳大신경, 이후耳後동맥이 분포되어 있고, 심층에는 부신경과 경頸신경의 총근지叢筋支, 침枕동맥 분지가 있다(그림45).

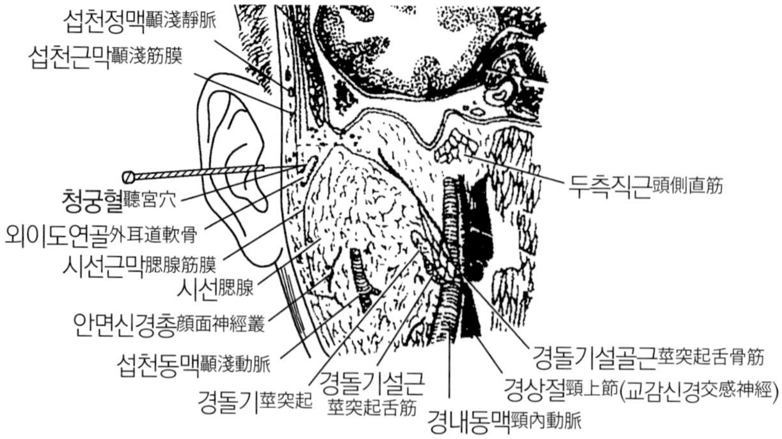

그림44 청궁혈聽宮穴의 해부층차도

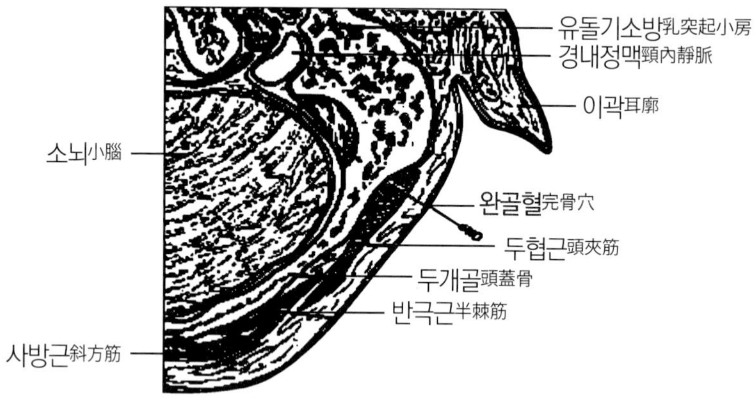

그림45 완골혈完骨穴의 해부층차도

【주치질병】 이질耳疾, 경항강통頸項强痛, 불면증, 치통, 구와口喎, 구금불개口噤不開, 협종頰腫, 전간癲癎, 학질

【조작방법】 침을 놓기 전에 먼저 손가락으로 눌러 혈을 찾는다. 1.5촌의 호침으로 귀 안쪽으로 천천히 심자深刺하고, 1~1.2촌 침을 놓는다. 본혈의 심층에는 경심頸深동맥, 경심정맥, 더 깊은 곳에는 척추동맥이 있다. 침을 놓을 때 적당한 깊이를 조절하여 침자할 때 너무 깊은 곳을 자극하는 것은 피해야 한다.

【임상심득】 完骨穴은 두풍이후통頭風耳後痛, 번심煩心, 전질강복癲疾僵僕, 면유기面有氣, 치아우통齒牙齲痛, 구와벽口喎僻, 경항통부득회고頸項痛不得回顧 등을 치료한다.

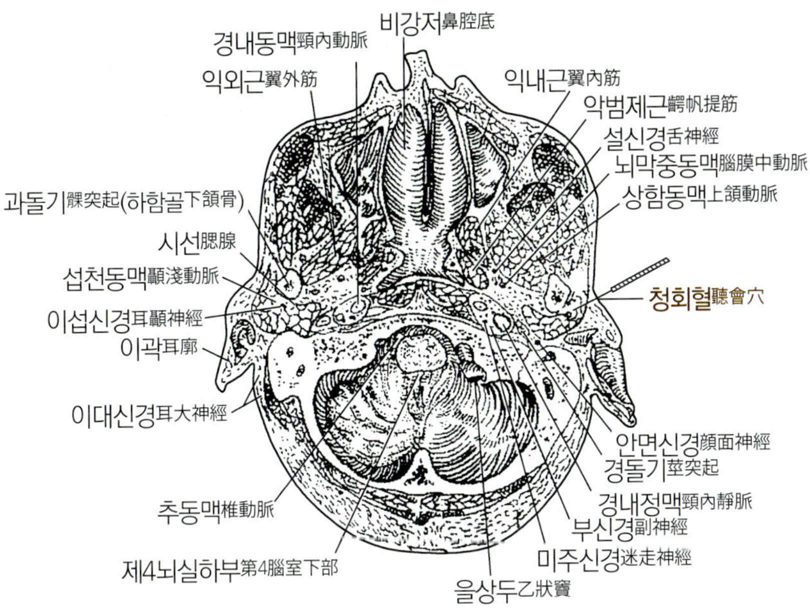

그림46 청회혈聽會穴의 해부층차도

15장 수삼침手三鍼

【조성】 合谷穴, 曲池穴, 外關穴

【배혈치료】 상지탄탄上肢癱瘓, 마비, 동통疼痛, 감각장애

【임상심득】 수삼침手三鍼은 상지운동장애上肢運動障碍의 질병을 치료하는 데 중요하게 사용된다. 曲池와 合谷은 양명경혈陽明經穴인데, 《黃帝內經》에서 "허리 이상에 병이 난 사람은 수태음양명으로 주치主治한다[腰以上病者, 手太陰陽明主之]."라고 하였다. 수삼침은 수양명대장경을 중심으로 선택하는데, 양명경은 다기다혈多氣多血이기 때문에 양명은 삼양三陽에서 행기行氣하니 상지활동과 양명경은 밀접한 관계가 있다. 外關은 수소양삼초경의 락혈絡穴로 안으로는 수궐음경에 통하고 양유맥과 교회하여 "양유陽維는 제양諸陽을 유維한다." 수삼침은 진靳 선생님의 삼침배혈 중 경전經典이라고 말할 수

있다. 세 혈은 수비手臂 외측에 분포되어 있다. 임상에서 중풍환자는 대부분 내측굴근경련內側屈筋痙攣과 외측신근무력外側伸筋無力을 수반하는 것을 볼 수 있다. 현대 재활의학은 대부분 굴근屈筋에 작게 자극하여 경련이 가중되는 것을 피하고, 강한 신근伸筋훈련을 위주로 재활을 시도하는데, 같은 맥락으로 본혈들을 조합한 배혈은 여러 종류의 상지활동장애에 대하여 효과가 매우 훌륭하다.

1. 合谷穴

【혈위】 수배手背에 있고 제1·2장골掌骨 사이에 있으며 제2장골 중점의 함몰부와 나란히 있다(그림47).

【혈명풀이】 合谷은 수양명대장경의 원혈原穴이다. 合은 개합開合, 결합, 합요合搖라는 의미가 있다. 谷은 산와山窪의 물이 없는 곳이고, 또 몸에서는 근육筋肉이 결합하는 곳이다. 《黃帝內經》에서는 육肉이 많이 모인 곳을 곡谷이라고 하였다. 본혈은 과거에 산의 이름을 취하여 육肉이 많이 모인 곳을 곡谷이라고 하였고, 두 곳이 서로 이어져 있어 합合이라고 하였으니, 또한 교결交結, 집회한다는 의미가 있다. 집게손가락과 엄지손가락을 함께 모으면 호구처虎口處에 융기하는 근육筋肉이 나타나는데, 이는 마치 산봉우리와 같다. 또한 본혈은 엄지손가락과 집게손가락의 기골歧骨 사이 함몰부에 있기 때문에 비유하여 곡谷이라고 한다. 또한 소곡小谷, 간곡間谷이 모이기 때문에 '合谷'이라고 명명한다.

【국소해부】

① **침놓는 순서**: 피부→피하조직→제1·2장골掌骨의 사이, 제2장골 요측橈側의 중심

② **혈구신경·혈관**: 표층에는 요橈신경 천지淺支와 수배手背정맥, 장배掌背동맥이 분포되어 있고, 심층에는 척尺신경 심지深支와 집게손가락의 요측橈側동맥이 분포되어 있다(그림50).

【주치질병】 두통, 현훈, 목적종통目赤腫痛, 코피, 비연鼻淵, 치통, 이롱, 유행성 이하선염, 면종面腫, 정창疔瘡, 인후종통咽喉腫痛, 실음失喑, 아관긴폐牙關緊閉, 구안와사口眼喎斜, 반신불수, 지련指攣, 비통臂痛, 발열오한, 무한증無汗症, 다한증, 기침, 폐경, 체산滯産, 위통, 복통, 변비, 이질, 소아경풍小兒驚風, 두드러기와 개창疥瘡, 학질

【조작방법】 0.8~1.2촌을 직자한다.

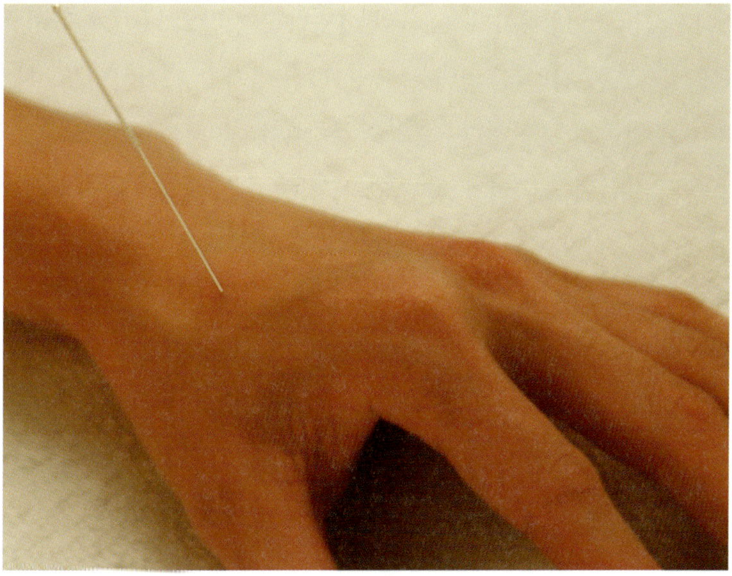

그림47 합곡혈合谷穴

【임상심득】 合谷穴은 임상에서 자주 사용하는 혈위지만, 침구를 연구하는 학생들은 정확하게 사용하지 못하는 경우가 많다. 저자는 많은 학생들이 흔히 소홀히 여기는 두 가지를 자주 본다. 첫 번째는 침의 위치가 너무 호구부위의 외측으로 치우치는 것이다. 合谷의 정확한 위치는 호구의 내측 3분의 1로, 저자가 임상에서 경험하는 바로는 合谷의 혈위를 호구 위치의 중점 외측에서 취하면 치료효과가 크게 떨어졌다. 두 번째는 침침의 방향이다. 침을 놓은 후 침첨이 호구 내측으로 치우치면 침감이 강해지고, 호구 외측으로 편향하면 침감이 약해진다. 구체적인 방향은 환자가 감내할 수 있는 범위와 치료에 있어 필요한 자극량에 의해서 결정한다. 내수성이 약한 환자나 약한 자극을 필요로 하는 환자는 침첨이 조금 외측을 향하도록 한다. 오래된 병이나 중병, 강한 자극이 아니면 낫지 못하는 경우는 침첨이 내측을 향하도록 한다. 자극하는 강도가 강해야 하는 경우에는 스쉐민石學敏* 원사院士가 강조한 집게손가락의 미약한 경련 1~2회를 확인함으로써 자극량의 지표로 삼을 수 있다.

저자는 다년간 스승님을 통하여 많은 것을 깨닫게 되었는데, 그중 하나가 진靳 선

* 스쉐민(石學敏) 선생은 저명한 침구한 전문가이다. 대표적인 저서로《石學敏實用鍼灸學》이 있으며, "鬼手神鍼"으로 불릴 정도로 중국에서는 유명하다—역자주.

생님이 강조하신 침첨의 방향이다. 조금만 어긋나도 침감의 차이가 극히 차별화된다. 《黃帝內經》에서 강조한 침첨은 '병이 난 곳을 향함'이라고 지적하였듯, 침첨이 병변부위를 향하는 것은 지극히 당연하다. 병변은 즉 경락이 통하지 않는 곳으로, 침자의 작용은 통하지 않는 경락의 소통과 조정에 있다. 침첨이 가리키는 방향은 침감이 전달되는 방향이다. 침감이 전달되는 방향은 병이 난 곳을 향해야 소통과 조정의 작용이 있게 된다.

2. 曲池穴

【혈위】 주부肘部 외측에 있고, 팔을 굽혀 직각을 만들 때 주횡문두肘橫紋頭와 굉골외肱骨外 상과上髁를 잇는 선의 중점이다(그림48).

【혈명풀이】 曲池는 수양명대장경의 합혈合穴이다. 曲은 《書經·洪范》에서 "목은 굽음과 바름을 말한다[木曰曲直]."라고 했으니, 굴곡이 있고 곧지 못하다는 뜻이 있다. 지형에서 구불구불한 곳을 곡曲이라고도 한다. 池는 땅에 물이 통하는 곳을 지池라고 한다. 《廣韻》에서는 "물이 머무는 것을 지池라고 한다[停水曰池]."라고 하였다. 본혈은 주관절 외측, 팔을 굽혔을 때 굉골 외측과 주횡문肘橫紋 요측단橈側端의 함몰부에 있다. 팔을 굽혔을 때 함몰되는 부분의 형태가 지池와 같기 때문에 '曲池'라고 명명한다.

【국소해부】

① **침놓는 순서:** 피부→피하조직→요측완장橈側腕長, 단신근短伸筋→굉요근肱橈筋→주근肘筋

② **혈구신경·혈관:** 표층에는 전비후피前臂後皮신경이 분포되어 있고, 심층에는 요신경간橈神經幹이 지나가며 요橈신경의 근지筋支와 근피筋皮신경의 근지, 요측橈側 부동맥(굉심동맥분지肱深動脈分支), 요측 반동맥返動脈이 분포되어 있다(그림84).

【주치질병】 열병, 인후종통咽喉腫痛, 수비종통手臂腫痛, 상지불수上肢不遂, 수주무력手肘無力, 월경부조月經不調, 나력瘰癧, 개창疥瘡, 두드러기, 단독丹毒, 복통토사腹痛吐瀉, 이질, 치통, 목적통目赤痛, 목불명目不明, 현훈, 흉중번만胸中煩滿, 경련, 전광癲狂, 학질, 선경善驚

【조작방법】 1~1.2촌을 직자한다.

【임상심득】 저자는 曲池穴의 침감을 매우 강렬하게 직접 체험했다. 2007년 4월, 저자

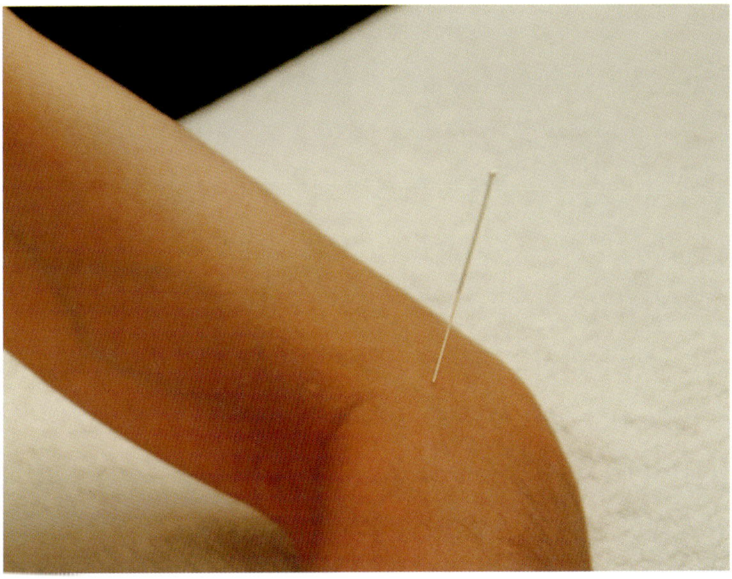

그림48 곡지혈曲池穴

는 링난嶺南 침구계의 일대종사一代宗師*인 한샤오캉韓少康 선생의 아들 한졘산韓兼善 주임과 다년간 한 선생님의 문하에서 직접 전수받은 황졘예黃建業 주임에게 청하여 광저우 중의약대학에서 강좌를 열었다. 한 주임이 수강자들 중 한 명에게 실제로 소산화침법燒山火鍼法의 시술을 보여주겠다고 하였는데, 저자는 한 주임에게 나의 오른팔 曲池穴에 침을 놓아 달라고 청하였다. 한 주임은 세심하게 혈을 취해 침을 천천히 놓았다. 침체가 자입되자 저자는 심절감深切感을 받았고, 열감이 멀리서부터 가까이 흐르는 것을 느꼈다. 마치 쑥뜸을 뜰 때, 애화艾火가 먼 곳에서 가까운 곳으로 이르는 느낌을 받았으며, 하나의 화구火球가 혈위 안에서 구르는 듯했다. 저자가 눈을 감고 조용히 앉아 세심하게 체험하니, 그 열도熱度가 면면이 끊이지 않고 이어졌는데 작열감灼熱感은 아니고, 다만 열력熱力이 혈위의 깊은 곳에 바로 도달하는 것이었다. 저자는 장중에 있던 200여 명의 학자에게 매순간 침감의 변화를 상세하게 진술하였고, 대사大師가 시술하는 침술의 정묘함을 수강자들에게 알리려고 노력하였다. 저자는 여기에 이르러 고전침법의 오묘함을 몸소 체험할 수 있었고, 침술의 정묘함은 어느 개인이 정성스레 마음을 써서

* 일대종사(一代宗師)란 각 계파에서 한 시대에 한 번 나올까 말까 한 위대한 스승을 일컫는 말이다—역자주.

갈고 닦는 것만으로는 알 수 없으며, 기연機緣 없이는 깨닫기 어려운 것임을 바야흐로 심득하게 되었다. 저자는 과거에 황 주임과 한 주임의 명망을 여러 해 들었는데, 직접 만날 인연이 없어 안타까웠다. 게다가 황 주임은 카이펑封開현의 중의원을 퇴직한 터라 종적을 찾기 어려웠다. 그런데 2001년 리옌펀李艶芬 학생과의 통화에서 황 주임의 소식을 전해 들었다. 당시 포산佛山 중의원의 침구과에 있는 황 주임에게 한 달여 실습을 받는데, 그의 심감침구深感鍼灸 기술이 넓고 심오하다는 것이었다. 황 주임은 환자가 매우 많았지만, 학교 측에서는 그에게 한 강좌를 맡아 달라고 요청하였다. 이러한 과정을 거쳐 황 주임과 한 주임 두 분을 연속적으로 초빙하였는데, 한 분이 4회씩 총 8회의 주말 강좌를 개설하여 크게 성공하였다. 매 강좌마다 수강자가 250명을 수용할 수 있는 대형 강의실을 가득 채웠고, 일부는 서서라도 모든 강좌를 다 들었다. 그 후 저자는 70세 가까이 되신 두 분을 모셔 하루라도 빨리 한샤오캉 선생의 의안醫案 같은 귀중한 자료를 정리하여 출판할 수 있도록 재촉하였다. 2008년 겨울에 이르러 한 주임과 황 주임이 2007년 봄 학기에 강좌를 개설한 지 이미 일 년이 지났다. 황 주임의 어머니께서 병상에 갑자기 누우시고, 두 분의 심신은 대단히 지치셨으니, 저자는 인생무상을 깊이 탄식하면서 마음이 다시 급해지고 있다.

3. 外關穴

【혈위】 완관절腕關節 수배측手背側 횡문선에서 위로 2촌에 있는데, 요골撓骨과 척골尺骨 사이에 있다(그림49).

【혈명풀이】 外關은 수소양삼초경의 락혈絡穴이다. 또한 팔맥교회혈八脈交會穴로 양유맥에 통한다. 外는 전비前臂 외측을 가리킨다. 關은 관애關隘, 관요關要의 의미이다. 본혈은 전비前臂 외측의 요충要衝에 해당하고 內關과 상대되며, 수소양 및 궐음과 서로 락絡하는 중요한 곳이다. 본혈은 완관절의 횡문선에서 위로 2촌에 있고, 척골과 요골의 사이 함몰부에 있어 수소양삼초경의 락맥絡脈이 별지가 있으며, 수궐음심포가 락하는 곳이므로 '外關'이라고 한다. 양상선楊上善이 말하기를 "이곳은 소양의 락絡으로, 별도로 행심行心하여 外關을 주로 삼기 때문에 '外關'이라고 한다."고 하였다.

【국소해부】

① 침놓는 순서: 피부→피하조직→소지신근小指伸筋→무장신근拇長伸筋→시지신근示指伸筋

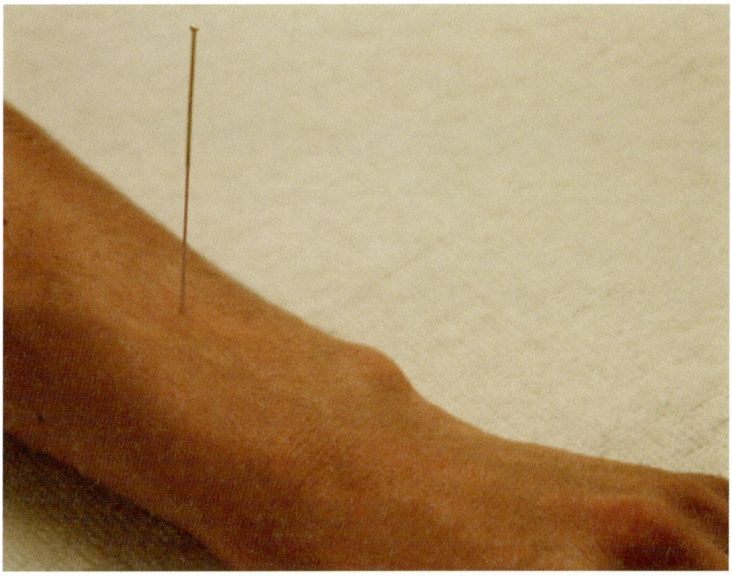

그림49 외관혈外關穴

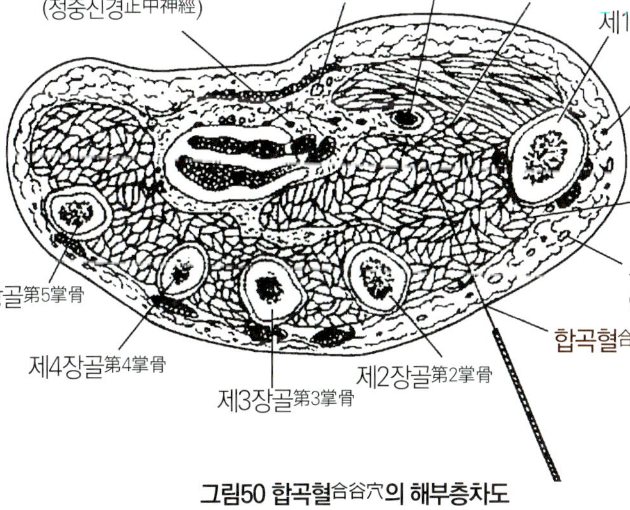

그림50 합곡혈合谷穴의 해부층차도

② **혈구신경·혈관:** 표층에는 전비배측前臂背側 피신경皮神經이 분포되어 있고, 심층에는 골간후骨間後신경과 골간후동맥이 분포되어 있다(그림51).

【주치질병】 열병, 두통, 협통頰痛, 이롱, 이명, 목적종통目赤腫痛, 협통脇痛, 견배통肩背痛, 주비굴신불리肘臂屈伸不利, 수지동통手指疼痛, 수전증

【조작방법】 0.8~1.2촌을 직자하여 득기得氣를 기준으로 삼는다.

【임상심득】 침구전문가는 명백하게 혈을 잘 헤아려야 한다. 침구에 종사하는 의사들은 外關穴의 위치를 학습할 때 한 가지 문제를 제기한다. 外關의 위치는 교과서에서 "완관절 횡문선상 2촌, 척요골의 사이"라고 하였다. 그러나 천골·요골의 사이에는 1센티미터의 너비가 있으니 ,침을 한 점에 놓을 때 대략 1센티미터 너비 안에 명확하게 침을 놓을 점은 어디인가? 혈을 헤아리려면 '혈'의 진정한 함의를 명백히 해야 한다. 혈은 극隙으로 원래의 뜻은 지혈地穴, 지극地隙, 지봉地縫을 가리킨다. 옛사람들이 땅 위의 하류와 계곡을 관찰하니, 이것은 땅 사이에서 솟아 나와 흘러가는 것으로 인체에 비유하면 경맥지기經脈之氣도 인체조직의 봉극縫隙 사이에 유동하고 관주灌注하는 것이

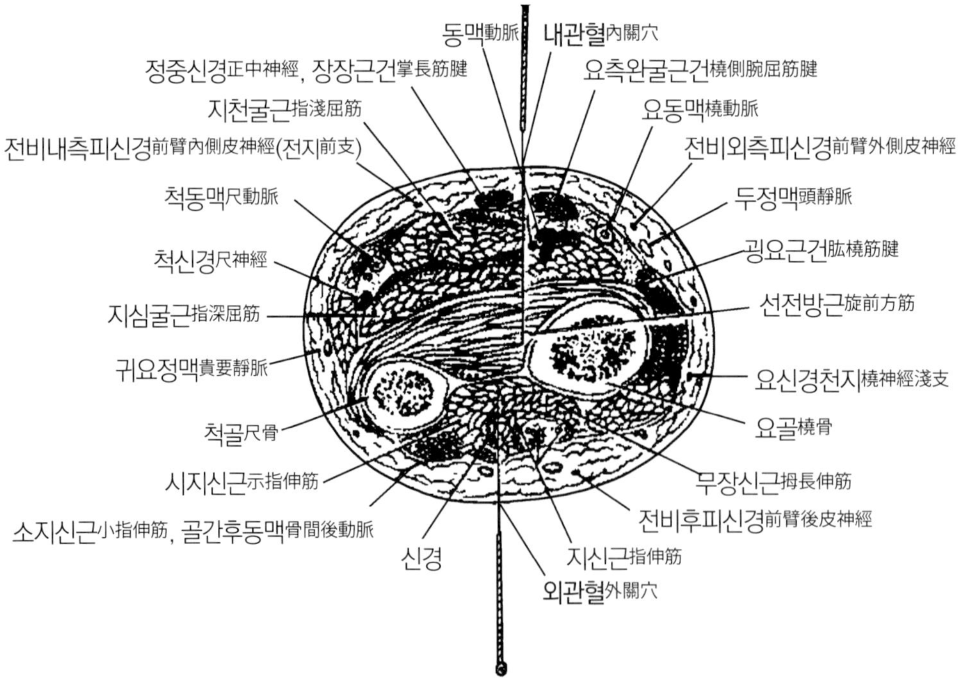

그림51 내관혈內關穴·외관혈外關穴의 해부층차도

다. 이 관주하는 지점이 곧 혈위이다. 그래서 혈위는 경맥의 기가 관주하는 곳이다. 혈을 헤아린다는 것은 바로 이 틈을 찾는 것이니, 조직과 조직 사이의 접합부, 근육과 근육 사이, 근육과 골각骨骼, 골각과 골각 사이가 상접하여 형성한 사이의 이곳이 비로소 진정한 혈의 본뜻이다. 그래서 外關의 혈위는 완관절 횡문선상 2촌의 기초에 있지만, 이 봉극을 세심하게 살펴서 찾아야지 그곳이 비로소 침을 놓는 점이다. 실제로 어떠한 혈위도 모두 이렇게 먼저 혈을 헤아린 후에 침자해야 하며, 혈을 헤아리는 과정은 경經을 재촉해 기氣를 운행하고 국부적인 기혈순환의 과정을 증강시키는 것이다. 또한 기를 얻어 양호한 기혈氣血이 순행하는 기반을 다지는 것이니, 그래서 혈을 헤아리는 것은 매우 중요하다.

外關穴의 침첨 방향도 똑같이 중요하다. 완부腕部의 병변은 침첨이 外關에서 완부를 향하게 하며, 주부肘部의 병변은 침첨이 주부를 향하도록 한다. 외감과 내상의 병변은 수직으로 침을 놓는다.

16장 족삼침足三鍼

【조성】 足三里穴, 三陰交穴, 太衝穴

【배혈치료】 하지감각 혹은 운동의 장애, 하지탄탄下肢癱瘓, 동통疼痛

【임상심득】 세 혈은 하지의 상·중·하 부위에 분별하여 처하고, 족양명위경, 족태음비경, 족궐음간경에 나누어 속한다. 足三里穴은 위胃의 하합혈下合穴이면서 하지양경下肢陽經의 경기經氣를 보익補益하고 강장强壯하며 소통하는 작용이 있다. 하지근육의 위축, 운동기능장애를 치료할 때 본혈을 가장 먼저 취한다. 三陰交穴은 족태음비경 맥기脈氣가 발하는 곳으로 족삼음경의 교회혈交會穴이다. 이곳은 하지음경下肢陰經의 병변을 치료할 때 가장 먼저 선택하는 혈이다. 太衝穴은 족궐음간경의 원혈原穴과 수혈兪穴로 하지음경의 경기를 소도疏導하는 요혈要穴이다. 세 혈을 배합하여 활용하면 하지운동장애와 감각장애를 주로 치료한다.

1. 足三里穴

【혈위】 소퇴전小腿前의 외측으로 犢鼻*에서 하방下方 3촌이며 경골전척脛骨前脊과 1횡지橫指 떨어져 있다(그림52).

【혈명풀이】 足三里는 족양명위경의 합혈合穴이고 위胃의 '하합혈'이다. 足은 하지下肢를 가리키는데, 손에 상대해서 말한 것이다. 里는 읍邑, 거居로 집회통달集會通達의 뜻이다. 三里는 지장도指長度와 몸의 상·중·하 세 부분의 리里를 가리킨다. 三里는 삼촌三寸을 가리킨다. 《黃帝內經》에 "천추 이상은 천기天氣가 주관하고, 천추 이하는 지기地氣가 주관한다. 기가 나뉘니 인기人氣가 따르고, 만물이 말미암는다[天樞以上, 天氣主之. 天樞以下, 地氣主之. 氣交之分, 人氣從之, 萬物由之]."라고 하였다. 본혈은 복부 상·중·하 삼부의 여러 병들을 통치한다. 그러므로 '三里'라고 한다. 본혈은 하지에 있으므로 '足三里'라고 한다.

【국소해부】

① **침놓는 순서**: 피부→피하조직→경골전근脛骨前筋→지장신근趾長伸筋→소퇴골간막小腿骨間膜→경골후근脛骨後筋

② **혈구신경·혈관**: 표층에는 비장외측腓腸外側 피신경이 분포되어 있고, 심층에는 비심腓深신경의 근지筋支와 경전脛前동맥이 분포되어 있다. 소퇴골小腿骨間膜의 심면深面에는 경脛신경과 경후脛後동맥이 지나가고 분포되어 있다(그림55).

【주치질병】 위통, 완복만통脘腹滿痛, 구토, 장명腸鳴, 설사, 변비, 소화불량, 이질, 흉협지만胸脇支滿, 일격불리噎膈不利, 감적疳積, 융폐癃閉, 야뇨증, 고창鼓脹, 수종水腫, 간증癎症, 전광癲狂, 두훈頭暈, 이명, 심계心悸, 기단氣短, 비질鼻疾, 목질目疾, 이롱, 후비喉痺, 발열, 두통, 허천虛喘, 반신불수, 비병痹病, 각기脚氣, 하지마비, 유옹乳癰, 산후혈훈産後血暈

【조작방법】 취혈 시 체위體位를 주의한다. 무릎을 굽힐 때 犢鼻穴 아래에서 '일부법一夫法'을 써서 3촌을 정한다. 경골전척외脛骨前脊外의 방개 1횡지에 있다. 퇴腿를 곧게 펴 足三里穴을 취하는 표준방법은 외과첨外踝尖에서 빈골髕骨의 하연下緣까지 16촌이다. 반을 헤아리면 8촌, 다시 반을 헤아리면 4촌, 다시 1촌을 더하면 무릎 아래 3촌이다. 1~5촌을 직자한다. 침자하여 득기한 후에 환자는 마음대로 무릎 관절을 굽히거나 펴서는

---

* 犢鼻는 무릎을 굽혀 무릎 부위의 빈골(髕骨)과 빈인대(髕靭帶)의 외측 함몰부이다.

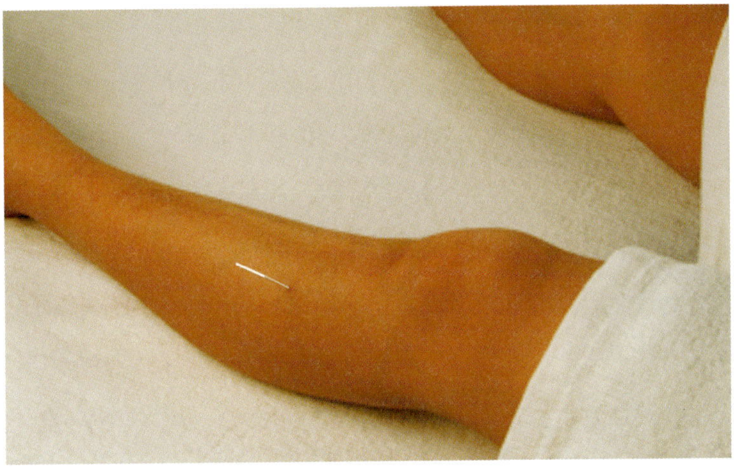

그림52 족삼리혈足三里穴

안 되는데, 동통 혹은 침이 휘는 것을 막아야 한다.

【임상심득】 足三里穴은 중요한 혈위이다. 그 중요성은 적어도 세 가지가 있다. 첫째, 다양한 장기臟器 질환에 대한 조정작용이 있어 병증을 주로 치료하는 중 느낄 수 있다. 옛사람은 수혈腧穴이라고 명명하였다. 그 명명한 것 중에 '삼三'이 있는 것은 함의하는 뜻이 많다. '삼'은 많은 묘함을 낳는다. '삼'은 많다는 뜻이다. 手三里, 三陰交와 같다. 둘째, 보건작용이다. 옛사람에게는 "신체가 편안하려고 하면, 삼리가 항상 마르지 않는다[要想身體安, 三里常不干]."라는 말이 있다. 三里가 마르지 않는다는 것은 구창灸瘡이 항상 존재한다는 의미이다. 구창이 있으면 인체의 백혈구가 대략 증가하고 세균을 탐식하는 능력이 비교적 강해지므로, 일단 외사가 침입하면 인체의 면역기능의 수준이 높아진다. 고대에는 현대의학의 이론해석이 없었다. 그러나 이 구창을 통하여 항병능력을 증가시키는 인과관계가 있었을 것이다. 그래서 여기에 대한 면을 옛사람들은 관찰하였고 아울러 총결과 응용을 더하였다. 동양의학 중 많은 이론들은 사실상 선인들의 지혜가 집적된 결정체다. 후인들은 진실로 낡은 잔재로만 보아서는 안 된다.

2. 三陰交穴

【혈위】 소퇴 내측에 있고 족내과첨足內踝尖 위 3촌이며 경골 내측연의 후방에 있다(그림53).

【혈명풀이】 三陰交는 족태음비경에 있고 간경肝經·비경脾經·신경腎經의 교회혈이다. 三은 곧 숫자인데, 2와 1을 합하면 삼이 된다. 陰은 여기서 족삼음의 경맥을 가리킨다. 《靈樞·逆順肥瘦篇》에서 "발의 삼음三陰은 발에서 배로 흐른다[足之三陰, 從足走腹]."라고 하였다. 交는 《說文解字》에서 "다리를 교차시켰다는 뜻이다. '大' 자가 위에 있으며 교차된 모양을 상형하였다. 교부交部에 속하는 한자는 모두 교交의 의미를 따른다[交脛也, 從大象交形, 凡交之屬皆從交]."라고 하였다. 《易經·泰》에서는 "하늘과 땅이 교류하니 만물이 통하고, 상하가 교류하니 그 뜻이 하나로 모아진다[天地交而萬物通也, 上下交而其志同也]."라고 하였다. 해당되는 이곳은 족태음경, 족궐음경, 족소음경이 만나는 곳이다. 《鍼灸問對》에서는 "발의 삼음은 발에서 배로 흘러가고, 태음비경太陰脾經은 과상踝上을 따라 직행直行하며, 궐음厥陰은 과전踝前을 따라 태음의 뒤로 교차하여 들어가고, 소음신경少陰腎經은 과후踝後를 따라 교차하여 태음의 앞으로 들어간다[足之三陰從足走腹, 太陰脾經循內踝上直行, 厥陰循內踝前, 交入太陰之後, 少陰腎經循內踝後, 交出太陰之前]."라고 하였다. 그러므로 '三陰交'라고 명명하였다.

【국소해부】

① **침놓는 순서:** 피부→피하조직→지장굴근趾長屈筋→경골후근脛骨後筋→모장굴근拇長屈筋

② **혈구신경·혈관:** 표층에는 은隱신경과 대은大隱정맥이 분포되어 있고, 심층에는 경脛신경과 경후脛後동맥의 분지가 분포되어 있다(그림56).

【주치질병】 장명복창腸鳴腹脹, 대변당설大便溏泄, 음식불화飮食不化, 월경부조月經不調, 자궁출혈, 적백대하赤白帶下, 폐경, 생리통, 음정陰挺, 불임증, 체산滯產, 사태死胎, 산후혈훈產後血暈, 산후복통產後腹痛, 산후오로불행產後惡露不行, 유정遺精, 양위陽痿, 음경통陰莖痛, 산통, 융폐癃閉, 야뇨증, 족위비통足痿痺痛, 무좀, 불면증, 신경성 피부 염, 습진, 두드러기, 소아무도병小兒舞蹈病, 고혈압 등

【조작방법】 1～1.5촌을 직자한다.

【임상심득】 三陰交穴은 최초의 기록이 《鍼灸甲乙經》에 실려 있다. 그 치료병증은 광범위하고, 《玉龍經》에서는 "임산부에게는 침을 금한다[孕婦禁鍼]."라고 실려 있으니, 본혈에 대하여 오늘날 간행되는 침구교재는 대부분 이러한 설을 따른다. 다만 황젠예黃建業 주임이 반대되는 효과를 입증한 하나의 의안醫案이 있는데, 본혈을 통하여 태아

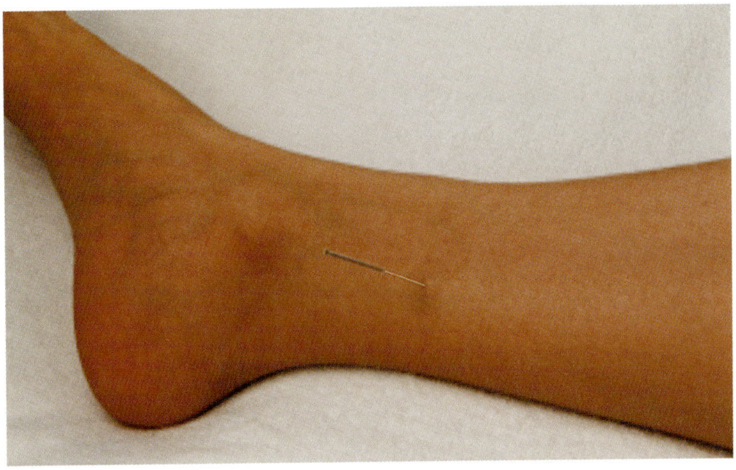

그림53 삼음교혈三陰交穴

를 보호하는 데 사용한 경우도 있다. 저자는 이 안을 특별히 기록하여 후인들이 증험해주기를 기다린다. 침술의 오묘함은 일가일인一家一人이 모두 연구할 수 있는 것이 아니다.

三陰交, 血海, 膈兪는 모두 혈증을 치료할 때 자주 사용하는 혈인데, 세 혈에는 구별이 있다. 三陰交는 전신의 혈증血證을 치료하고 더욱이 부인과의 혈증에 장점이 있다. 血海는 대부분 하반신의 혈증에 쓰이고 또한 부인과의 혈증에 효과가 있다. 膈兪는 상반신의 혈증, 심간폐의 혈증, 혹은 만성·출혈성 질환에 쓴다. 혈위는 한약과 유사한데, 약은 약성藥性이 있고 혈에는 혈성穴性이 있다. 그 혈성을 알아야 오묘함을 확인할 수 있다.

3. 太衝穴

【혈위】 족배측足背側에 있으며 제1척골 간극의 뒤쪽 함몰부에 해당한다(그림54).

【혈명풀이】 太衝은 족궐음간경의 수혈兪穴이자 원혈原穴이다. 太는 옛날에는 대大라고 하거나 태泰라고 하였다. 모두 크거나 많이 더함이 있다는 뜻이다. 衝은 충요衝要, 통도通道의 뜻이 있다. 《莊子·應帝王》에서 "나는 지난날 그에게 아무 조짐도 보이지 않는 텅 빈 모습을 보여주었다[吾鄕示之以太衝莫勝]."라고 하였다. 본혈은 衝陽과 가까이 있고, 걸을 때 발을 가장 먼저 들어 올리는 부위다. 그러므로 '충衝'이라고 명명한다. 본

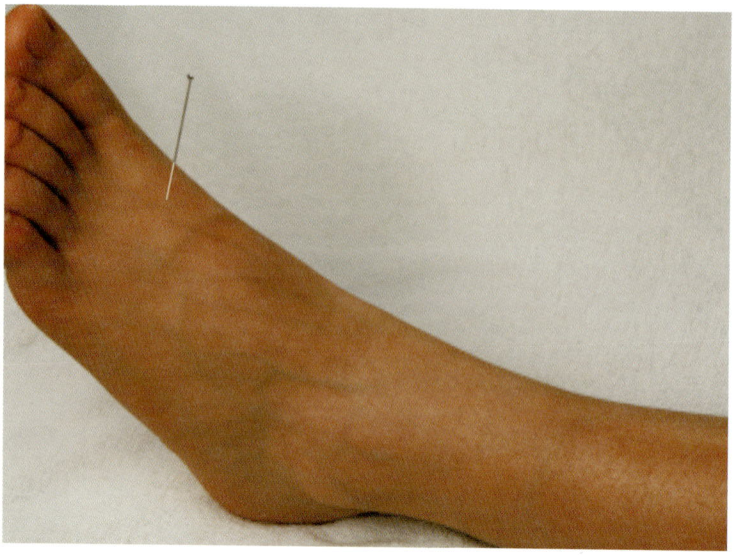

그림54 태충혈太衝穴

혈은 부跗에 있고 엄지발가락 내측과 검지발가락 기골歧骨 사이에 있어 '太衝'이라고 명명한다.

《素問·水熱穴論》에서 "이는 신맥腎脈의 하행下行이니 이름을 太衝이라고 한다[此腎脈之下行, 名曰太衝]."라고 하였다. 《素問·上古天眞論》에서는 "여성이 14세가 되면 천계天癸에 이르게 되어 임맥이 통하게 되고, 태충맥太衝脈이 왕성해져 월경이 있게 되어 임신을 할 수 있게 된다[女子二七而天癸至, 任脈通, 太衝脈盛, 月事以時下, 故有子]."라고 하였다. 왕빙王冰이 이르기를 "太衝은 신맥과 충맥이 합해져 성대해지므로 太衝이라고 말한다[太衝者, 腎脈與冲脈合而盛大, 故曰太衝]."라고 하였다. 요지암姚止庵이 이르기를 "임맥任脈·충맥衝脈이라는 기경奇經은 신기腎氣가 완전히 성해지고 경기經氣가 유통되며, 충衝이 혈해가 되고 임任이 태아를 주관하니, 두 가지가 서로 바탕이 되어 자식이 있게 된다[任衝奇經脈也. 腎氣全盛, 經氣流通, 冲爲血海, 任主胞胎, 二者相資, 故能有子]."라고 하였다. 《素問·陰陽離合論篇》에서 "성인이 남면南面하고 서서, 앞은 廣明이라 하고, 뒤는 太衝이라고 한다[聖人南面而立, 前曰廣明, 後曰太衝]."라고 하였다. 장지총張志聰이 주해하기를 "남면은 양이 되므로 廣明이라고 하고, 북쪽을 등지는 것은 음이 되므로 太衝이라고 한다. 太衝은 곧 음혈의 근원이고 하초下焦에 위치해, 척리脊里를 상순하니 족삼음은 太衝을 주로 삼는다[南面爲陽, 故曰廣

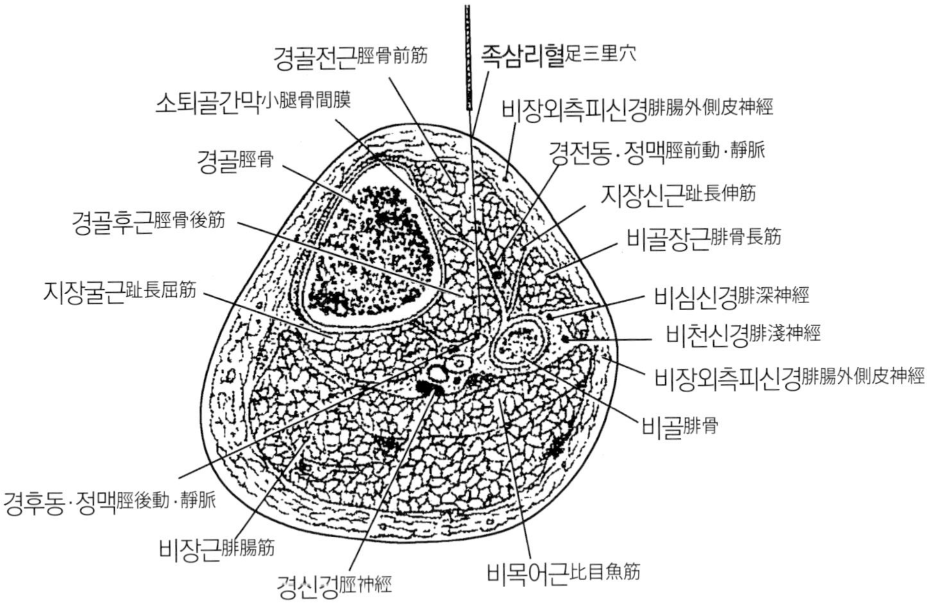

그림55 족삼리혈足三里穴의 해부층차도

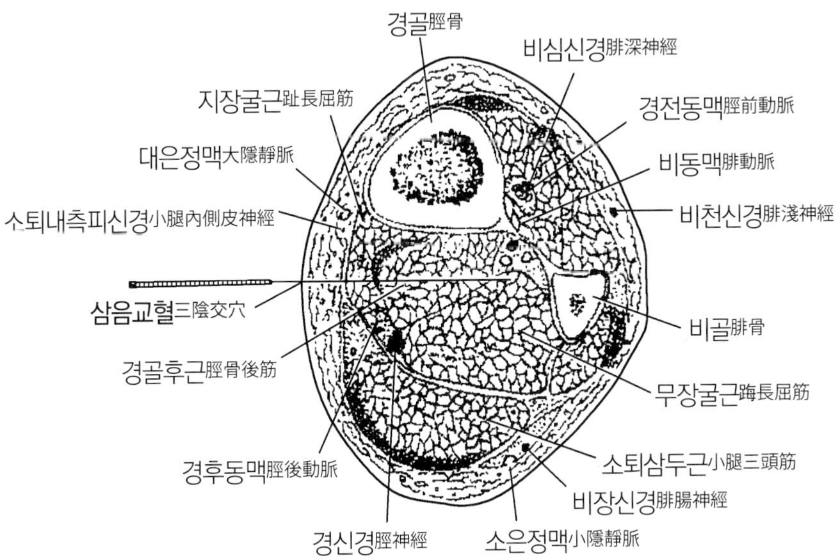

그림56 삼음교혈三陰交穴의 해부층차도

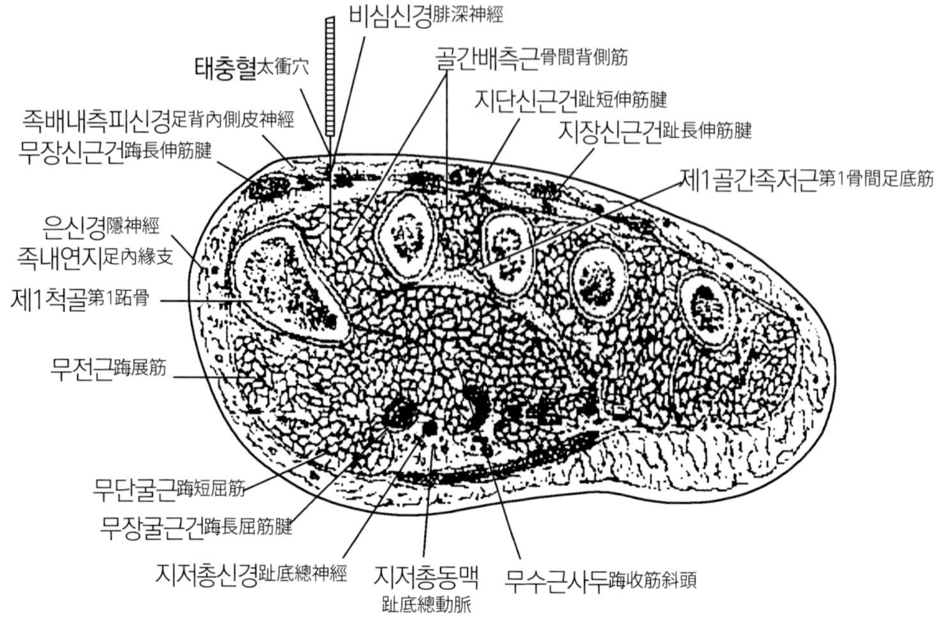

그림57 태충혈太衝穴의 해부층차도

明, 背北爲陰, 而曰太衝. 太衝乃陰血之原. 位處下焦, 上循脊里, 足以三陰以太衝爲主].”라고 하였다. 《子午流注說准》에서 “太衝은 곧 족궐음간경이 소주所注하는 수혈兪穴이다. 간은 피를 장藏하는데, 여성의 太衝이 성하면 월경을 때에 맞게 하고, 太衝은 또 구침십이원九鍼十二原의 원혈이다. 오장이 품부받은 육부의 수곡水谷 기미氣味의 정화가 갖추어지니 太衝이라고 명명한다[太衝乃是足厥陰肝經所注兪穴. 肝藏血, 女子太衝脉盛則月事以時下, 太衝又爲九鍼十二原之原穴, 五臟稟受六腑水谷氣味精華之衝具, 故名太衝].”라고 하였다.

【국소해부】

① **침놓는 순서**: 피부→피하조직→제1척골간배측근第1跖骨間背側筋→무수근사두踇收筋斜頭

② **혈구신경·혈관**: 표층에는 지배趾背신경과 족배足背정맥망이 분포되어 있고, 심층에는 족저외측足底外側신경과 제1척배跖背동맥이 분포되어 있다(그림57).

【주치질병】 두통, 현훈, 목적종통目赤腫痛, 구안와사口眼喎斜, 이롱, 이명, 협늑창통脇肋脹痛, 황달, 월경부조月經不調, 생리통, 자궁출혈, 유정遺精, 산통, 야뇨증, 융폐癃閉, 소아경풍小兒驚風, 전광癲狂, 간승癎症, 추휵抽搐, 복창腹脹, 구역嘔逆, 인통익간咽痛嗌干, 슬고내측통

膝股內側痛, 족부종足跗腫, 하지위비下肢痿痺 등

【조작방법】 0.5~1촌을 직자한다.

【임상심득】 合谷, 太衝은 옛날에 사관혈四關穴이라고 칭했다. 太衝은 임상에서 쉽게 착오를 범하는데, 위에서 시술하였듯이 合谷과 동일한 방식으로 정확하게 혈을 취하지 못하는 문제가 있다. 太衝穴을 취할 때는 제1·2척지관절 조금 앞의 함몰부를 향해야 한다. 침감은 비교적 강한데, 만약 지골趾骨에 크게 치우치거나 침첨이 지골원단趾骨遠端을 향하면 침감이 비교적 약하다.

17장 수지침手智鍼

【조성】 勞宮穴, 神門穴, 內關穴 (그림58)

【배혈치료】 정신박약아의 산만증, 동다정소動多靜少, 전간癲癇, 불면증

【임상심득】 수지침은 혈을 택하는데 심포경心包經과 심경心經을 주로 한다. 심장은 신神을 장藏하고 있는데 양심안신養心安神의 치료작용이 있고, 심포는 심장을 대신해 사기邪氣를 받으므로 심포경心包經의 勞宮穴과 內關穴을 택하고 심경心經의 원혈原穴인 神門穴을 택한다. 감각장애에는 수지침手智鍼을 많이 쓰고, 운동장애에는 수삼침手三鍼을 많이 사용한다.

1. 勞宮穴

【혈위】 수장심手掌心에 있으며 제2·3장골 사이에 주먹을 쥐어 손가락을 접을 때 가운뎃손가락 끝이 닿는 곳이다(그림58).

【혈명풀이】 勞는 조로操勞, 병고病苦를 가리킨다. 《淮南子·精神》에서 "사람으로 하여금 마음을 수고롭게 한다[使人之心勞]."라고 하였다. 《論語·爲政》에서 "일이 있을 때 제자들이 그 수고로움을 대신한다[有事弟子服其勞]."라고 하였다. 《國語·越語》에서는 "수고로우나 그 공을 자랑하지 않는다[勞而不矜其功]."라고 하였다. 宮은 중요한 곳

을 가리키고 또한 중앙을 비유한다. 인체에서 손의 임무는 수고로운 일을 하는 것이고 혈이 장심掌心에 있기 때문에 '勞宮'이라 명명한다. 勞宮은 심포경의 형혈滎穴이고 개규성신開竅醒神의 기능이 있다. 본혈은 흉협만통胸脇滿痛, 불가전측不可轉側, 변혈뇨혈便血尿血, 토뉵구역吐衄嘔逆, 구취口臭, 은란齦爛, 중풍, 비소悲笑, 황달, 열병, 한불출汗不出 등의 증상을 치료한다.

【국소해부】

① **침놓는 순서:** 피부→피하조직→장건막掌腱膜→지천指淺, 지심근건指深筋腱

② **혈구신경·혈관:** 표층에는 정중正中신경 장피지掌皮支가 분포되어 있고, 심층에는 정중正中신경의 분지 지장측指掌側 고유신경과 척尺신경의 장심지掌深支, 장천궁掌淺弓동맥 및 그 분지 지장측 총동맥總動脈, 장심궁掌深弓동맥 및 그 분지 장심掌心동맥이 분포되어 있다(그림60).

【주치질병】 중풍, 혼미, 중서구토中暑嘔吐, 심통心痛, 전광癲狂, 구창口瘡, 구취口臭, 아장풍鵝掌風

【조작방법】 0.5~0.8촌을 직자한다.

【임상심득】 勞宮穴은 아동의 언어능력을 개선하는 데 비교적 큰 도움이 된다. 그러나 침을 놓을 때 통감이 비교적 강하다. 그러므로 소아환자들은 대부분 쾌속으로 침을 놓는 법을 사용하고 제삽염전提插捻轉은 적당히 한다.

2. 神門穴

【혈위】 완부腕部에 있으며 완장측腕掌側 횡문척측단橫紋尺側端이고 척측尺側 완굴근건腕屈筋腱의 요측橈側 함몰부에 있다(그림58).

【혈명풀이】 神門은 수소음심경手少陰心經의 수혈兪穴, 원혈原穴이다. 神은 심신心神과 몸의 양기陽氣를 가리킨다. 門은 출입하는 곳이다. 도가에서는 눈을 神門이라고 칭하고, 이 혈은 곧 심신이 출입·통달하는 곳이라고 생각한다. 《陰符經》에서 "눈은 신神의 문이다. 신은 마음의 주인이다. 신이 출입하니 눈에서 유游하지 않음이 없다[目者, 神之門. 神者, 心之主. 神之出入, 莫不游乎目]."라고 하였다. 《易·系詞》에서는 정현鄭玄의 주석에 "정기精氣를 신이라고 한다[精氣謂之神]."라고 하였다. 눈에 정채精彩가 없고 심신心神이 부족한 사람은 본혈을 취하는 것이 당연하다.

【풀의】 심心은 양陽 중의 태양太陽이고, 심양心陽은 생기의 본원으로 심心은 신神을 장藏한다. 神門은 심경의 원혈이고 경기유주經氣流注의 요충이다. 신지神志가 깨끗하지 못해 생기는 여러 증세는 본혈을 취하여 심기心氣가 맺힌 것을 열기 때문에 이렇게 명명한다. 《史記·太史公自序》에서 "사람은 신으로부터 생기며 형체에 의지한다. ……신神은 생의 근본이고 형形은 생의 도구이다[凡人之所生者神也, 所托者形也……神者, 生之本也. 形者, 生之具也]."라고 하였다. 《論衡·論死》에서 "음기는 만물을 이끌어 생기게 하는 것이므로 신이라고 한다[陰氣導萬物而生者也, 故謂之神]."라고 하였다. 《黃帝內經》에서 "심장은 신을 장한다[心藏神]."라고 하였다. 《道藏》에서는 "옥방은 중신의 문호이다[玉房之中神門戶]."라고 하였다. 옥방은 곧 심장이다.

【국소해부】

① **침놓는 순서:** 피부→피하조직→척측완굴근건尺側腕屈筋腱 요측연橈側緣

② **혈구신경·혈관:** 표층에는 전비내측前臂內側 피신경皮神經이 분포되어 있고, 심층에는 척尺신경, 척尺동맥의 본간本幹이 지나간다(그림59).

【주치질병】 심통心痛, 심번心煩, 황홀恍惚, 건망健忘, 불면증, 양계정충驚悸怔忡, 치매, 비고悲苦, 전광간증癲狂癎症, 목황협통目黃脇痛, 장중열掌中熱, 구혈嘔血, 토혈吐血, 두통현훈頭痛眩暈, 인건咽乾, 실음失暗

【조작방법】 0.3~0.5촌을 직자한다.

【임상심득】 神門穴은 심경의 원혈로 정신과 관련된 질병의 치료에 많이 쓰인다.

3. 內關穴

【혈위】 장측掌側에 있으며, 완횡문腕橫紋 위 2촌, 장장근건掌長筋腱과 요측완굴근근건의 사이에 있다(그림58).

【혈명풀이】 內關은 수궐음심포경手厥陰心包經의 락혈絡穴이고, 또 팔맥교회혈八脈交會穴로 음유맥과 통한다. 內는 외外와 상대하여 말한 것으로 입入, 중中의 뜻이 있다. 흉격胸膈의 안과 전비의 내측을 가리킨다. 關은 관격關格, 관요關要, 관련關聯, 관락關絡의 뜻이 있다. 《洪武正韻》에서 "관은 관락이다[關, 關絡也]."라고 하였다. 포조鮑照의 《代堂上歌行》에서 "만곡에는 관련이 없고, 한 곡에만 정이 동한다[萬曲不關心, 一曲動情多]."라고 하였다. 본혈은 후맥候脈의 '관關'에 가깝고 外關과 상대되어 이렇게 명명한다.

《靈樞·終始篇》에서 "음이 넘쳐 內關이 되니 內關은 통하지 못하고 죽어서도 다스리지 못한다[陰溢爲內關. 內關不通, 死不治]."라고 하였다. 흉격이 막혀 통하지 않는 여러 병들은 바로 內關의 상象이며 內關을 취해야 內關이 통한다. 본혈은 완관절의 횡문선 위 2촌, 장장근건과 요측완굴근건의 사이에 있고 삼초경 外關穴과 상대되며 수궐음심포락맥手厥陰心包絡脈이 별출別出하고 수소양삼초가 락絡하는 곳이므로 '內關'이라고 명명한다. 양상선楊上善이 말하기를 "수심주手心主는 여기 태음과 소음의 안에 이르고, 별락別絡에서 일어나 소양에 들어가기 때문에 內關이라고 부른다[手心主至此太陰, 少陰之內, 起于別絡, 內通心包, 入于少陽, 故曰內關也]."라고 하였다.

【국소해부】

① **침놓는 순서**: 피부→피하조직→장장근건掌長筋腱과 요측완굴근건橈側腕屈筋腱의 사이→선전방근旋前方筋

② **혈구신경·혈관**: 표층에는 전비내前臂內, 외측피外側皮신경과 전비前臂 정중正中정맥이 분포되어 있고, 심층에는 정중신경간正中神經幹과 그것과 함께 움직이는 정중동맥이 지나간다. 골간전骨間前신경과 골간전 동맥이 분포되어 있다(그림51).

【주치질병】 안검도동眼瞼跳動, 목적종통目赤腫痛, 야맹, 구안와사口眼喎斜, 영풍유루迎風流淚

【조작방법】 0.5~1촌을 직자한다.

【임상심득】 경전에서 모든 외래 병사는 外關穴을 취하여 구제하고, 장부의 여러 병은 內關穴을 취하여 조정한다고 하였다. 이러한 언급은 임상에서도 강조되는 의미라고 할 수 있다.

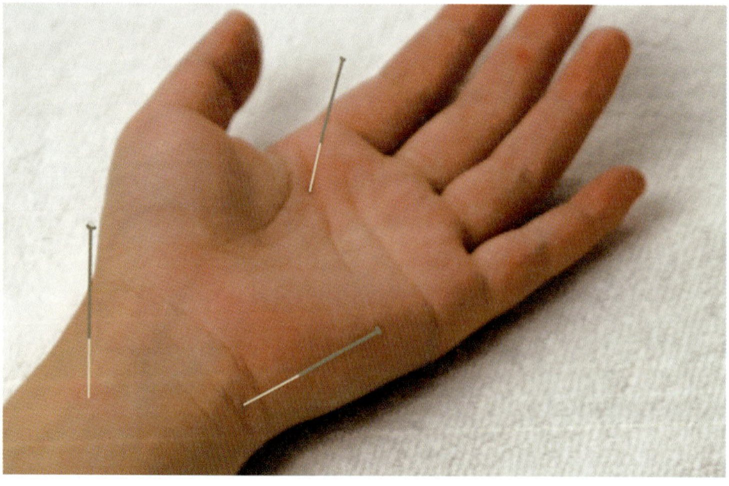

그림58 수지침手智鍼(노궁혈勞宮穴, 신문혈神門穴, 내관혈內關穴)

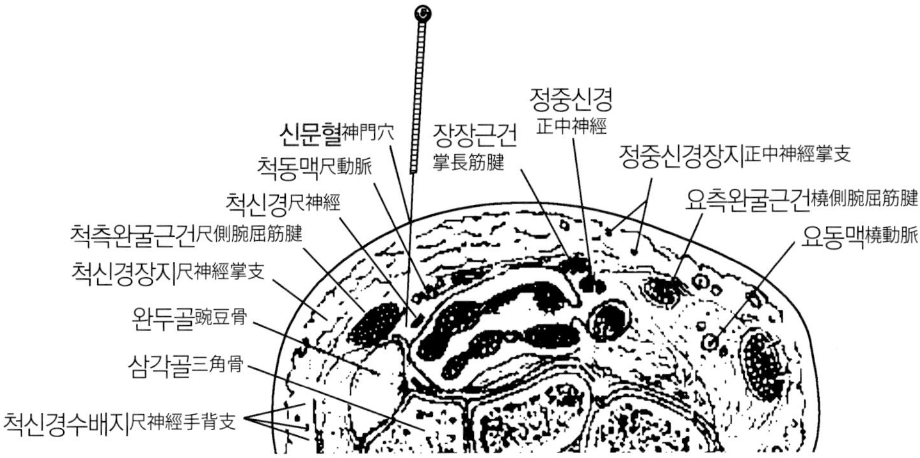

그림59 신문혈神門穴의 해부층차도

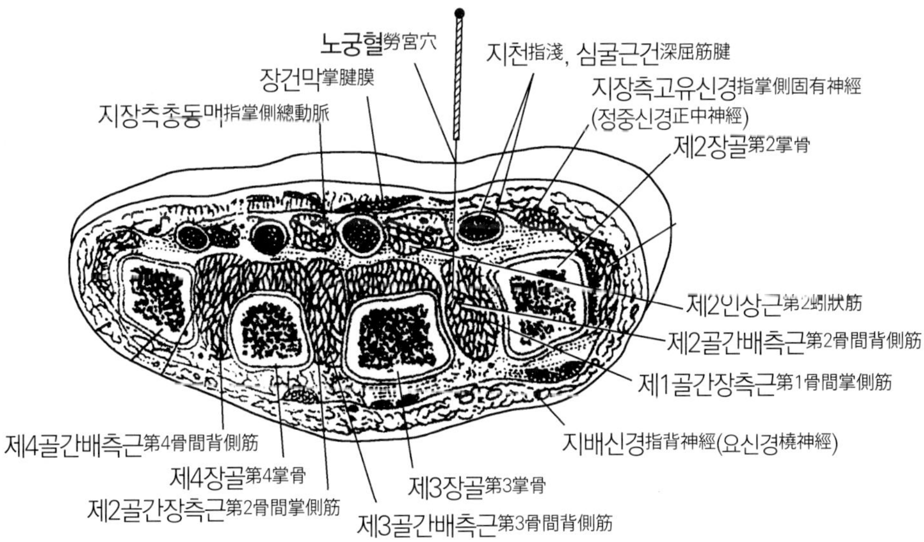

그림60 노궁혈勞宮穴의 해부층차도

18장 족지침足智鍼

【조성】 足智Ⅰ鍼, 足智Ⅱ鍼, 足智Ⅲ鍼 (그림61)

【배혈치료】 정신박약아의 자폐증, 다정소동多靜少動, 벙어리

【임상심득】 경락은 인체의 상하를 관통하므로 '상병하취上病下取', '두상유병족하침頭上有病足下鍼'의 용법이 있다. 지능저하 혹은 언어장애자들은 대부분 두부頭部에서 병변이 일어나고, 족지침은 신경腎經의 정혈인 湧泉穴로 위치를 정한다. 신장은 인체의 원음元陰·원양元陽을 주관하니 인체발육의 근원이 되고, 이 혈위를 자극하면 침감이 매우 강하다. 강한 침감을 더하기 위해 泉中穴과 泉內穴을 취한다. 세 침을 동시에 사용하면 환자는 발 아래에 발열감을 느끼고 치료효과도 분명하다. 족지침足智鍼은 환아의 언어발육에 큰 도움이 되며 침의 자극량도 매우 크다. 환아가 치료를 막 받을 때 대부분 견디지 못하기 때문에 침을 빨리 놓고 적게 제삽하며 적당량을 염전해야 한다.

1. 足智Ⅰ鍼(湧泉穴)

【혈위】 족저부足底部에 있으며 발가락을 발바닥 쪽으로 밀어서 구부렸을 때 족전부足前部의 함몰부, 대략 족저 검지발가락과 가운뎃발가락의 지봉문두단趾縫紋頭端과 족근을 잇는 선의 앞 3분의 1과 뒤 3분의 2의 교점에 있다(그림61).

【혈명풀이】 湧泉은 족소음신경의 정혈井穴이다. 湧은 물이 올라 넘치고 상승하는 뜻이 있다. 《說文解字》에서 '등騰'이라고 풀었다. 양기楊基의 시詩에 "술맛이 좋으니 문사文思가 솟아나고[酒酣文思湧]."라고 하였다. 《釋名·釋地》에 "물이 솟아 나오는 것을 湧泉이라고 한다[水上出曰湧泉]."고 하였다. 泉은 물이 땅에서 나오는 것이다. 소음은 몸의 육경 중 가장 안에 있고, 본혈은 또 전신의 경혈들 중에 최하最下에 위치하여 至陰의 정적靜的인 것을 승계하여 양경陽經에서 말미암아 음경陰經에 이르게 되는데, 湧泉의 동적動的인 것은 마치 모든 인정물리人情物理에서와 같이 극極에 이르면 반드시 반反하는 것과 같다. 본경은 족태양의 양을 이어받아서 본경의 음에 합하고 아래로 순환하여 올라간다. 소음은 湧泉에서 기원基源하니, 즉 천일天一의 수水와 같이 지하에서 용출하기 때문에 그다음에 위치하는 경혈을 然谷이라고 한다. 본혈은 두흉지병頭胸之病을

다스리고 인열하행引熱下行한다.

《金鍼梅花詩鈔·湧泉條》에서 "땅을 파서 샘에 이르면 샘이 솟아오르며, 주도州都는 땀으로 화하여 통하게 된다[掘地及泉泉上湧, 州都能化汗能通]."라고 하였으니, 그 효능과 관계가 있다. 《靈樞·本輸篇》에서는 "신장은 湧泉에서 나오고, 湧泉은 족심足心이다[腎出于湧泉, 湧泉者足心也]."라고 하였다. 장은암張隱庵이 주석에 "지하의 수천水泉은 천일이 생기는 바이고 소음이 나오는 곳이므로, '湧泉'이라고 명명한다[地下之水泉, 天一之所生也, 故少陰所出, 名曰湧泉]."라고 하였다.

【국소해부】

① **침놓는 순서:** 피부→피하조직→척건막跖腱膜→지단굴근건趾短屈筋腱→제2인상근蚓狀筋

② **혈구신경·혈관:** 표층에는 족저내외측足底內外側신경의 피지皮支가 분포되어 있고, 심층에는 족저외측신경의 근지筋支와 족저내측足底內側동맥의 분지가 분포되어 있다. 또한 제2지저趾底총신경간과 제2지저동맥본간이 지나간다(그림62).

【주치질병】 훈궐暈厥, 중서中暑, 중풍, 전광癲狂, 간증癎症, 소아경풍小兒驚風, 두정통頭頂痛, 두훈頭暈, 목현目眩, 불면증, 인후종통咽喉腫痛, 실음失喑, 설건舌乾, 코피, 소변불리小便不利, 대변난大便難, 족심열足心熱, 곽란전근霍亂轉筋, 오지진통五趾盡痛, 하지탄난下肢癱瘓 등

【조작방법】 0.5~0.8촌을 직자한다. 혹은 1~1.5촌 침으로 太衝穴 방향으로 투자透刺한다.

【임상심득】 고대 양생가의 명언으로 머리는 항상 차가워야 하고 발은 항상 따뜻해야 한다고 하였다. 그러므로 자주 湧泉穴에 뜸을 떠서 양陽이 음陰에 들어가게 하면 쇠약함을 막는 유효한 방법이다. 저자는 애화艾火를 매우 좋아하여 두 발의 湧泉에 스스로 뜸을 뜨니 옛사람의 말에 매우 동의한다.

2. 足智Ⅱ鍼(泉中穴)

【혈위】 족저 검지발가락과 가운뎃발가락의 지봉趾縫문두단과 족근을 잇는 선의 중점에 있다(그림61).

【혈명풀이】 泉中은 족저 검지발가락과 가운뎃발가락의 지봉문두단과 족근을 잇는 선의 중점, 바로 湧泉의 후면에 있기 때문에 그렇게 명명한다.

【국소해부】

① **침놓는 순서:** 피부→피하조직→척건막→지단굴근건→제2인상근

② **혈구신경·혈관:** 표층에는 족저내외측신경의 피지가 분포되어 있고, 심층에는 족저외측신경의 근지와 족저내측동맥의 분지가 분포되어 있다. 또한 제2지저趾底총신경간과 제2척저跖底동맥본간이 지나간다.

【주치질병】 훈궐暈厥, 중서中暑, 중풍, 전광癲狂, 간증癎症, 소아경풍小兒驚風, 두정통頭頂痛, 두훈頭暈, 목현目眩, 불면증, 인후종통咽喉腫痛, 실음失喑, 설건舌乾, 코피, 소변불리小便不利, 대변난大便難, 족심열足心熱, 곽란전근霍亂轉筋, 오지진통五趾盡痛, 하지탄탄下肢癱瘓 등

【조작방법】 0.5～0.8촌을 직자한다.

【임상심득】 "逆而奪之, 隨而濟之"의 원칙에 따라 泉中穴이 만약 사瀉의 목적에 도달하려고 하면 湧泉 방향으로 사자斜刺해야 한다. 만약 보補의 목적에 도달하려고 하면 조금 족내측 방향으로 사자해야 한다.

3. 足智Ⅲ鍼(泉內穴)

【혈위】 足智Ⅱ鍼과 나란히 안쪽으로 방개 1지指에 있다(그림61).

【혈명풀이】 泉內은 湧泉의 안쪽에 있기 때문에 그렇게 명명한다.

【국소해부】

① **침놓는 순서:** 피부→피하조직→척건막→지단굴근건→제2인상근

② **혈구신경·혈관:** 표층에는 족저내외측신경의 피지가 분포되어 있고, 심층에는 족저외측신경 근지와 족저내측동맥의 분지가 분포되어 있다. 또한 제2지저총신경간과 제2척저동맥본간이 지나간다.

【주치질병】 훈궐暈厥, 중서中暑, 중풍, 전광癲狂, 간증癎症, 소아경풍小兒驚風, 두정통頭頂痛, 두훈頭暈, 목현目眩, 불면증, 인후종통咽喉腫痛, 실음失喑, 설건舌乾, 코피, 소변불리小便不利, 대변난大便難, 족심열足心熱, 곽란전근霍亂轉筋, 오지진통五趾盡痛, 하지탄탄下肢癱瘓 등

【조작방법】 위 혈과 같다.

【임상심득】 泉內穴은 신경腎經의 '사주족심斜走足心'하는 순행경로에 근거하여 찾아내고 湧泉과 泉中 두 혈의 자극을 강화시킬 수 있다.

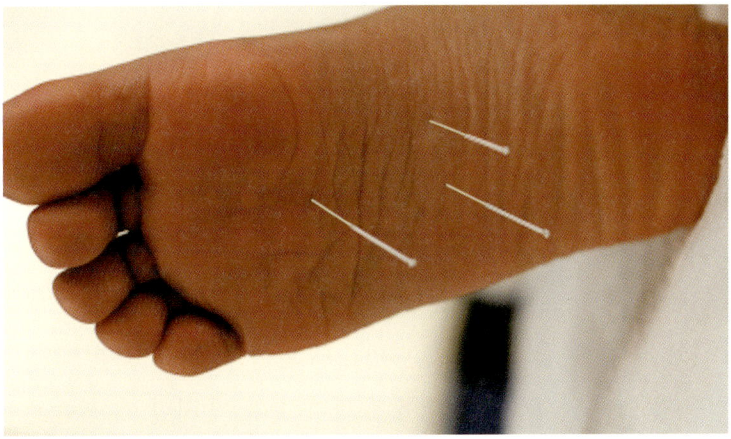

그림61 족지침足智鍼(족지Ⅰ침, 족지Ⅱ침, 족지Ⅲ침)

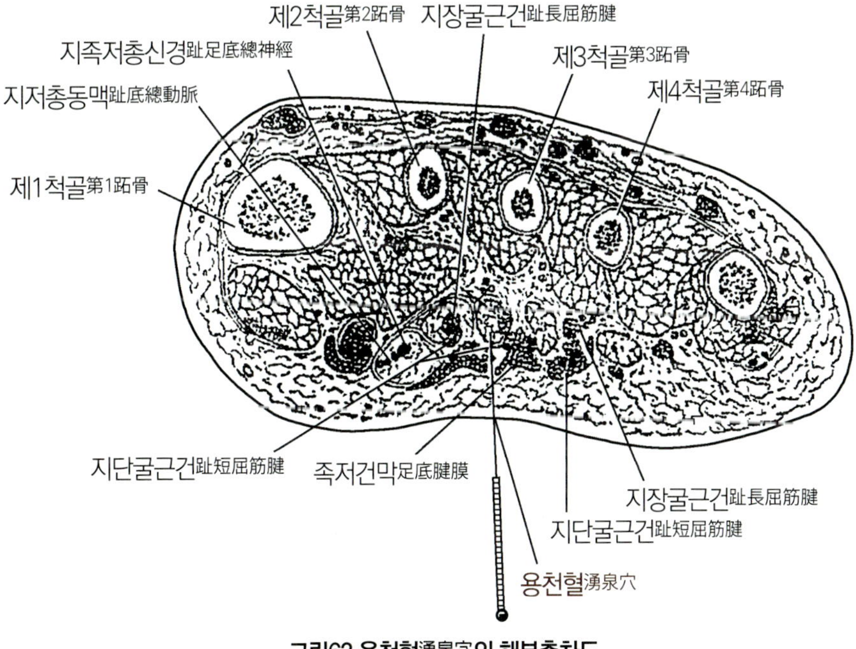

그림62 용천혈湧泉穴의 해부층차도

19장 견삼침肩三鍼

【조성】 肩Ⅰ鍼, 肩Ⅱ鍼, 肩Ⅲ鍼, 혹은 肩髃穴, 肩貞穴, 肩前穴

【배혈치료】 견주염肩周炎, 견관절염肩關節炎, 상지탄탄上肢癱瘓, 견불능거肩不能擧

【임상심득】 견삼침肩三鍼은 肩髃, 肩貞, 肩前, 세 혈을 취할 수 있다. 肩貞과 肩前을 대를 이루어 침을 놓으면 완고성 견비병에 효과가 좋다. 침자할 때 침감은 견관절 주위를 향하거나 아래쪽으로 창마감脹麻感이 있으면 좋다. 침을 놓은 후 유침留鍼하거나 염전捻轉을 시행한다. 또한 전침를 가해도 좋은데 일반적으로 肩Ⅰ鍼, 肩Ⅱ鍼이 한 쌍의 전극電極이 되고, 혹은 肩貞과 肩前이 한 쌍의 전극이 되니 전류가 견관절의 통점을 통과하는 것이 좋다.

1. 肩Ⅰ鍼(肩髃穴)

【혈위】 견부肩部에 있으며 삼각근三角筋 위에 있으며, 팔을 밖이나 안으로 폈을 때 견봉肩峰 앞 아래쪽 함몰부에 해당한다(그림63).

【혈명풀이】 肩髃는 수양명대장경에 있다. 《廣韻》에 "肩은 목 아래이다[肩, 項下]."라고 하였다. 《說文解字》에서는 "髃는 어깨 앞이다[髃, 肩前也]."라고 하였다. 단옥재段玉裁가 주석을 달기를 "견두肩頭이며, 우髃는 모퉁이를 말하니, 물건에 모퉁이가 있는 것과 같다[肩頭也, 髃之言隅也, 如物之有隅也]."라고 하고, "어깨 뒤, 등 앞을 통틀어 우髃라고 하니, 우髃는 모퉁이를 말한다[凡肩后統于背前爲髃, 髃之言隅也]."라고 하였다. 《類經·十二經脈篇》의 장개빈張介賓 주석에서는 "견단골肩端骨의 틈이 우골髃骨이다[肩端骨罅爲髃骨]."라고 하였다. 이 혈은 어깨의 우골髃骨에 있기 때문에 그 소재 부위를 혈명으로 삼아서 '肩髃'라고 명명하였다.

【국소해부】

① 침놓는 순서: 피부→피하조직皮下組織→삼각근三角筋→삼각근하낭三角筋下囊→강상근건岡上筋腱

② 혈구신경·혈관: 표층에는 쇄골상鎖骨上신경의 외측지外側支와 액신경腋神經의 피지가

분포되어 있고, 심층에는 액신경의 근지, 견갑상肩胛上신경, 흉견봉胸肩峰동맥과 선굉후旋肱後동맥이 분포되어 있다(그림64).

【주치질병】 상지불수上肢不遂, 견통불거肩痛不擧, 나력瘰癧, 은진癮疹

【조작방법】 0.8~1촌을 직자한다.

【임상심득】 肩髃穴은 최초의 기록이 《靈樞·經脈篇》에 실려 있고 양명대장경혈陽明大腸經穴이다. 수양명대장경과 양교맥의 회혈會穴에 연계한다. 본혈은 견단肩端의 두 뼈 사이에 있어 어깨를 들면 공간이 생기며, 소풍활락疏風活絡·조화기혈調和氣血·통리관절通利關節의 작용이 있다. 수삼침手三鍼과 배합해 상지마비를 치료하고 국부적인 증상의 치료에 쓰인다. 《素問·水熱穴論篇》에 이르기를 "雲門, 髃骨, 委中, 髓空, 이 8개 혈은 사지의 열을 사瀉한다."라고 하였다.

2. 肩Ⅱ鍼

【혈위】 肩髃穴과 수평으로 전방 2촌에 있다(그림63).

【혈명풀이】 이 혈은 진靳 선생님의 견삼침肩三鍼 두 번째 침이므로 이렇게 명명한다.

【국소해부】

① 침놓는 순서: 피부→피하조직→삼각근→삼각근하낭→강상근건

② 혈구신경·혈관: 천층에는 쇄골상鎖骨上신경의 외측지外側支와 액腋신경의 피지가 분포되어 있고, 심층에는 액신경의 근지, 견갑상肩胛上신경, 흉견봉胸肩峰동맥과 선굉후旋肱後동맥이 분포되어 있다(그림64).

【주치질병】 위 혈과 같다.

【조작방법】 진靳 선생님은 견삼침肩三鍼을 견관절 방향으로 균자均刺하였으나, 관절강내에 자입하지는 않으셨다.

【임상심득】 본혈은 肩前穴과 비교하여 위치가 조금 높으며, 침자방향은 직자하는 것이 좋고 1.5촌을 자입한다. 이것은 비교적 안전한 혈위지만 구간내측軀干內側으로 심자하지 않아야 위험하지 않다.

3. 肩Ⅲ鍼

【혈위】 肩髃穴과 수평으로 후방 2촌에 있다(그림63).

【혈명풀이】 본혈은 진靳 선생님의 견삼침肩三鍼 세 번째 침이므로 이렇게 명명한다.

【국소해부】

① **침놓는 순서:** 피부→피하조직→삼각근→삼각근하낭→강상근건

② **혈구신경·혈관:** 표층에는 쇄골상신경의 외측지와 액신경의 피지가 분포되어 있고, 심층에는 액신경의 근지, 견갑상신경, 흉견봉동맥과 선굉후동맥이 분포되어 있다(그림64).

【주치질병】 위 혈과 같다.

【조작방법】 위 혈과 같다.

【임상심득】 본혈은 肩貞穴과 비교하여 위치가 조금 높고, 1.5촌까지 심자할 수 있으며 직자한다.

4. 肩貞穴

【혈위】 견관절 뒤쪽 아래에 있고 팔을 안으로 거둘 때 액후문두腋後紋頭 위 1촌에 있다.

【혈명풀이】 肩은 목의 아래로 어깨와 몸이 연속된 곳이다. 貞은 정正과 통한다. 《禮·文王世子》에서 "한 사람이 크게 훌륭하면, 온 나라가 올바르게 될 것이다[一有元良, 萬邦以貞]."라고 하였다. 본혈은 협비봉夾臂縫에 있고 손을 들거나 손을 내릴 때 모두 그 함몰부가 옮겨지지 않으며 청정清靜하고 바르니 '肩貞'이라 명명한다. 서근리절舒筋利節 작용이 있고 풍비風痹, 수족불거手足不擧, 견중열통肩中熱痛 등의 증상을 주로 치료한다. 《釋名·釋言語》에 "정貞은 정定으로 정기가 동감動感하지 않는 것이다. 정正한 것이 부정不正하면 사邪가 범하고, 부정不定한 것이 정定하면 정기가 회복된다[貞, 定也, 精氣不動感也. 正者不正, 邪所干也, 不定者定, 精氣復也]."라고 하였다.

【국소해부】

① **침놓는 순서:** 피부→피하조직→굉삼두근肱三頭筋의 장두長頭→대원근大圓筋

② **혈구신경·혈관:** 표층에는 제2늑간肋間신경의 외측피지外側皮支, 늑간비肋間臂신경이 분포되어 있고, 심층에는 액腋신경, 요橈신경과 선굉후旋肱後동맥의 분지가 분포되어 있다(그림65).

【주치질병】 견갑통肩胛痛, 수비마통手臂麻痛, 상지불거上肢不擧, 결분중통缺盆中痛

【조작방법】 진靳 선생님은 견삼침肩三鍼을 견관절 방향으로 균자均刺하였으나, 관절강

내에는 자입하지 않으셨다.

【임상심득】 肩貞穴은 肩Ⅲ鍼 혈과 비교하여 위치가 낮다. 그래서 침자가 더 안전하며, 특히 폐기종肺氣腫 환자에 대해서 안심하고 심자深刺할 수 있다.

5. 肩前穴

【혈위】 견부肩部에 있으며, 바로 앉아 팔뚝을 늘어뜨려 액전추벽腋前皺襞 정단頂端과 肩髃穴을 잇는 선의 중점에 해당한다.

【혈명풀이】 肩前은 肩內陵이라고 명명한다. 경외기혈經外奇穴이고 견전부肩前部에 위치하므로 그렇게 명명한다. 《奇穴圖譜》에서는 상비내측통上臂內側痛을 주로 치료한다고 하였다.

【국소해부】

① 침놓는 순서: 피부→피하조직→삼각근→굉이두근장두건肱二頭筋長頭腱

② 혈구신경·혈관: 표층에는 쇄골상신경 외측지外側支가 분포되어 있고, 심층에는 액腋신경, 근피신경과 흉견봉胸肩峰동맥이 분포되어 있다(그림65).

【주치질병】 견비통肩臂痛, 비불능거臂不能擧

【조작방법】 진靳 선생님은 견삼침肩三鍼을 견관절 방향으로 균자均刺하였으나, 일반적으로 관절강 내에 자입하지는 않으셨다.

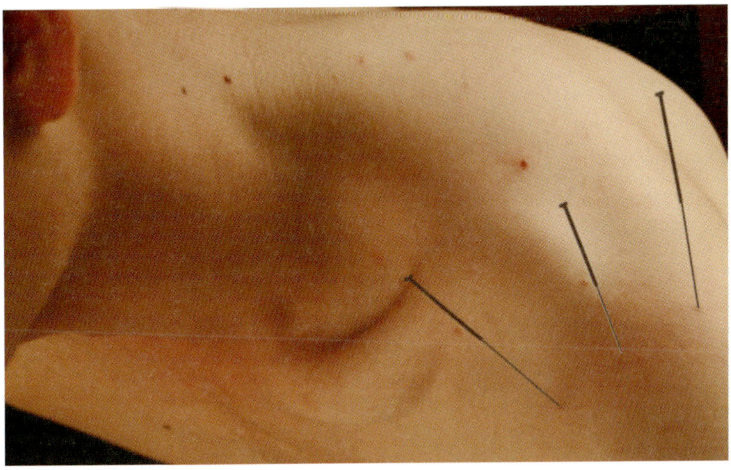

그림63 견삼침肩三鍼(견Ⅰ, 견Ⅱ, 견Ⅲ)

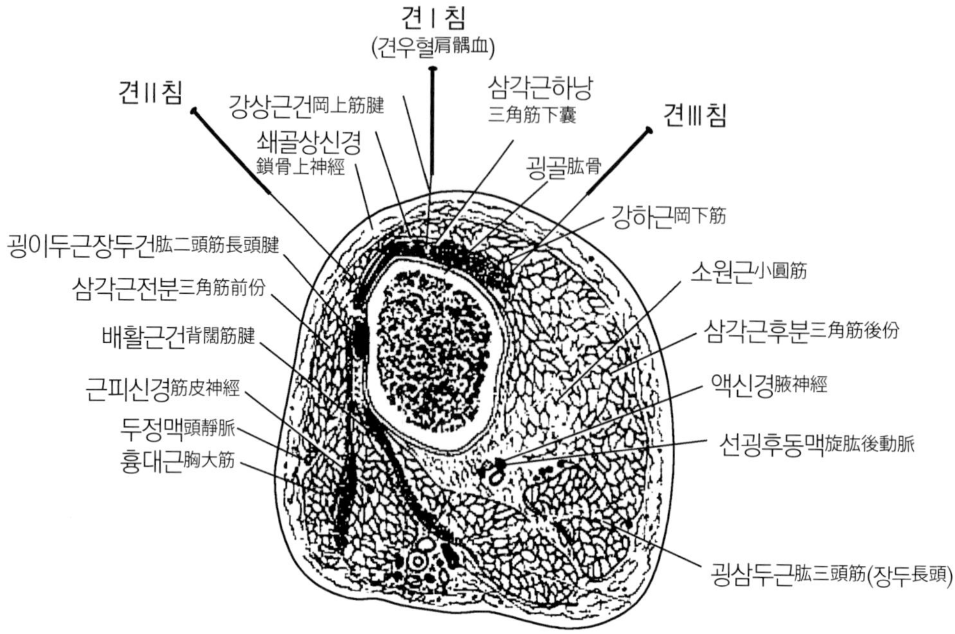

그림64 견삼침肩三鍼(견Ⅰ, 견Ⅱ, 견Ⅲ)의 해부층차도

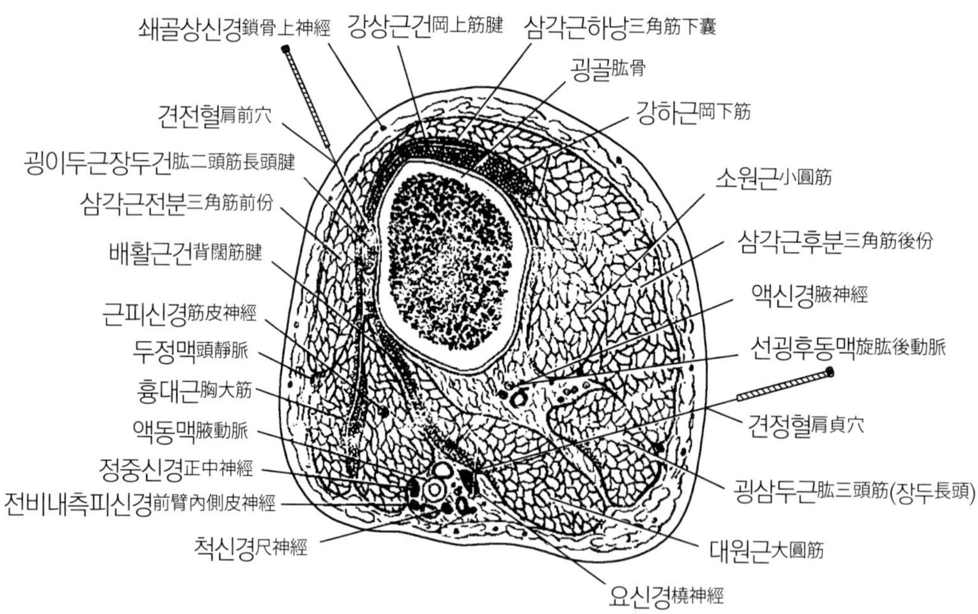

그림65 견전혈肩前穴·견정혈肩貞穴의 해부층차도

【임상심득】 肩髃, 肩前, 肩貞, 세 혈의 조합은 肩Ⅱ鍼, 肩Ⅲ鍼의 조합과 비교하여 치료하는 범위를 비교하면 더욱 크다고 할 수 있다. 그래서 견주염의 통점이 비교적 국소적인데, 견봉부肩峰部의 통증이 심한 경우에는 대부분 후자를 취하고, 견관절의 전체적인 활동에 제한이 있는 경우에는 전자를 취한다.

20장 슬삼침膝三鍼

【조성】 犢鼻穴, 梁丘穴, 血海穴

【배혈치료】 슬관절종통膝關節腫痛 혹은 무력함, 슬골질증생膝骨質增生

【임상심득】 슬삼침膝三鍼은 슬관절 질환을 주로 치료한다. 한의학에서는 비병痺病의 범주에 속하고 병인에 따라 행비行痺와 통비痛痺, 착비着痺, 열비熱痺로 나눈다. 배혈은 足三里, 陽陵川, 陰陵川 등의 혈을 종종 추가한다. 행비, 통비, 작비는 온구溫灸를 더하거나 환자가 스스로 뜸을 뜨는 것도 좋다. 열비는 침으로 사법瀉法을 주로 하고 뜸을 뜨지 않는다. 관절활동이 불리하면 전침을 쓸 수 있다. 경락약침요법을 고려할 수 있는데, 足三里와 陽陵川, 血海穴에 약침을 주입한다.

1. 膝眼穴(犢鼻穴)

【혈위】 무릎을 굽혔을 때 빈인대髕靭帶 양측 함몰부에 있다(그림66).

【혈명풀이】 膝眼은 경외기혈經外奇穴로 《備急千金要方》에 기재되어 있다. 슬관절의 빈골 아래의 양측에는 함몰부가 있는데, 형상이 마치 안와眼窩와 같다. 본혈이 여기에 있기 때문에 '膝眼'이라고 명명한다. 《備急千金要方》에서는 슬골 아래의 양방으로 우묵하면서 구불구불한 곳에 있다고 하였다.

【국소해부】

① 침놓는 순서: 피부→피하조직→슬관절낭膝關節囊→익상추벽翼狀皺襞

② 혈구신경·혈관: 표층에는 은隱신경의 분지와 고股신경의 전피지가 분포되어 있고,

심층에는 경頸신경의 관절지關節支와 슬관절膝關節동맥망이 분포되어 있다(그림71).

【주치질병】 슬관절산통膝關節酸痛, 학슬풍鶴膝風, 퇴통腿痛, 각기脚氣 등

【조작방법】 슬중膝中을 향해 0.5~1촌 사자하거나 대측의 내슬안으로 투자透刺한다. 관절강에 자입하지 않도록 주의한다.

【임상심득】 膝眼穴을 취할 때에는 반드시 무릎을 굽혀 혈을 취한다. 만약 바로 누워 침을 놓을 때는 환자의 무릎 아래에 높은 베개를 받치고 환자의 두 무릎이 자연스럽게 굽힌 상태가 되도록 한다.

2. 梁丘穴

【혈위】 무릎을 굽혔을 때 대퇴大腿 앞면에 있는데, 가전상극骼前上棘과 빈저외측단髕底外側端을 잇는 선에 있고 빈저髕底 위 2촌에 해당한다(그림67).

【혈명풀이】 梁丘는 족양명위경의 극혈郄穴이다. 梁은 쌓인 구릉을 가리킨다. 丘는 구릉이고 능陵이 일어나 구丘가 된다. 양梁은 옥량屋梁, 거량車梁의 뜻이 있다. 본혈은 슬상膝上의 근육 사이에 있는데, 음시陰市 아래 1촌 쯤, 두 근육 사이에 있고, 무릎을 굽혀 취한다. 골骨이 마치 양梁과 같고, 여기의 근육이 마치 작은 구丘와 같으면서 본혈이 빈상髕上에 있기 때문에 '梁丘'라고 명명한다. 슬관절에 가까이 있어 슬관절통을 치료하여 굽히고 펼 수 있게 한다.

【국소해부】

① **침놓는 순서:** 피부→피하조직→활근막闊筋膜→고외측근股外側筋

② **혈구신경·혈관:** 표층에는 고전피股前皮신경(고신경분지股神經分支)와 고외측피股外側皮신경이 분포되어 있고, 심층에는 고신경의 근지와 선고외측旋股外側동맥이 지나가고 분포되어 있다.

【주치질병】 위통, 슬통부득굴신膝痛不得屈伸, 고통股痛, 한비寒痺, 유옹乳癰

【조작방법】 0.8~1.2촌을 직자하고 득기하는 것을 기준으로 삼는다.

【임상심득】 梁丘穴은 최초의 기록이 《鍼灸甲乙經》에 실려 있다. 족양명위경의 극혈이며, 통경활락通經活絡, 리기화위理氣和胃의 작용이 있고, 임상에서 자주 사용하는 혈위로 경고비脛苦痺, 무릎을 굽히고 펼 수 없는 것, 걸을 수 없는 것과 같은 한비寒痺, 행비行痺를 치료하는 데 많이 쓰인다.

3. 血海穴

【혈위】 무릎을 굽혔을 때 대퇴 내측에 있고 빈골 내연 위쪽 2촌에 있다. 고사두근股四頭筋 내측두內側頭의 융기한 곳에 해당한다(그림67).

【혈명풀이】 血海는 족태음비경에 있다. 血은 기혈을 가리킨다. 海는 물이 돌아가는 곳이다. 많은 샘이 모두 돌아가는 곳이다. 《淮南子·氾論》에 "많은 천川이 근원은 다르나 모두 바다로 돌아간다[百川異源, 皆歸于海]."라고 하였다. 또한 용량이 큰 것을 비유하여 바다라고 하였다. 血海는 슬상 내측에 있는데, 만져보면 우묵한 것이 깊다. 비장은 혈血을 생산하는데, 본혈은 무릎과 떨어져 위에 있으며 혈血이 점점 왕성하게 생

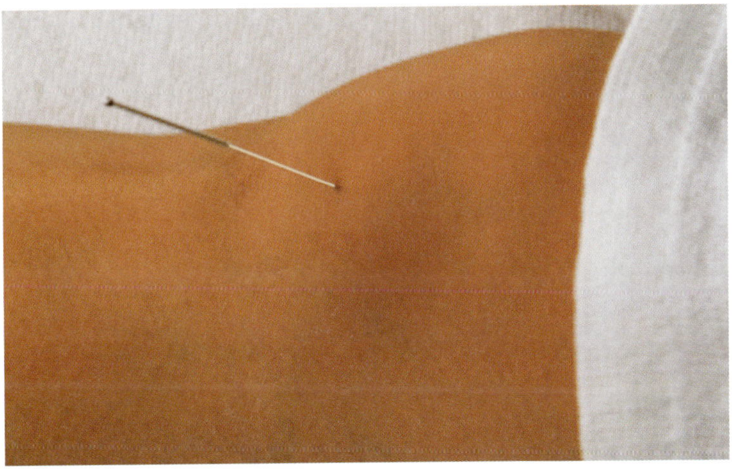

그림66 슬안혈膝眼穴

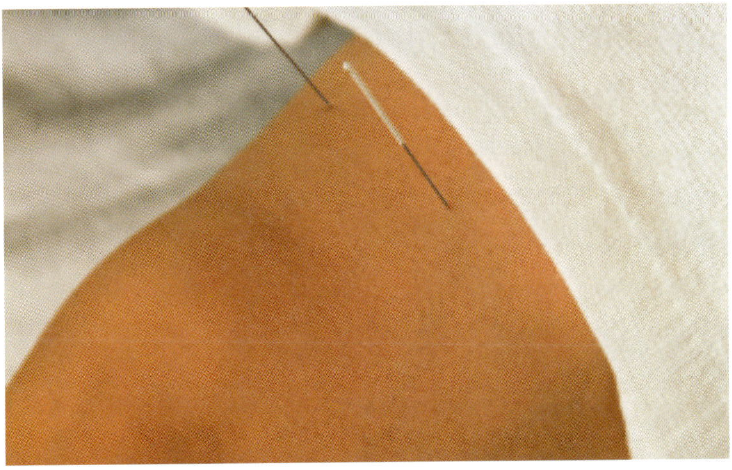

그림67 양구혈梁丘穴, 혈해혈血海穴

겨나고 뱃속의 음식이 생산하는 피도 여기에서 증가하거나 감소할 수 있으니, 혈이 이곳에서 생긴다. 붕경대산崩經帶産과 남녀의 혈분血分의 여러 증세를 치료하는 것이 혈증血證의 연해淵海를 치료하는 것과 같다. 본혈에 침구하여 인혈귀비引血歸脾하는 효과가 있는 것은 강하江河와 백천百川이 바다에 들어가는 뜻과 같다. 따라서 이것을 '血海'라고 한다. 본혈은 습양창독濕痒瘡毒을 치료하는데 습양의 창瘡이 충蟲에서 생기므로 '백충과百蟲窠'라고도 한다.

【국소해부】

① **침놓는 순서:** 피부→피하조직→고내측근股內側筋

② **혈구신경·혈관:** 표층에는 고股신경 전피지前皮支와 대은大隱정맥 속지屬支가 분포되어 있고, 심층에는 고股신경의 근지와 슬상내측膝上內側동맥이 분포되어 있다(그림68).

【주치질병】 월경부조月經不調, 생리통, 폐경, 자궁출혈, 피부습진, 은진癮疹, 습창濕瘡, 가려움, 단독丹毒, 소변임력小便淋瀝, 복창腹脹, 기역氣逆, 고내측통股內側痛 등

【조작방법】 위 혈과 같다.

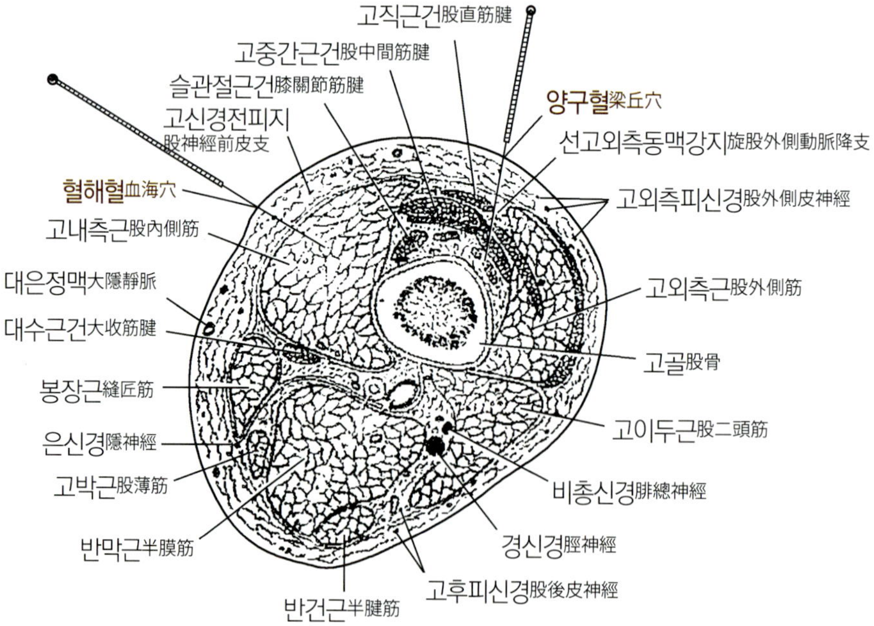

그림68 혈해혈血海穴·양구혈梁丘穴의 해부층차도

【임상심득】 심장은 생혈生血하고, 간은 장혈藏血하며, 신장은 조혈助血한다. 足三陰은 신장의 陰谷, 간의 曲泉, 비장의 陰陵泉으로 모두 생혈生血을 하는 혈血이다. 삼음三陰은 함께 흘러가는데, 혈血이 통하는 중요한 길이다. 만약 위중대근委中大筋을 자刺하고 비운脾運을 자주 자침하여 자극하면 혈액순환이 마치 용출湧出하듯이 활성화된다. 그러므로 소음창少陰脹과 수사교통水瀉絞痛을 멈추게 할 수 있고, 이러한 것을 직접 증험할 수 있으므로 '血海'라고 명명한다.

21장 요삼침腰三鍼

【조성】 腎兪穴, 大腸兪穴, 委中穴

【배혈치료】 요통, 요추증생腰椎增生, 요근노손腰筋勞損, 성기능장애, 유정遺精, 양위陽痿, 월경부조

【임상심득】 요腰는 신장의 부府이다. 腎兪穴은 요추腰椎 상단에 있고, 大腸兪는 요추 하단에 위치하는 족태양방광경혈들이다. 두 혈은 요추병변을 주로 치료하고 국부취혈법에 속한다. 委中穴은 요추병변을 치료하고 순경원도취혈법循經遠道取穴法에 속한다.

1. 腎兪穴

【혈위】 요부腰部에 있으며, 제2요추극돌기腰椎棘突起 아래, 좌우 각 방개 1.5촌에 해당한다(그림69).

【혈명풀이】 腎兪는 족태양방광경에 있다. 신장의 배수혈背兪穴이다. 신장은 인체의 비뇨기관으로 오장 중 하나이다. 《說文解字》에서 "腎은 수장水臟이다[腎, 水臟也]."라고 하였다. 《素問·六節臟象論篇》에서는 "신腎은 주점主蟄, 봉장封藏의 근본으로 정精이 있는 곳이다[腎者, 主蟄封藏之本, 精之處也]."라고 하였다. 또 《素問·六節臟象論篇》에서는 "신장은 물을 주로 하고, 오장육부의 정精을 받아 보관한다[腎者主水, 受五臟六腑之精而藏之]."라고 하였다. 腎兪는 등의 수혈兪穴 중에 신장과 연결되어 안으로

는 신장에 응하니, 이는 신기腎氣가 전수轉輸·수주輸注하는 곳이며 신질腎疾을 치료하는 요혈이므로 '腎俞'라고 명명한다. 익신고정益腎固精, 청열리습淸熱利濕하는 효과가 있다.

【국소해부】

① **침놓는 순서:** 피부→피하조직→흉요근막천층胸腰筋膜淺層→수척근竪脊筋

② **혈구신경·혈관:** 표층에는 제2·3요腰신경 후지後支의 내측피지와 동행하는 동맥·정맥이 분포되어 있고, 심층에는 제2·3요腰신경 후지의 근지와 상응하는 요腰동맥 배측분지背側分支가 분포되어 있다(그림71).

【주치질병】 신허요통, 유정遺精, 양위陽痿, 야뇨증, 소변빈삭小便頻數, 임탁淋濁, 요혈尿血, 월경부조, 적백대하赤白帶下, 목현目眩, 이명, 이롱, 수종水腫, 설사, 소갈증, 천해소기喘咳少氣

【조작방법】 1.2~1.5촌을 직자한다.

【임상심득】 腎俞穴은 임상에서 자주 사용하는 혈이다. 저자는 일찍이 홍콩 남성을 치료한 적이 있는데, 나이는 45세이고 풍한을 심하게 싫어했고 움직이면 냉한冷汗이 척수를 따라 흘렀으며, 탈의할 때 발생하는 바람도 참지 못했다. 저자는 腎俞에 온침溫鍼하고 3차례 치료하여 겨우 개선됨을 조금 느낄 수 있었다. 어느 날 실습 중에 침을 놓다 신중하지 못하여 애주艾炷를 그의 피부에 떨어뜨렸는데, 환자는 조금도 작열감을 느끼지 못함을 저자가 발견하니, 이미 피부에 화상을 입혀서 큰 수포가 여러 개 생긴 상태였다. 뜻하지 않게 격일로 환자를 다시 진찰하는데 증상에 큰 호전이 있었으니, 저자는 그제야 매일 중구重灸를 시행하였다. 이 한 가지 사례를 통해 저자는 반흔구瘢痕灸의 효과를 깨달았다. 침구의 자극은 실제로 한약의 분량과 같다. 병이 깊은데 약을 가볍게 쓰거나 병이 위중한데 침을 약하게 쓰는 것은 모두 신발을 신고 발바닥을 긁는 것과 같다. 고질병을 없애려면 단단히 중구重灸를 해야 한다.

2. 大腸俞穴

【혈위】 요부에 있고, 제4요추극돌기 아래, 좌우 각 방개 1.5촌에 해당한다(그림69).

【혈명풀이】 大腸俞는 족태양방광경에 있다. 大는 소小와 상대하여 말한 것이다.* 腸은 《說文解字》에서 "대장, 소장이다[大, 小腸也]."라고 하였다. 이것은 인체 소화기

---

* 이것과 관련된 사항은 이전의 풀이에서 상술하였으니 참고한다.

관의 하후下後 부분을 가리킨다. 《靈樞·本輸篇》에서 "대장大腸은 전도傳導의 부이다[大腸者, 傳導之府]."라고 하였다. 大腸兪는 허리에 있는 수혈이지만 대장과 이어져 대장과 상응하며, 대장의 기가 전수轉輸·수주輸注하는 곳으로 이러한 것으로 인해서 '大腸兪'라는 혈명을 얻었다. 통조대장通調大腸의 공이 있으며 대장질환을 주로 치료한다.

【국소해부】

① **침놓는 순서**: 피부→피하조직→흉요근막천층胸腰筋膜淺層→수척근竪脊筋

② **혈구신경·혈관**: 표층에는 제4·5요신경 후지의 내측피지와 동행하는 동맥·정맥이 분포되어 있고, 심층에는 제4·5요신경 후지의 근지와 상응하는 요동맥 배측 분지가 분포되어 있다(그림71).

【주치질병】 장명복창腸鳴腹脹, 설사, 이질, 변비, 요제절통腰臍切痛, 요척동통腰脊疼痛, 탈항脫肛, 야뇨증, 생리통

【조작방법】 위 혈과 같다.

【임상심득】 大腸兪穴은 대장부기大腸腑氣가 전수하는 곳으로 조리장위調理腸胃, 설열통변泄熱通便, 강건요슬强健腰膝 작용이 있다. 대부분 장위腸胃의 질병이나 국소적인 요통을 치료한다.

3. 委中穴

【혈위】 괵횡문膕橫紋의 중점에 있고, 고이두근股二頭筋 근건筋腱과 반건근半腱筋 근건의 중간에 해당한다(그림70).

【혈명풀이】 委中은 족태양방광경의 합혈이다. 委는 곡曲의 뜻이 있다. 中은 치우치지 않은 것이라고 한다. 《素問·骨空論篇》의 왕빙王冰의 주석에서 "괵膕은 슬해膝解의 뒤로 곡각曲脚의 가운데 있다[膕, 謂膝解之後, 曲脚之中]."라고 하였다. 본혈은 슬괵膝膕의 와중窩中에 있고, 본혈을 취할 때는 환자로 하여금 무릎을 굽히게 한다. 《靈樞》에 "굽혀서 취한다[委而取之]."라고 하였다. 《鍼灸甲乙經》에서 "괵膕 중앙에 거의 문중紋中의 동맥이 있다[在膕中央約紋中動脈]."라고 하였으니, 그래서 이렇게 명명한다.

【국소해부】

① **침놓는 순서**: 피부→피하조직皮下組織→비장근내외측두腓腸筋內外側頭 사이→괵와내지방膕窩內脂肪

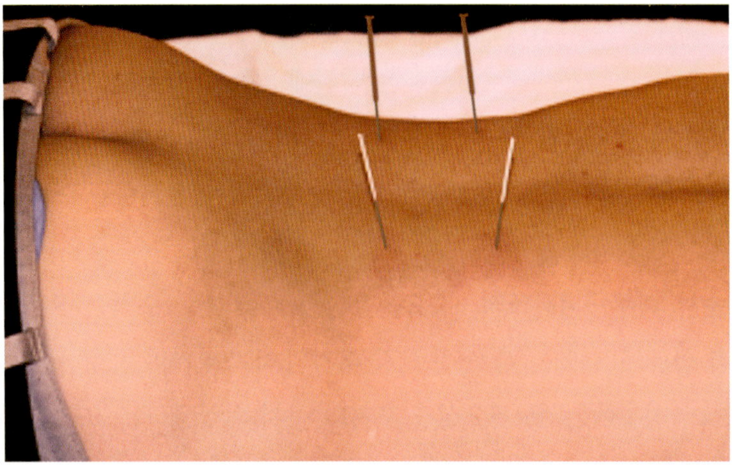

그림69 신수혈腎兪穴**, 대장수혈**大腸兪穴

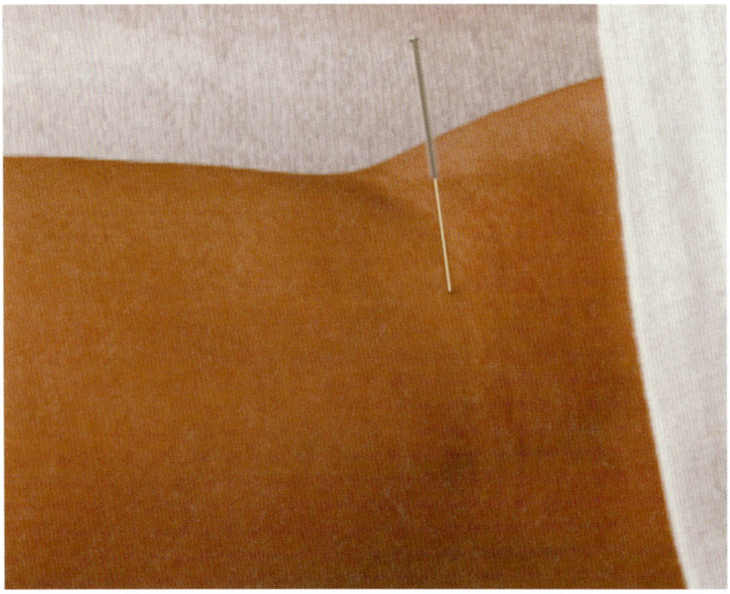

그림70 위중혈委中穴

② **혈구신경·혈관:** 표층에는 고후피신경이 분포되어 있고, 심층에는 비장 내측피신경 기시단起始端, 경신경간과 괵동맥·괵정맥이 지나간다(그림72).

【주치질병】 요척강통腰脊强痛, 관관절굴신불리髖關節屈伸不利, 괵근경련膕筋痙攣, 풍습위비風濕痿痺, 중풍혼미中風昏迷, 반신불수, 중서中暑, 뉵혈衄血, 창절瘡癤, 습진, 항문소양肛門瘙痒,

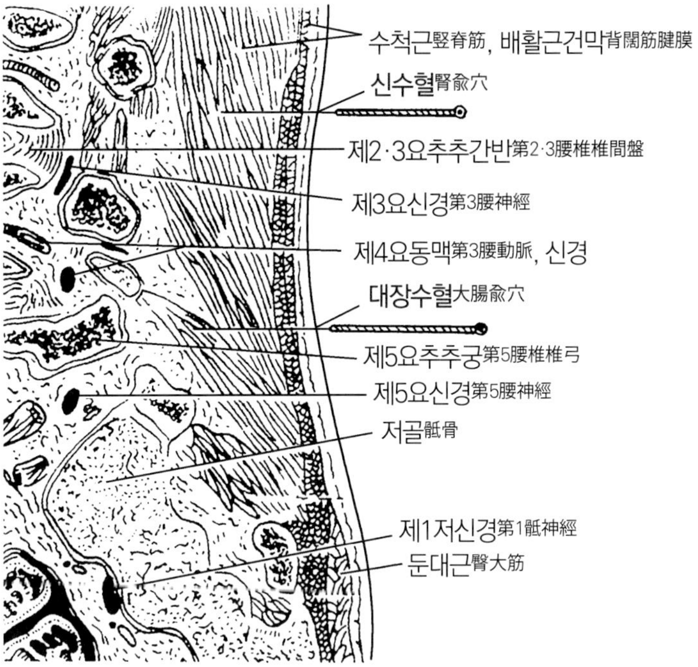

그림71 신수혈腎兪穴·대장수혈大腸兪穴의 해부층차도

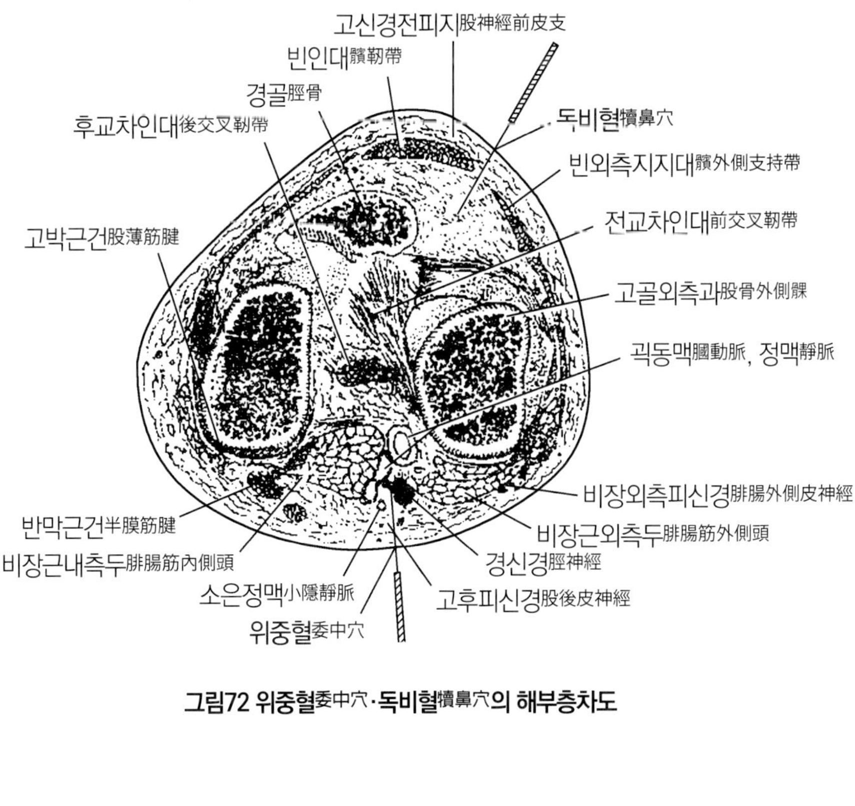

그림72 위중혈委中穴·독비혈犢鼻穴의 해부층차도

유옹乳癰, 인후종통咽喉腫痛, 복통, 구토, 설사, 전질반절癲疾反折

【조작방법】 1.2~1.5촌을 직자한다.

【임상심득】 委中穴 아래에는 괵동맥, 괵정맥, 경신경간이 통과하므로 침을 놓을 때 주의해서 피해야 한다. 만약 침촉鍼觸이 경신경간에 미치면 감전感電된 것 같이 느낄 수 있고, 아울러 하지 방향으로 방사하니 조금씩 침을 물린 후 방향을 조정하여 다시 침을 놓아야 한다. 만약 침촉이 괵동맥에 닿으면 세심하게 완만히 진침을 할 때 동맥이 도동跳動하는 것을 감지한다. 이곳을 피한 후에 진침한다.

22장 경삼침頸三鍼

【조성】 天柱穴, 百勞穴, 大杼穴 (그림73)

【배혈치료】 경추병, 경항강통頸項强痛

【임상심득】 天柱穴은 항부項部에 있고 족태양방광경에 속한다. 양기를 진작시키는 작용을 하고, 경항頸項의 힘을 강화하여 바르게 펴거나 구부릴 수 있게 한다. 百勞穴은 경외기혈經外奇穴로 제허노손諸虛勞損을 전적으로 치료한다. 大杼穴은 방광경에 속하고 경추의 하단에 위치한다. 大杼는 골회骨會이기 때문에 골질병변骨質病變을 전적으로 치료한다. 그러므로 이 세 혈은 경추의 상·중·하 세 단을 나누어 담당하고, 경추병을 전문적으로 치료하거나 경추병변으로 유발되는 현훈, 견비통肩臂痛 등을 치료한다.

1. 天柱穴

【혈위】 경부頸部에 있으며 사방근斜方筋 외연外緣의 뒤에 후발제後髮際의 함몰부이자, 대략 후발제後髮際 정중앙 방개 1.3촌에 있다(그림73).

【혈명풀이】 天柱는 족태양방광경에 있다. 《說文解字》에서 "柱는 기둥楹이다[柱, 楹也]."라고 하였다. 단옥재段玉裁는 주석에 "주柱는 주인을 말하니, 집의 주인이고 지주支柱를 펴서 기둥으로 막는다[柱之言主也, 屋之主也, 引伸支柱, 柱塞]."라고 하였다. 《漢

書·成帝紀》에 "썩은 나무는 기둥이 될 수 없다[腐木不可以爲柱]."라고 하였다. 天柱는 또한 성좌명星座名에 속하고 자미궁 안에 있으며 《晉書·天文志》에도 보인다. 《神異經》에서도 "곤륜의 산은 동주銅柱가 있는데 높이 하늘로 들어가니 天柱라고 한다[崑崙之山, 有銅柱焉, 其高入天, 所謂天柱也]."라고 하였다. 여기에서 천天은 머리를 가리키고, 주柱는 경항頸項을 가리킨다. 또한 天柱는 산명으로 《史記·封禪書》에 보인다. 天柱라는 언급이 천문에서 별의 명명에도 나타나는 것을 보면, 일단 별은 그 높음을 은유한 것이고 산의 이름에도 나타는 것은 그 쓰임을 형상한 것이니, 대개 사람의 머리 부위는 높고 천상天象이 있으며, 경항은 주柱와 비슷하여 머리를 받치는 기둥에 해당한다. 본혈은 항項 뒤쪽 대근외렴大筋外廉, 즉 사방근기시부斜方筋起始部에 있으니, 이곳은 하늘을 받치는 기둥, 경천지주擎天之柱와 같기 때문에 '天柱'로 명명한다.

【국소해부】

① **침놓는 순서**: 피부→피하조직→사방근斜方筋→두반극근頭半棘筋

② **혈구신경·혈관**: 표층에는 제3경頸신경 후지와 침枕동맥의 분지가 분포되어 있고, 심층에는 침대枕大신경과 침동맥본간이 지나간다(그림74).

【주치질병】 두통, 항강項强, 현훈, 낙침落枕, 인통咽痛, 코가 막혀 향기를 맡지 못함

【조작방법】 0.8~1촌을 직자한다. 본혈은 위쪽으로 심자深刺하는 것을 금기하는데, 연수延髓가 손상되는 것은 피해야 한다.

【임상심득】 天柱穴은 족태양경혈이다. 본혈은 최초의 기록이 《靈樞·本輸篇》에 기재되어 있다. 경추병을 치료하는 데 많이 쓰이고, 수평으로 침자하고 같은 쪽 안외자眼外眦 방향으로 자입하는 것이 좋다. 평상시에 이 혈을 안마하면 정신을 진작시키고 기억력을 증강할 수 있다.

2. 百勞穴

【혈위】 大椎 직상直上 2촌, 좌우 각 방개 1촌에 있다(그림73).

【혈명풀이】 百勞는 경외기혈經外奇穴로 《鍼灸集成》에서 나온다. 勞는 노상勞傷, 노채勞瘵의 뜻이다. 百勞는 노채(폐결핵), 노손勞損, 노상을 치료할 수 있고 경부頸部에 있기 때문에 '頸百勞'라고 부르기도 한다. 《鍼灸資生經》에서 "부인이 아이를 낳은 후 온몸이 아픈데 百勞穴에 침을 놓는다[婦人産後渾身疼, 鍼百勞穴]."라고 하였다. 《鍼灸孔穴

及其療法便覽》에서 百勞는 기혈奇穴이라고 했다. 大椎穴 위 2촌, 외개外開 1촌에 있다. 침은 3~5분 놓는다. 뜸은 3~7장壯한다. 결핵, 나력瘰癧을 주로 치료하고 항근경련項筋痙攣 혹 뉴상회고불능扭傷回顧不能을 치료한다.《行鍼指要歌》에서 피로한 경우에 침을 놓는데, 모름지기 膏肓과 百勞를 향하여 침을 놓는다고 하였다.

【국소해부】

① **침놓는 순서:** 피부→피하조직→사방근斜方筋→상후거근上後鋸筋→두경협근頭頸夾筋→두반극근頭半棘筋→다열근多裂筋

② **혈구신경·혈관:** 표층에는 제4·5경頸신경 후지의 피지가 분포되어 있고, 심층에는 제4·5경신경 후지의 분지가 있다.

【주치질병】 골증조열骨蒸潮熱, 도한盜汗, 자한自汗, 나력瘰癧, 기침, 천식, 낙침落枕 등

【조작방법】 0.8~1촌을 직자한다. 본혈은 심자深刺해서는 안 되는데, 상처가 척수에 미치는 것을 피해야 한다.

【임상심득】 구병허증久病虛證, 제반노손諸般勞損에 모두 百勞穴을 취하니 임상에서 자주 쓰는 혈이다.

3. 大杼穴

【혈위】 배부背部에 있으며 제1흉추극돌기 아래의 좌우 방개 1.5촌에 있다(그림73).

【혈명풀이】 大杼는 족태양방광경에 있다. 大는 소小와 상대해서 말한 것이다. 杼는 길다는 뜻이다.《方言》에 "풍인은 저수杼首이다. 저수는 긴 머리이다[豊人杼首. 杼首, 長首也]."라고 하였다. 추골椎骨은 저골杼骨이라고도 칭한다.《靈樞·背腧篇》에 대한 마시馬蒔의 주석에서는 "등에는 대수大腧가 있는데 저골의 끝에 있다. 대수는 大杼穴이다[背中大腧, 在杼骨之端, 大腧者, 大杼穴也]."라고 하였다. 추골椎骨이 가로로 돌출하고 형태가 가지런하니 직기織機의 저비杼篦와 같으며, 옛날에는 추골을 저골이라고 칭했다. 상추上椎는 더욱 큰데, 본혈은 그 옆에 있기 때문에 '大杼'라고 한다. 옛 성인은 혈이 저골의 끝에 있다고 했으니, 수족태양과 독맥이라는 세 경經의 모임이다. 風府 주위의 여러 혈을 살펴보면, 그 치료방면으로 대부분 풍風과 관계가 있다. 大杼穴은 골회骨會에 속하는데,《難經》에서는 "골회인 大杼는 골병을 치료한다[骨會大杼, 骨病治此]."라고 하였다. 기백岐伯이 말한 "등의 대수大腧는 저골의 끝에 있다[背中大腧在杼

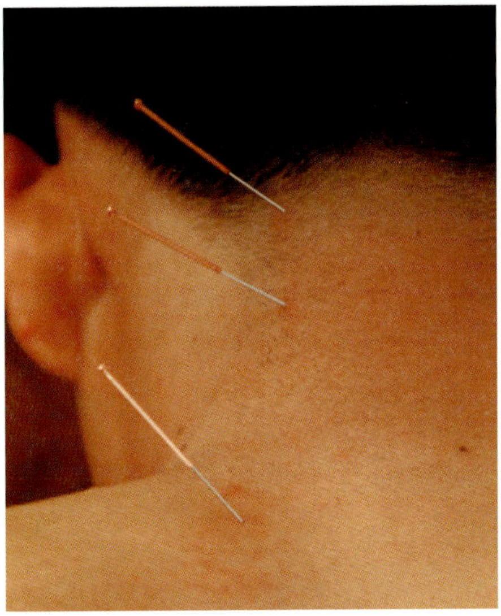

그림73 경삼침頸三鍼(좌측 천주혈天柱穴, 백로혈百勞穴, 대저혈大杼穴)

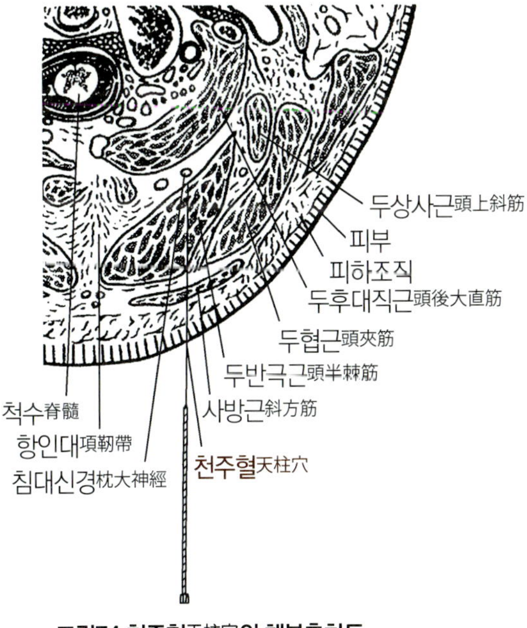

그림74 천주혈天柱穴의 해부층차도

骨之端].”는 것이다.

【국소해부】

① **침놓는 순서:** 피부→피하조직→사방근斜方筋→능형근菱形筋→상후거근上後鋸筋

② **혈구신경·혈관:** 표층에는 제1·2흉신경 후지의 피지와 동행하는 동맥·정맥이 분포되어 있고, 심층에는 부신경과 견갑배신경, 견갑배동맥의 분지가 분포되어 있다.

【주치질병】 발열, 두통, 항강項强, 목현目眩, 견배요척산통肩背腰脊酸痛, 슬통불가굴신膝痛不可屈伸, 코 막힘, 기침천식, 후비喉痺, 만성 폐결핵, 전간癲癎

【조작방법】 0.8~1촌을 사자斜刺한다. 본혈은 심자深刺해서는 안 되니, 내부 장기를 손상하는 것을 피해야 한다.

【임상심득】 大杼穴은 팔회혈八會穴 중 골회骨會로 골질병변을 치료하는 데 많이 쓰이고 대부분 척추 방향으로 사자하여 1촌을 초과하지 않는 것이 좋다. 척주골은 인체 구간軀幹을 승수承受하는 대주大柱로 인체에 신정腎精이 가득차면 골질이 긴밀하고 주골柱骨에 힘이 있으며 인체가 장대해진다. 신장이 쇠하면 골수가 비고, 골수가 비면 골이 충양充養을 잃어 하중을 견딜 수 없게 된다. 그러므로 골극骨棘이 증생하고 여러 추체椎體의 병변이 나타나며 경강頸强·요산腰酸하면, 대부분 본혈을 취한다.

23장 배삼침背三鍼

【조성】 大杼穴, 風門穴, 肺兪穴 (그림75)

【배혈치료】 ㉠지기관염支氣管炎, 효천哮喘, 과민성 비염 등 호흡기계 기능저하로 인한 여러 병증 ㉡견배통肩背痛

【임상심득】 ㉠진靳 선생님은 혈위경락에 대한 주혈요법注血療法을 사용하여 風門과 肺兪 두 혈위에 주혈하는 것을 특히 선호하셨다. 구체적인 방법으로 환자의 주정맥혈肘靜脈血을 2ml 뽑아서 그중 하나의 대혈對穴에 주사하고 매주 한 번씩 주혈注血한다. 두 개의 대혈을 돌아가며 사용하면 환자의 면역력의 증강에 비교적 큰 효과가 있다. ㉡천구

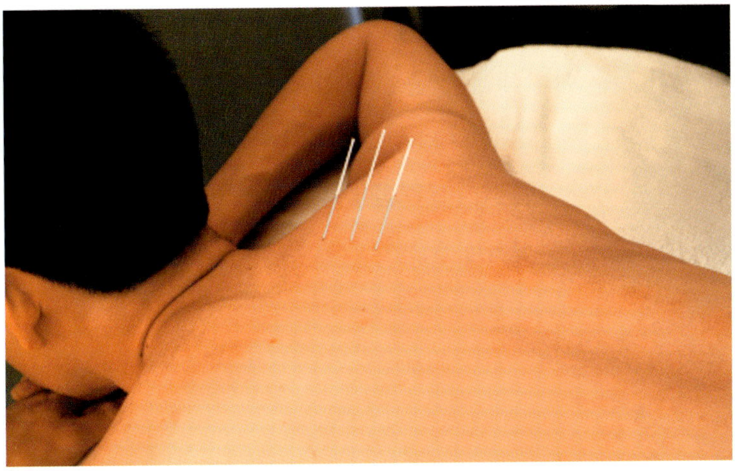

그림75 배삼침背三鍼(우측 대저혈大杼穴, 풍문혈風門穴, 폐수혈肺兪穴)

요법天灸療法도 이 세 혈을 많이 취하여 혈위첩부穴位貼敷를 진행한다. 호흡기계 질병을 치료하고 임상에는 비교적 좋은 치료 효과가 있다. 저자는 이 조혈위에 3년에서 5년까지 천구天灸하는 것이 효천哮喘의 치료에 효과적이라고 생각한다. 확실한 임상치료 효과는 이 점을 반복해서 증명했다.

1. 大杼穴

경삼침頸三鍼을 참고한다.

2. 風門穴

【혈위】 등 부분에 있으며 제2흉추극돌기胸椎棘突起의 아래, 좌우 각 방개 1.5촌에 있다(그림75).

【혈명풀이】 본혈은 족태양방광경혈이다. 風은 육음六淫의 한가지로 《左傳·昭公元年》에 "풍기風氣가 지나쳐서 결국 병이 되었다[風淫末疾]."라고 하였다. 《素問·風論篇》에 "풍風은 모든 병의 우두머리다[故風者, 百病之長也]."라고 하였다. 門은 사람들이 출입하는 문이다. 본혈은 등의 제2흉추극돌 아래 양쪽에 있으니, 족태양, 독맥督脈의 회혈로 풍사風邪가 출입하는 문이다. 풍기風氣가 출입하는 문과 같으므로 '風門'이라 명명한다. 소산풍한疎散風寒, 청열조폐淸熱調肺하는 효능이 있다.

《廣雅·釋言》에 "풍은 기를 말한다[風, 氣也]."라고 하였다. 옛날에 풍은 비단 풍사風邪만 가리켜 말한 것은 아니다. 본혈은 肺兪의 위쪽에 있고 폐기肺氣가 출입하려면 반드시 경유하는 곳이다. 풍사외감風邪外感, 상기해역上氣咳逆의 여러 병을 치료하는 데 쓰이고 이중의 의미가 있다. 《醫經理解·穴名解》에서 "모든 흉중의 풍열은 모두 여기에서 사瀉한다[凡胸中之風熱, 皆于此瀉之]."라고 하였다.

【국소해부】

① **침놓는 순서**: 피부→피하조직→사방근斜方筋→능형근菱形筋→상후거근上後鋸筋→수척근竪脊筋

② **혈구신경·혈관**: 표층에는 제2·3흉신경 후지의 피지와 동행하는 동맥·정맥이 분포되어 있고, 심층에는 부신경, 견갑배肩胛背신경, 제2흉신경 후지, 제3흉신경 후지와 견갑배동맥 분지가 분포되어 있다.

【주치질병】 상풍해수傷風咳嗽, 비색유체鼻塞流涕, 발열두통, 항강項强, 천식, 흉배동통胸背疼痛, 발배옹저發背癰疽, 구토

【조작방법】 0.5~0.8촌을 사자斜刺한다. 10~30분 뜸을 뜬다. 본혈은 직자하거나 사자하는데 너무 깊게 하면 기흉氣胸이 쉽게 야기될 수 있으므로 신중을 기해야 한다.

【임상심득】 風門穴은 족태양방광경혈로 안으로는 폐에 응한다. 태양은 몸의 겉이고 풍사가 사람을 습襲하는데 대부분 등으로부터 들어간다. 가장 먼저 피모皮毛를 닿고, 태양을 범하여 폐위를 상하게 하기 때문에 본혈을 다스리는 것은 폐위의 여러 증상과 상관이 있다.

3. 肺兪穴

【혈위】 등 부위에 있고, 제3흉추극돌기胸椎棘突起 아래, 좌우 각 방개 1.5촌에 해당한다(그림75).

【혈명풀이】 肺兪는 족태양방광경혈이다. 肺는 인체의 내외기체가 교환되는 중요한 기관이다. 兪는 '輸'와 같거나 '腧'가 되기도 하는데 뜻은 모두 같고, 전수轉輸, 운수運輸, 수주輸注의 뜻이 있다. 肺兪는 등의 수혈에 있는 폐에 연결된다. 혈은 제3흉추극돌기 아래 좌우 각 방개 1.5촌에 있다. 이곳은 폐기肺氣가 전수轉輸, 수주輸注하는 경혈로 폐질肺疾을 치료하는 중요한 혈이므로 '肺兪'라고 명명한다.

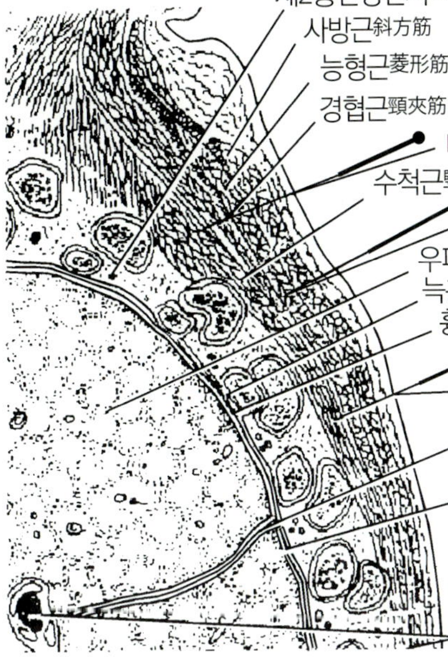

그림76 대저혈大杼穴·풍문혈風門穴·폐수혈肺兪穴의 세로면 해부층차도

【국소해부】

① 침놓는 순서: 피부→피하조직→사방근斜方筋→능형근菱形筋→상후거근上後鋸筋→수척근竪脊筋

② 혈구신경·혈관: 표층에는 제3·4흉신경 후지後支의 피지와 동행하는 동맥·정맥이 분포되어 있고, 심층에는 부신경, 견갑배肩胛背신경, 제3흉신경 후지의 근지, 제4흉신경 후지의 근지와 견갑배동맥의 분지가 분포되어 있다.

【주치질병】 기침, 천식, 흉만기단胸滿氣短, 폐위肺痿, 노채癆瘵, 골증조열骨蒸潮熱, 도한자한盜汗自汗, 폐옹肺癰, 토혈吐血, 후비喉痺

【조작방법】 0.5~0.8촌을 사자斜刺한다. 10~30분 뜸을 뜬다. 본혈은 직자하거나 사자하는데 너무 깊게 하면 기흉氣胸이 쉽게 야기될 수 있으므로 신중을 기해야 한다.

【임상심득】 肺兪穴은 폐의 배수혈이고, 폐한열肺寒熱, 폐위상천肺痿上喘, 해수타혈咳嗽唾血, 흉협기만胸脇氣滿, 한불출汗不出과 배급강背急强 등을 치료한다. 실증實證은 사법瀉法을 쓰고, 허증虛證은 보법補法을 쓴다. 무릇 폐가 허하거나 기가 허한 경우에는 구법灸法을 쓰면 좋다.

24장 과삼침踝三鍼

【조성】 解溪穴, 太溪穴, 崑崙穴

【배혈치료】 과관절종통踝關節腫痛, 활동장애, 족근통足跟痛

【임상심득】 국부적인 병변病變의 치료에 많이 쓰이고, 세 혈 모두 너무 심자深刺하는 것은 금기한다.

1. 解溪穴

【혈위】 족배足背와 소퇴小腿가 맞닿은 곳의 횡문선 중앙의 함몰부에 있다. 무장신근건踇長伸筋腱과 지장신근건趾長伸筋腱 사이에 해당한다(그림77).

【혈명풀이】 解溪은 족양명위경 경혈이다. 解에는 갈라 풀어지고, 흩어지는 뜻이 있다. 《說文解字》에서 "해解는 가른다는 뜻이다. 칼로 소의 뼈를 가르는 것이다[解, 判也, 從刀判牛角]."라고 하였다. 《釋名·釋疾病》에 "懈는 해解의 뜻이다. 골절이 천천히 풀어진다[懈, 解也, 骨節緩解也]."라고 하였다. 《莊子·養生主》에 "포정庖丁이 소의 뼈와 살을 발라낸다[庖丁解牛]."라고 하였다. 《漢書·陳餘傳》에 "천하가 해체되는 것이 두렵다[恐天下解也]."라고 하였다. 溪는 산간의 수류水流이다. 《漢書·司馬相如傳》에서는 "계수溪水를 거두어 골짜기를 통과하고, 구불구불 깊은 산간의 택수澤水를 형성한다[振溪通谷, 蹇産溝瀆]."라고 하였다. 함몰부가 계溪이고, 해解는 해체의 의미이다. 관절간극關節間隙은 《黃帝內經》에서 자주 칭한 "골해骨解" 혹은 "절해節解'이다. 본혈은 족관절足關節의 전정중前正中에 있고, 경골과 거골距骨이 상접한 우묵한 사이에 있으며 대개 신발 끈을 묶는 곳이므로 '解溪'라고 명명한다.

【국소해부】

① **침놓는 순서:** 피부→피하조직→무장신근건과 지장신근이건 사이

② **혈구신경·혈관:** 표층에는 족배내측피신경(비천신경분지腓淺神經分支)이 분포되어 있고, 심층에는 비심腓深신경과 경전經前동맥이 지나가고 분포되어 있다(그림79).

【주치질병】 두통, 현훈, 전광癲狂, 복창腹脹, 변비, 하지위비下肢痿痺, 족과종통足踝腫痛

【조작방법】 0.8~1촌을 직자한다. 본혈에 침자하기 전에 손가락으로 누르면서 혈을 찾

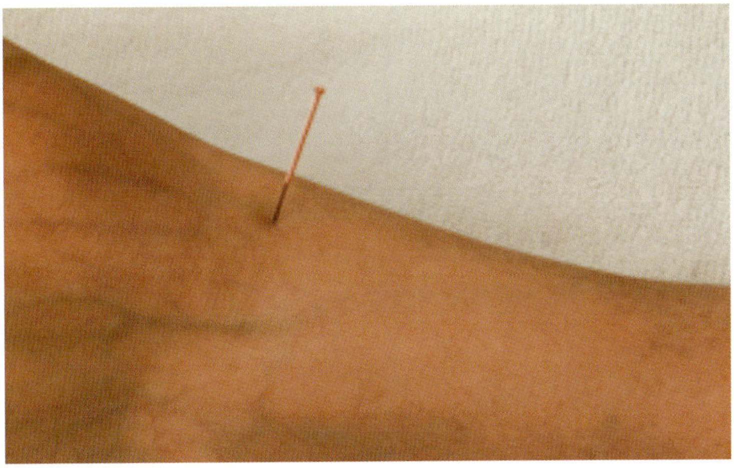

그림77 해계혈解溪穴

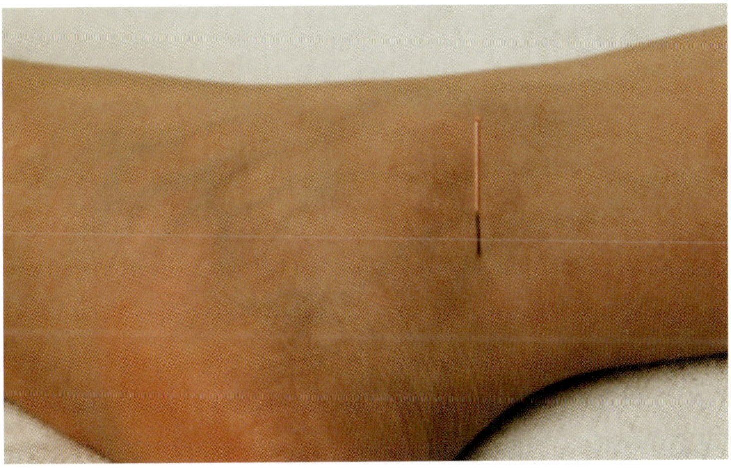

그림78 태계혈太溪穴

는다. 함몰부를 찾아 침을 놓고 침감이 방사하여 과관절踝關節의 좌우 혹은 주위까지 이르는 것이 좋다.

【임상심득】 解溪穴은 족양명위경의 경혈이다. 편정두풍偏正頭風의 증상, 목적目赤, 참을 수 없는 미찬동眉攢疼을 치료할 수 있다. 《白症賦》에서는 "경계驚悸하여 정충怔忡하는 병증은 陽交, 解溪를 취하는 것을 잊지 마라[驚悸怔忡, 取陽交, 解溪勿誤]."라고 하였다.

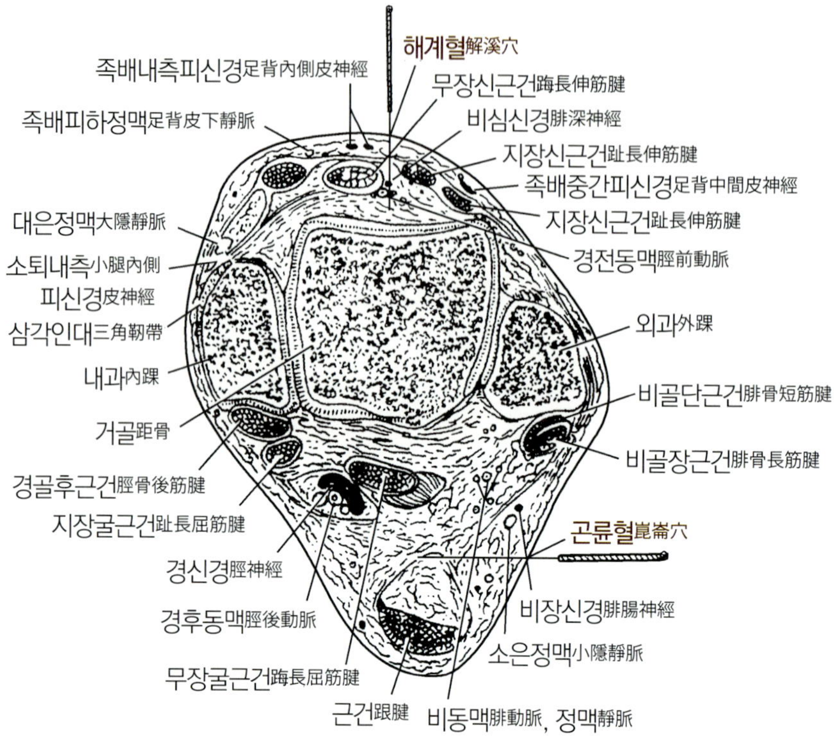

그림79 해계혈解溪穴·곤륜혈崑崙穴의 해부층차도

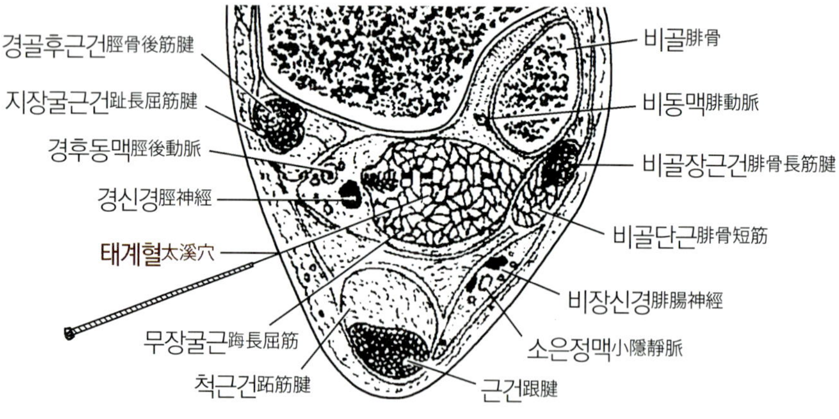

그림80 태계혈太溪穴의 해부층차도

2. 太溪穴

【혈위】 족내측足內側에 있으며, 내과첨內踝尖과 근건跟腱 사이의 함몰부에 있다(그림78).

【혈명풀이】 太溪는 족소음신경의 수혈兪穴이자 원혈原穴이다. 太는 대大가 심하여 태太가 된 것이다. 溪는 물이 천川에 대는 것이다. 본혈은 내과內踝의 뒤, 움푹한 틈이 매우 깊은 곳에서 나온다. 또한 신수腎水가 湧泉에서 나와 然谷을 통과한 후에 모여 흘러서 큰 시내를 이루고 모두 이곳을 말미암아 바다로 들어가기 때문에 '太溪'라고 명명한다. 《靈樞·九鍼十二原篇》에 "음陰 중의 태음은 신장인데, 이것의 근원은 太溪에서 나온다[陰中之太陰, 腎也, 其原出于太溪]."라고 실려 있다. 본혈은 내과와 근건 사이에 있어 형태가 계곡이 있는 것과 유사하다. 곧 몸의 공혈孔穴 중에 귀중한 것이다. 신장은 십이경十二經의 생기지원生氣之原인데, 太溪는 신장의 원혈原穴이므로 신장 원기原氣의 대회처大會處이니, 사람의 원기와 직결된 중요한 위치이다. 또한《素問·金匱眞言論篇》에서는 "신장은 정精을 보관하고 병은 계溪에 있다[腎藏精, 病在溪]."라고 하였다. 사람의 몸 중 가장 깊은 것이 신장만 한 것이 없는데, 본혈은 족하足下에서 통하니 또한 태계의 뜻과 상부한다.

【국소해부】

① **침놓는 순서:** 피부→피하조직→모장굴근拇長屈筋

② **혈구신경·혈관:** 표층에는 은隱신경 분지와 대은大隱정맥 속지가 분포되어 있고, 심층에는 경脛신경과 경후脛後동맥의 분지가 분포되어 있다. 아울러 경신경간과 경후동맥간이 지나간다(그림80).

【주치질병】 월경부조, 유정遺精, 양위陽痿, 소변빈삭小便頻數, 소갈증, 설사, 요통, 두통, 목현目眩, 이롱, 이명, 인후종통咽喉腫痛, 치통, 불면증, 천식, 해혈咳血

【조작방법】 0.8~1촌을 직자한다. 침을 넣을 때 침첨이 외과골外髁骨의 전연前緣을 따라 들어가고, 이때에 침감鍼感은 비교적 강하다.

【임상심득】 신장은 십이경十二經의 기氣를 생산하는 근원이고, 太溪穴은 신장의 원혈元穴이다. 곧 몸의 원기가 왕성한 곳이다. 《素問·金匱眞言論篇》에서는 "신장은 정精을 보관하고 병은 계溪에 있다[腎藏精, 病在溪]."라고 하였다. 그러므로 太溪는 중요하다.

3. 崑崙穴

아래의 좌골침坐骨鍼을 참고한다.

25장 좌골침坐骨鍼

【조성】 坐骨點, 委中穴, 崑崙穴

【배혈치료】 좌골신경통

【임상심득】 좌골신경통을 침으로 치료할 때 반드시 좌골신경을 자중刺中한다.

1. 坐骨點

【혈위】 둔구진두臀溝盡頭 수평의 후정중선後正中線 방개 3촌 떨어진 곳에 있다(그림81).

【혈명풀이】 좌골신경통을 치료하는 데 많이 쓰이므로 '坐骨點'이라 명명한다.

【국소해부】

① **침놓는 순서:** 피부→피하조직→둔대근臀大筋

② **혈구신경·혈관:** 표층에는 둔하피臀下皮신경, 가복하髂腹下신경, 둔상피臀上皮신경과 고외측피股外側皮신경이 분포되어 있고, 심층에는 좌골신경간坐骨神經幹이 지나가고 아울러 둔하臀下신경과 둔하동맥이 분포되어 있다.

【주치질병】 좌골신경통

【조작방법】 협지진침법夾持進鍼法을 쓴다. 알코올 솜으로 3~4촌 침의 침체하단을 에워싸고 침첨을 아래에 노출시키고 피부에 수직으로 자입하여 피부를 지나간 후에 왼손으로 솜을 가지고 침체를 잡고 다시 침병鍼柄을 비튼다. 비틀면서 침을 약 2촌 놓는다. 환자에게 마비감이 있으면 족지足趾 쪽으로 전도할 때 진침을 정지한다.

【임상심득】 침으로 좌골신경통을 치료할 때 반드시 좌골신경을 자중刺中한다. 자중 후에 환자에게 마비감이 발생하며 족지 측으로 전도되면 효과가 비교적 좋다.

2. 委中穴

요삼침腰三鍼을 참고한다.

3. 崑崙穴

【혈위】 외과外踝 끝과 근건跟腱 사이의 함몰부에 있다(그림81).

【혈명풀이】 崑崙은 족태양방광경의 경혈이다. 崑은 산의 명칭이다. 《呂氏春秋·重已》에 "사람들이 곤산의 옥을 좋아하지 않는다[人不愛崑山之玉]."라고 하였다. 崙은 산의 명칭을 가리킨다. 곤륜은 중국의 가장 큰 산맥이다. 《釋名·釋地》에 "하나를 거듭하면 돈구頓丘라고 하고, 둘을 거듭하면 도구陶丘라고 하며, 셋을 거듭하면 崑崙이라고 한다. 崑崙과 같다는 것은 높게 쌓였다는 것이다[一成曰頓丘, 再成曰陶丘, 三成曰崑崙. 如崑崙之高而積重也]."라고 하였다. 《爾雅·釋丘》에 "셋을 거듭하여 崑崙이 되었다[三成爲崑崙]."라고 하였는데, 주석에서 "성成은 거듭한다는 뜻이다[成, 重也]."라고 하였다. 즉 언덕에 삼중이 있으면 높고 큰 형상을 가리킨다. 즉 고산高山은 모두 崑崙이라고 칭할 수 있다. 족외과돌기足外踝突起를 살펴보면 그 돌출된 부위가 비교적 높다. 곤륜산崑崙山이 가장 높은 산봉우리이기 때문에 취하여 본혈을 비유한 것이다. 《子午流注說難》에서 본혈을 설명하기를 "곧 이는 태양이 가는 경혈로 방광은 수부水府가 되고 혈은 족과후足踝後에 있다. 정형수井滎兪의 원명과 비교해 보면 각 혈은 비교적 높은 위치에 있고, 崑崙은 곧 물의 높은 근원이다[乃是太陽所行之經穴, 膀胱爲水府, 穴居足踝後, 比井滎兪原名各穴較高, 崑崙乃水之高原]."라고 하였다. 또 겸하여 본혈이 두부頭部의 질환을 주로 치료하니, 역시 높고 크다는 의미가 함축되어 있기에 '崑崙'으로 명명한다.

【국소해부】

① **침놓는 순서:** 피부→피하조직→비골단근건腓骨短筋腱과 근건跟腱의 사이

② **혈구신경·혈관:** 표층에는 비장腓腸신경 분지分支와 소은小隱정맥의 속지屬支가 분포되어 있고 아울러 비장신경간과 소은정맥간이 지나가고, 심층에는 외과후外踝後동맥*의 분지가 분포되어 있다(그림79).

---

* 외과후(外踝後)동맥은 비동맥(腓動脈)에서 비롯된다.

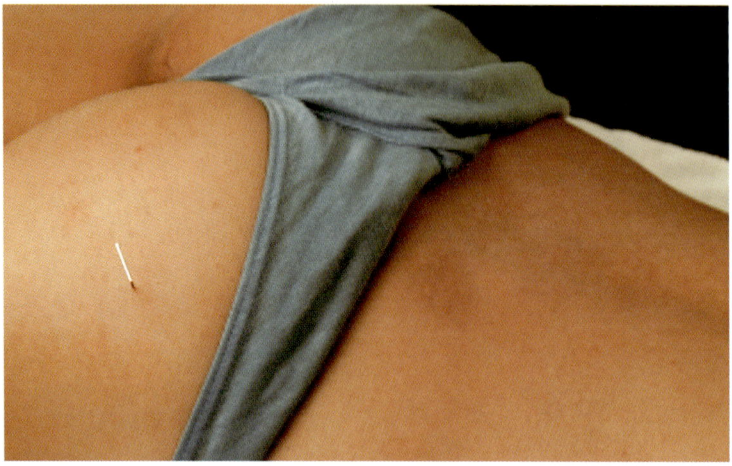

그림81 좌골점坐骨點

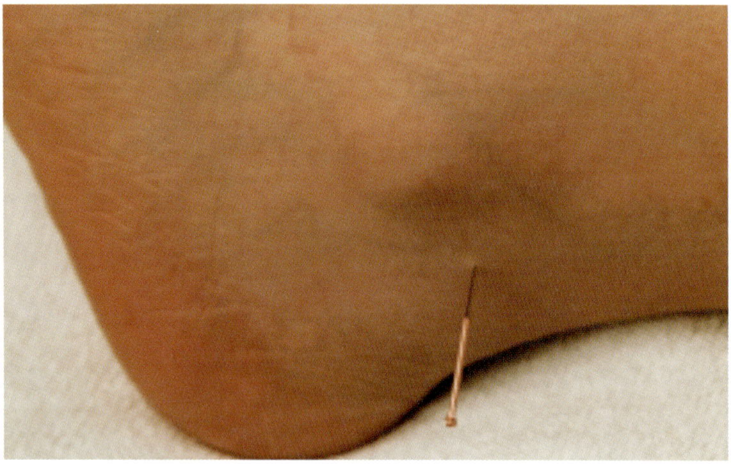

그림82 곤륜혈崑崙穴

【주치질병】 두통, 현훈, 항강項强, 코피, 견배구급肩背拘急, 요통, 학질, 각근통脚跟痛, 소아간증小兒癎症, 난산難産

【조작방법】 0.8~1.2촌을 직자한다.

【임상심득】 《鍼灸甲乙經》에 "경련, 척강脊强, 현훈, 각입결脚入結, 발꿈치가 찢어질 듯한 증상은 崑崙이 주主한다[痓, 脊强, 頭眩痛, 脚入結, 踹如裂, 崑崙主之]."라고 실려 있다. 《靈樞·根結篇》에서 "족태양은 至陰에 뿌리를 두는데 京骨에 흘러가고 崑崙에 주입하며 天柱에 들어가니 높이 오르게 된다[足太陽根于至陰, 溜于京骨, 注于崑崙,

入于天柱, 飛揚也].”라고 하였으니, 崑崙穴은 족태양경이 순행하는 부위의 병증에 많이 쓰인다는 것을 알 수 있다.

26장 위삼침痿三鍼

【조성】 ㉠상지위上肢痿: 曲池穴, 合谷穴, 尺澤穴

㉡하지위下肢痿: 足三里穴, 三陰交穴, 太溪穴

【배혈치료】 위증痿症(지체근육肢體筋肉의 위약무력痿弱無力, 활동장애)

【임상심득】 “위탁痿濁을 치료할 때는 양명을 취한다[治痿濁取陽明].”라는 원칙에 근거하여 상지上肢의 曲池·合谷과 하지下肢의 足三里를 선택한다. 음양이 허虛하면 종근宗筋이 풀어지고 대맥帶脈이 불인不引하여 발의 기능이 상실되어 사용할 수 없기 때문이다. 曲池를 선택하여 사용하는 것은 위증의 초기증상으로 경미한 발열·해수가 있고, ‘폐열엽초肺熱葉焦’가 위축을 유발할 수 있기 때문이다. 太溪穴은 신경腎經의 원혈인데, 위증痿症과 인체의 원기는 밀접한 관계가 있다.

1. 曲池穴, 合谷穴

수삼침手三鍼을 참고한다.

2. 足三里穴, 三陰交穴

족삼침足三鍼을 참고한다.

3. 尺澤穴

【혈위】 주횡문肘橫紋의 중앙, 굉이두근건요측肱二頭筋腱橈側의 함몰부에 있다(그림83).

【혈명풀이】 尺澤은 수태음폐경의 합혈合穴이다. 《說文解字》에서 “尺은 10촌의 길이를 뜻한다. 손에서 10분의 거리에 맥이 뛰는 곳을 촌구寸口라고 한다. 10촌은 1척이다. 척

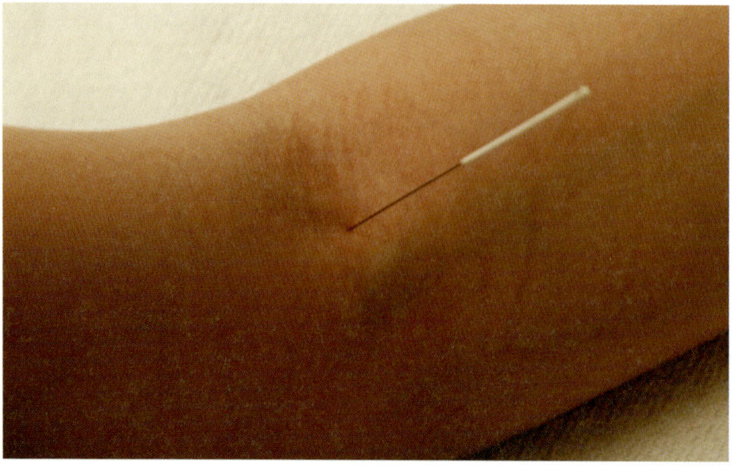

그림83 척택혈尺澤穴

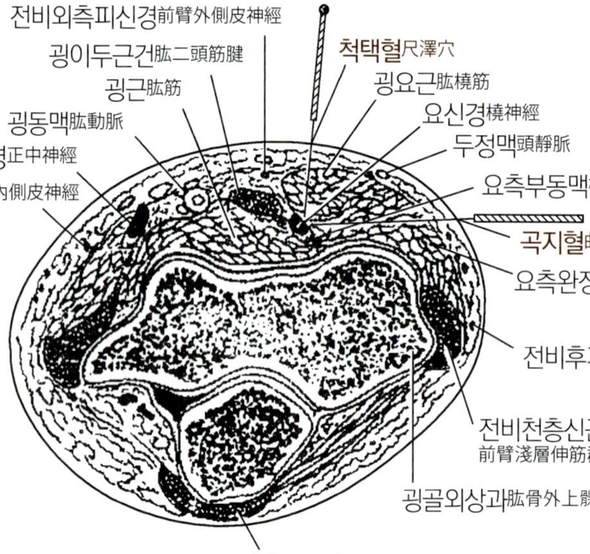

그림84 곡지혈曲池穴·척택혈尺澤穴의 해부층차도

은 눈금을 표시하여 재는 일을 할 때 쓰는 도구이다[尺, 十寸也. 手却十分動脈爲寸口. 十寸爲尺. 尺所以指尺, 規矩事也].”라고 하였다. 《周禮·地官》에서는 “澤은 물의 종鐘이다[澤, 水之鐘也].”라고 하였다. 尺澤은 혈위가 척부尺部의 움푹 들어간 곳에 있어, 마치 물이 관성官城을 가진 것과 유사한 것을 가리킨다. 양상선楊上善은 “물은 정천

井泉에서 나와 흘러가 바다에 곧 들어간다. 십이경맥은 사지에서 나와 흘러가 이곳에 이르고 오장해택五藏海澤으로 들어간다. 연못陂澤은 물이 모이는 곳이다. 척尺은 이곳에서 팔꿈치를 펴서 1척을 계량할 수 있음을 의미한다. 일척의 중맥中脈은 이곳에 이르러 유留하거나 동動하며 내려간다. 물과 뜻이 같기 때문에 '尺澤'이라고 명명한다."라고 하였다.

【국소해부】

① **침놓는 순서:** 피부→피하조직→굉요근肱橈筋→굉근肱筋

② **혈구신경·혈관:** 표층에는 전비외측피前臂外側皮신경이 분포되어 있고, 심층에는 요신경간橈神經幹이 지나가고 아울러 요신경橈神經의 심지深支, 근피筋皮신경의 근지筋支와 요측橈側부동맥의 전지前支(굉심동맥분지肱深動脈分支)가 분포되어 있다(그림84).

【주치질병】 기침, 기천氣喘, 해혈咳血, 조열潮熱, 흉부창만胸部脹滿, 인후종통咽喉腫痛, 급성복통토사急性腹痛吐瀉, 주비연통肘臂攣痛

【조작방법】 0.8～1.2촌을 직자한다. 보법補法을 쓰는데 천천히 침을 놓았다가 빠르게 뺀다. 침하에 발생하는 열감을 기준으로 40분을 유침한다. 보법을 5번 이상 행하거나 전침을 사용할 수 있다. 연속파를 중등도로 자극하고 30번을 한 번의 치료과정으로 삼는다.

【인상심득】 尺澤은 《靈樞·本輸篇》에 최초로 기록되어 있다. 폐경열증肺經熱證에 많이 사용하고 천자출혈淺刺出血로 열을 없앨 수 있다. 그 침감鍼感은 국부적으로 마감麻感·창감脹感이 자주 나타나는데, 때로는 위를 향하거나 전비前臂를 향하여 방산放散한다.

4. 太溪穴

과삼침踝三鍼을 참고한다.

27장 지삼침脂三鍼

【조성】 內關穴, 足三里穴, 三陰交穴

【배혈치료】 콜레스테롤과다, 고지혈증, 동맥경화, 관심병冠心病, 중풍후유증

【임상심득】 현대의학의 고지혈증, 동맥경화, 관심병은 임상증상과 병리기제病理機制에서 볼 수 있다. 대부분 동양의학의 담어조체膽瘀阻滯에 속하며, 그런 까닭에 족양명위경의 합혈인 足三里와 족삼음경의 교회혈인 三陰交를 선택하여 조리비위調理脾胃, 운화수습運化水濕을 개선하는 것을 중요시한다. 內關穴은 팔맥교회혈八脈交會穴의 하나로 음유맥과 통하고 심장, 흉부, 위에 합하여 관흉리기화위寬胸理氣和胃의 작용이 있다. 세 혈을 배합하면 고지혈을 낮추는 효과가 분명하다.

1. 內關穴

위삼침胃三鍼을 참고한다.

2. 足三里穴, 三陰交穴

족삼침足三鍼을 참고한다.

28장 위삼침胃三鍼

【조성】 中脘穴, 內關穴, 足三里穴

【배혈치료】 위완통胃脘痛, 위염, 위궤양, 소화불량

【임상심득】 위삼침胃三鍼은 위완부의 질병을 주치한다. 中脘穴은 족양명위경의 모혈募穴이고 국부취혈局部取穴에 해당한다. 內關穴은 팔맥교회혈八脈交會穴에 속하고 음유맥과 통하며 위·심장·흉부를 병합하는데 관흉리기寬胸理氣와 지통止痛하는 작용을 한다. 足三

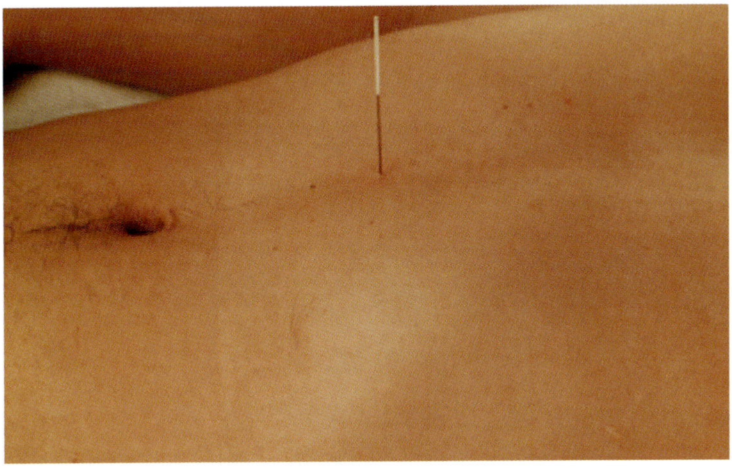

그림85 중완혈中脘穴

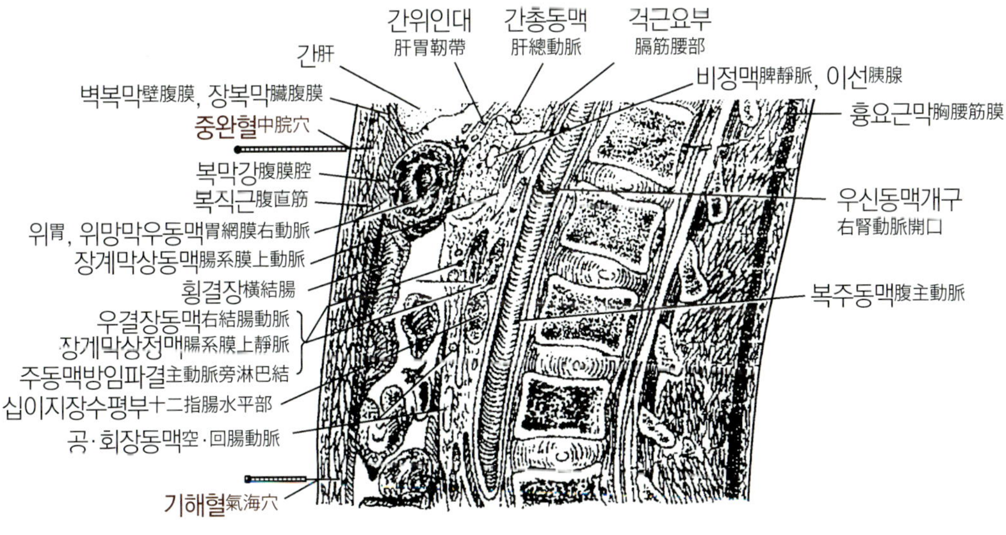

그림86 중완혈中脘穴·기해혈氣海穴의 해부층차도

里穴은 족양명위경의 합혈合穴로 위胃와 관련된 질병의 요혈要穴이며 순경원도취혈循經遠道取穴에 해당한다.

1. 中脘穴

【혈위】 상복부 전정중선前正中線에 있으며 제중臍中 위 4촌에 해당한다(그림85).

【혈명풀이】 中脘은 임맥任脈에 있고, 위胃의 모혈이며 팔회혈八會穴의 부회腑會이다. 中은 방위의 의미이다. 脘은 위부胃部를 가리킨다. '中脘'은 혈위가 위체胃體의 중부에 해당됨을 가리키고 상완上脘·하완下脘과 상대되는 뜻으로 말한 것이다. 中脘은 이미 대략 위체胃體의 중부에 해당됨을 지칭하는 것이고, 또한 위를 직접 가리켜 말한 것이므로 '太倉'이라고도 한다. 中脘은 위의 모혈이므로 위와 관련된 여러 병을 주로 치료한다.

《靈樞·脹論篇》에서 "위는 太倉이다[胃者, 太倉也]."라고 하였으며, 《難經·第四十五難》에서는 "부府는 太倉에 모인다[府(腑)會太倉]."라고 하였다. 여광呂廣 등이 "太倉은 곧 中脘穴이다[太倉卽中脘穴]."라고 주해하였다.

【국소해부】

① **침놓는 순서:** 피부→피하조직→복백선腹白線→복횡근막腹橫筋膜

② **혈구신경·혈관:** 표층에는 늑간신경의 전피지前皮支가 분포되어 있고, 심층에는 늑간신경과 복벽腹壁 상동맥이 분포되어 있다. 더 심층은 복강腹腔에 미칠 수 있다(그림86).

【주치질병】 위통, 구토, 탄산呑酸, 복창腹脹, 식불화食不化, 설사, 황달, 해천담다咳喘痰多, 전간癲癎, 불면증

【조작방법】 0.5~1촌을 직자한다.

【임상심득】 中脘穴에 침을 놓기 전에 먼저 혈위를 눌러주는 것이 좋다. 본혈은 바로 검상돌기劍狀突起과 두제肚臍를 잇는 선의 중점이다. 환자가 혈 아래에 산창감酸脹感을 느낀 후에 다시 천천히 진침하면서 침하가 침긴沈緊하는 감각의 여부를 기준으로 삼고, 대부분 염전보사법捻轉補瀉法을 사용한다. 만약 제삽보사법提插補瀉法을 행하면 환자의 살찐 정도에 따라 제삽提插의 깊이를 조절한다. 그리고 호흡보사법呼吸補瀉法을 배합하면 효과가 더욱 좋다.

2. 內關穴

수지침手智鍼을 참고한다.

3. 足三里穴

족삼침足三鍼을 참고한다.

29장 장삼침腸三鍼

【조성】 天樞穴, 關元穴, 上巨虛穴

【배혈치료】 복통, 장염, 이질, 변비

【임상심득】 天樞穴은 대장경의 모혈募穴이고, 關元穴은 소장경의 모혈이며, 上巨虛穴은 대장경의 하합혈下合穴이다. 이 몇 가지 혈위들은 대장, 소장과 밀접한 관계가 있다. 이 혈들은 장도腸道의 질병을 치료할 때 우선으로 선택하는 혈위들이다.

1. 天樞穴

【혈위】 복부에 있으며, 배꼽과 나란히 하여 좌우 각각 방개 2촌에 있다(그림87).

【혈명풀이】 天樞는 족양명위경에 있으며 대장의 모혈이다. 天은 천지이며, 여기에서는 사람의 상반신을 가리켜 말한 것이다. 樞는 추기樞機, 추뉴樞紐이다. 天樞는 여기에서 천지天地의 추기를 비유한 것이다. 《素問·至眞要大論篇》에서 "반신 이상은 하늘의 부분이고, 천기가 주인이다. 반신 이하는 땅의 부분이고, 지기가 주인이다. 반은 이른바 天樞이다[身半以上, 天之分也, 天氣主祉, 身半以下, 地之分也, 地氣主之. 半, 所謂天樞也]."라고 하였다. 《素問·六微旨大論篇》에서는 "天樞의 위는 천기가 주하고, 天樞의 아래는 지기가 주한다[天樞之上, 天氣主之, 天樞之下, 地氣主之]."라고 하였다. 왕빙王冰이 주해하기를 "天樞는 배꼽의 양방에 해당하니 신반身半이라고 한다. 팔을 펴서 하늘을 가리키면 天樞는 바로 몸의 반에 해당한다."라고 하였다. 본혈은 바로 배꼽에 해당하는데 몸의 상하, 천지, 음양의 기가 교합하는 곳이다. 안으로는 횡결장橫結腸이 구부러지고 회절回折하는 부분이다. 장중의 수곡水谷을 기화氣化하고 수분을 흡수하고 건시乾屎를 배출하며 연동蠕動의 힘을 증강시키는 기능이 뛰어나므로 '天樞'라고 명명한다. 또 대장·소장의 연결 관도管道가 매우 길어 별칭으로 長溪, 長谷, 谷門이라고 부른다.

【국소해부】

① **침놓는 순서:** 피부→피하조직→복직근초전벽腹直筋鞘前壁→복직근腹直筋→복직근초후벽腹直筋鞘後壁

② **혈구신경·혈관:** 표층에는 늑간신경 전피지前皮支와 복벽천腹壁淺동맥·정맥이 분포되어 있고, 심층에는 늑간신경, 동맥과 복벽의 상하동맥이 분포되어 있다(그림90).

【주치질병】 복창장명腹脹腸鳴, 요제복통繞臍腹痛, 변비, 설사, 이질, 징하癥瘕, 월경부조, 생리통

【조작방법】 바로 누워 1~1.2촌을 직자한다. 허증虛證과 한증寒證에는 10~30분 뜸을 뜰 수 있다. 침을 놓을 때에 환자는 넉넉하게 옷을 벗어 경기經氣의 동행과 침감鍼感에 영향을 주어서는 안 된다. 임산부에게는 본혈에 침을 놓는 것을 금한다.

【임상심득】 고대 성상학가星象學家들은 북두칠성 중 제일성을 天樞라 하였는데, 하늘의 각 별들의 움직이는 법칙을 주관한다고 인식하였다. 양생가養生家가 이러한 의미를 취하여 제륜주전臍輪周轉을 만들어 인의人意가 천도天道를 본받는 방식으로, 본혈이 하늘의 중추와 닮음을 비유하여 이렇게 명명하였다. 본혈은 최초의 기록이 《靈樞·骨道篇》에 보인다. 족양명경에 속하고 대장의 모혈이다. 天樞穴의 안으로는 횡행결장이 구부러지고 회절하는 부분으로 늑격肋膈 아래의 장기연동臟器蠕動과 장중腸中 수곡水穀의 기화와 흡수를 돕는 것에 뛰어나다. 곡穀이 위胃에 들어가고 청기淸氣가 폐에서 도달하여 종기宗氣를 생산하고, 탁기濁氣가 장에서 배출되어 조박을 배출하는 것을 보조하여 흉복의 기가 상하로 돌아 신진대사가 촉진된다. 天樞 외 3촌은 대횡大橫인데 족태양비경에 속한다. 족태음, 음유陰維의 회혈이며 안으로는 횡행결장에 응한다. 양생가가 말하기를 "배꼽 아래는 횡진橫津에 속한다[臍下屬橫津]."라고 하였다. 횡진橫津이라는 것은 배 안에서 횡행으로 통하는 경로를 의미하니 장복腸腹의 기분지병氣分之病을 전적으로 치료한다.

2. 關元穴

【혈위】 하복부 전정중선前正中線에 있으며 제중臍中에서 아래 3촌에 해당한다(그림88).

【혈명풀이】 關元은 임맥에 있으며 소장의 모혈이다. 關은 폐장閉藏의 뜻이다. 추기개합樞機開闔의 관關이기도 하다. 元은 기氣의 시작이며, 원기는 바로 천기이다. 《春秋繁露·重政》에서 "고로 원元은 만물의 근본이다[故元者爲萬物之本]."라고 하였다. 《論衡·言毒》에서는 "만물이 생길 때 모두 원기를 품고 있다[萬物之生, 皆稟元氣]."라고 하였다. 關元은 바로 단전에 해당되는데, 이곳은 몸의 진기·원기가 발생하는 곳으로 호흡의 문이며 전신 장부경락의 근본이 되고 사람의 근원에 해당한다. 남자는 정精을

장藏하고, 여자는 월사月事를 주主하여 자식을 낳고 기르는데, 양과 음이 합하여지는 문이다. "關"과 "元"은 중요하다는 뜻을 비유하여 이렇게 명명하였다. 《醫經精義》에서 "원음과 원양이 교관交關하는 곳이다[元陰元陽交關之所]."라고 하여 '關元'이라고 명명하였다. 이씨李氏가 주해하기를 "關元은 배꼽 아래 3촌에 있어 일명 관명關明, 액문液門이라고 한다."고 하였다. 《申監》에서는 "성性을 잘 양養하는 자는 화和를 얻는데, 배꼽 3촌을 관關이라고 한다[善養性者得其和, 隣臍三寸謂之關]."라고 하였다.

【국소해부】

① **침놓는 순서:** 피부→복백선腹白線→복횡근막腹橫筋膜

② **혈구신경·혈관:** 표층에는 늑하신경 전피지와 복벽천동맥이 분포되어 있고, 심층에는 늑하신경과 복벽하동맥이 분포되어 있다. 더 깊은 곳은 복강이다(그림91).

【수치질병】 허로리수虛勞羸瘦, 중풍탈증中風脫證, 현훈, 양위陽痿, 유정遺精, 월경부조月經不調, 생리통, 폐경, 자궁출혈, 대하帶下, 불임증, 야뇨증, 소변빈삭小便頻數, 융폐癃閉, 산통, 복통, 설사

【조작방법】 1～1.2촌을 직자한다. 보법補法을 많이 쓰는데 구법灸法이나 온침구溫鍼灸를 쓸 수도 있다.

【임상심득】 關元穴은 소장경의 모혈로 음양의 원기와 관련되는 곳이다. 남자는 장정藏精하고 여자는 주월사主月事하여 자식을 나아 기르는데, 양과 음이 합해지는 문으로 양생가들의 관점으로 보자면 취기응신聚氣凝神하는 곳이니, 곧 노자老子가 말한 "어둡고 또 어두우니 여러 묘함의 문이다[玄之又玄, 衆妙之門也]."에 해당한다. 이곳은 하현관下玄關에 해당하니, 고대에는 '玄'과 '元'은 통하였다. 바꿔 읽으면 곧 關玄이다. 옛사람들은 대부분 이와 같은 혈에서 은밀히 비의秘意를 지키기 위하여 일부러 어순을 거꾸로 바꾸기도 하는데, 현관玄關을 숨기려는 의도로 '關元'이라고 칭하였다. 체허증體虛證을 주로 치료하는데, 유정遺精, 양위陽痿, 야뇨증, 융폐, 여성의 생리불순과 같은 여러 증상을 치료한다. 이동원李東垣은 "위기胃氣는 근본이다[胃氣爲本]."라고 주장하였는데, 여기에 대한 대처법으로 뜸을 뜰 수도 있다. 氣海, 關元, 足三里의 혈을 취한 후 매일 뜸을 떠서 후천적인 근본을 강하게 하는 방식이다. 저자는 이 방법을 직접 사용하여 중년이 지난 사람이 매일 한 차례씩 뜸을 뜨면 실제로 큰 보익補益이 있다는 것을 스스로 느낀 경험이 있다.

3. 上巨虛穴

【혈위】 소퇴小腿 전외측前外側에 있으며, 犢鼻* 아래 6촌, 경골전연脛骨前緣에서 1횡지橫指(가운뎃손가락 기준)에 해당한다(그림89).

【혈명풀이】 上巨虛는 족양명위경에 있으며 대장의 하합혈이다. 巨는 크다는 의미이고, 虛는 사이라는 뜻이다. 《廣雅·釋獸》에서 "巨虛는 야수, 여마驢馬의 무리로 잘 달린다[巨虛, 野獸, 驢馬之屬, 善走]."라고 하였으니, 바로 소퇴小腿의 형상이다. '巨虛' 두 글자의 뜻을 살펴보면 바로 큰 공극空隙이다. '上巨虛'는 경골외연脛骨外緣의 큰 공극에 위치한 부드러운 곳이다. 발뒤꿈치를 치켜들어 올릴 때, 본혈은 소퇴 외측면에서 크게 함몰하는 부분의 위쪽에 있다.

《靈樞·邪氣臟腑病形篇》에서 "巨虛를 취하여 발을 든다[取之巨虛者擧足]."라고 하였다. 양상선楊上善은 "족행足胻 바깥쪽의 유독 들어가 크게 허한 곳을 巨虛라고 한다[足胻外獨陷大虛之中, 名曰巨虛]."라고 하였다. 《靈樞·本輸篇》에서 "……무릎 아래 3촌, 경외脛外는 三里穴이다. 다시 3촌 아래는 巨虛上廉이고, 다시 3촌 아래는 巨虛下廉이다[……膝下三寸, 脛外三里也, 復下三寸爲巨虛上廉也, 復下三寸爲巨虛下廉也]."라고 하였으니, 양상선楊上善은 "三里 이하, 3촌 상하처에서 위는 상렴이 되고 아래는 하렴이 된다[三里以下, 三寸之上下處, 上際爲上廉, 下際爲下廉]."라고 하였다. 여기에서는 경골의 외측에 있기 때문에 렴廉이라고 명명하였으며, 손에서의 상·하렴을 참고할 수 있다.

【국소해부】

① **침놓는 순서:** 피부→피하조직→경골전근脛骨前筋→지장신근趾長伸筋→소퇴골간막小腿骨間膜→경골후근脛骨後筋

② **혈구신경·혈관:** 표층에는 비장腓腸외측 피신경이 분포되어 있고, 심층에는 비심腓深신경의 근지와 경전脛前동맥이 분포되어 있다. 소퇴골간막의 심면深面에는 경脛신경과 경후脛後동맥이 지나가고 분포되어 있다(그림92).

【주치질병】 장중절통腸中切痛, 장옹腸癰, 설사, 변비, 하지위비下肢痿痺, 각기脚氣

【조작방법】 0.5~1.5촌을 직자한다. 허증과 한증에는 5~15분 정도 뜸을 뜰 수 있다.

* 犢鼻穴은 무릎을 굽혀 빈골(髕骨)과 빈인대(髕靭帶)의 바깥쪽 함몰부다.

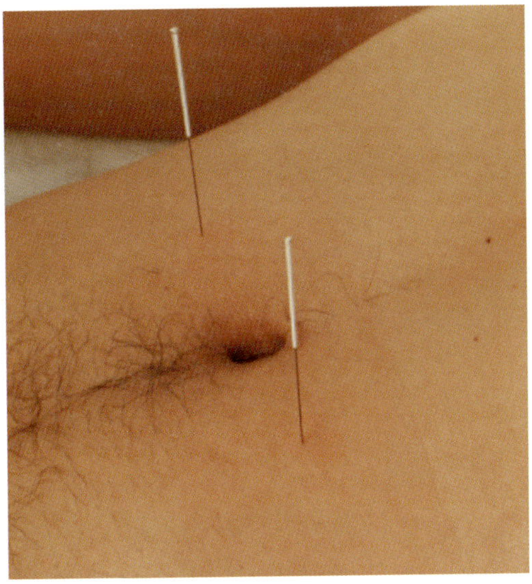

그림87 천추혈天樞穴

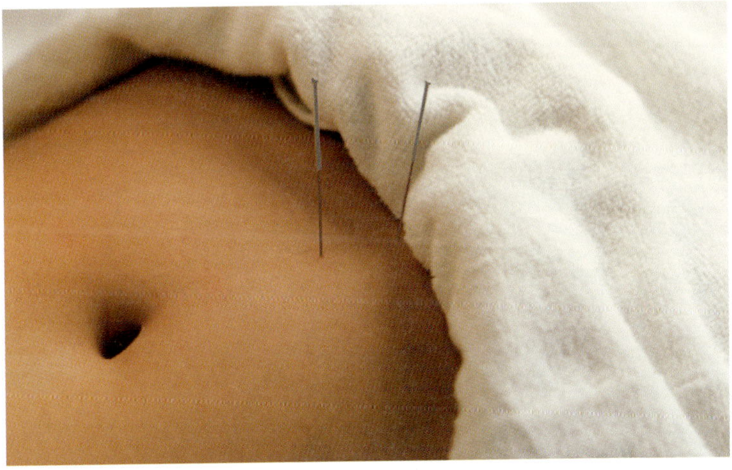

그림88 관원혈關元穴, 중극혈中極穴

【임상심득】 上巨虛穴은 대장의 하합혈이다. 본혈을 취할 때, 족근足跟을 조금 올리고 발을 비틀면 본혈에 침을 놓을 수 있다. 무릇 수혈을 취할 때는 모두 공규孔竅를 먼저 열어 침을 놓는다. 육부의 기는 모두 하지로 통하고, 족삼양경에는 각각 합혈이 있다. 《靈樞·四氣臟腑病形篇》에서 '합치내부合治內腑'를 제시하였는데, 육부의 병은 그 하합혈을 취해야 한다. 위·담·방광, 삼부三腑의 하합혈은 곧 본경 오수혈五兪穴 가운데의 합

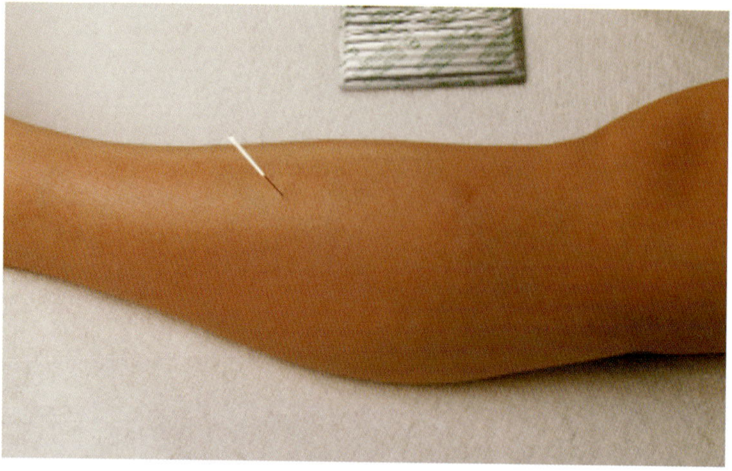

그림89 상거허혈上巨虛穴

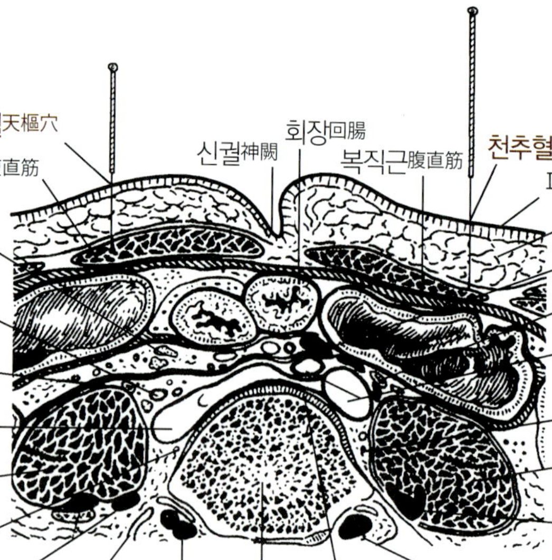

그림90 천추혈天樞穴의 해부층차도

혈이며, 대장·소장·삼초, 삼부의 합혈은 하지에 별도로 있다. 대장과 소장은 중요한 소화기관이므로 그 하합혈은 위경에 위치한다. 삼초는 수액대사水液代謝를 주관하기 때문에 삼초의 하합혈은 방광경의 위양혈에서 하합한다.

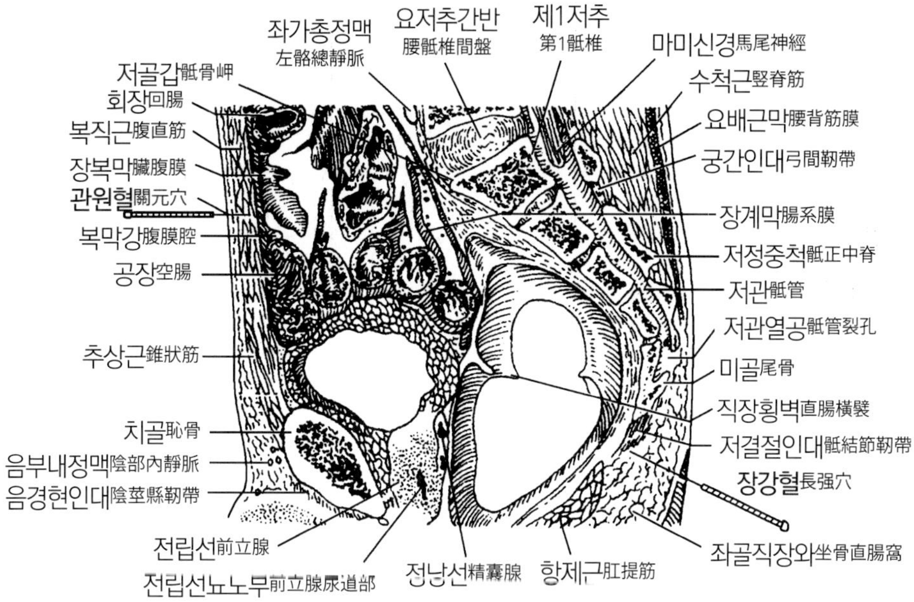

그림91 관원혈關元穴의 해부층차도

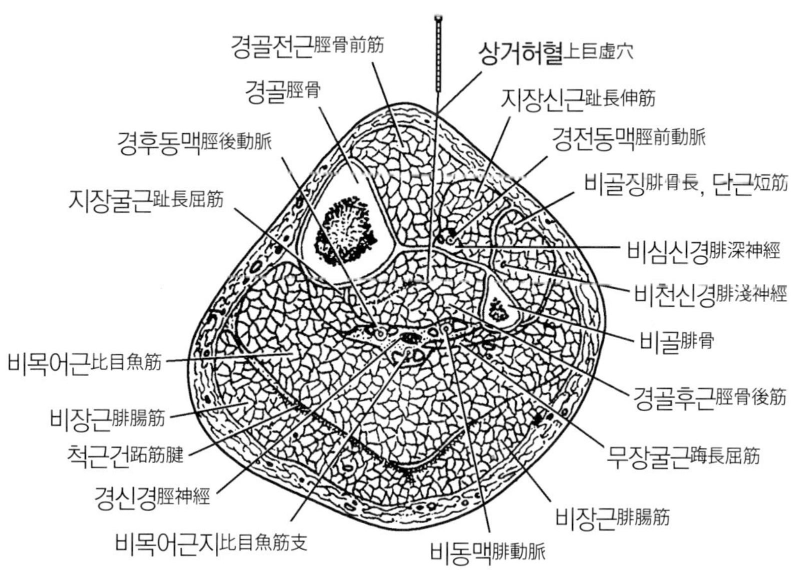

그림92 상거허혈上巨虛穴의 해부층차도

30장 담삼침膽三鍼

【조성】 期門穴, 日月穴, 陽陵泉穴

【배혈치료】 담膽과 관련된 질병

【임상심득】 期門은 간경모혈肝經募穴이고, 日月은 담경모혈膽經募穴이며, 陽陵泉은 담경합혈膽經合穴이자 하합혈下合穴이다. 많은 임상실제에서 간담과 관련된 질병을 陽陵泉穴에서 모두 분명하게 반응한다는 것을 보여준다. 세 혈을 함께 쓰면 담부膽腑와 관련된 질병을 치료하는 데 효과가 비교적 좋다.

1. 期門穴

【혈위】 흉부의 유두 직선 아래, 제6늑간 사이의 교차점이며 임맥任脈 방개 4촌에 해당한다(그림93).

【혈명풀이】 본혈은 족궐음간경足厥陰肝經에 있으며 간의 모혈이다. 期는 시기를 말하며, 모이는 것을 의미한다. 門은 열리고 통한다는 뜻이다. 사실 期門은 한대漢代의 수위守衛를 책임지는 무관명武官名으로 간肝을 장군의 관직에 비유한 것과 상응한다. 또한 기혈이 운행하는 주기周期의 출입문을 의미하며, 간의 양강陽剛한 기운을 상징하였다. 인체의 기혈은 처음에 雲門에서 나오고, 폐를 경經하여 대장과 전술한 여러 경맥들을 지나며, 경經이 12시진時辰을 운행하여 이곳에 이르면 일주一周가 된다. 《鍼灸問對》에서 "십이경은 수태음의 雲門에서 시작하고 차례대로 돌아 족궐음의 기문에서 멈춘다[十二經始于手太陰之雲門, 依次而傳, 終于足厥陰之期門]."라고 하였다. 돌고 나서 다시 시작하니 期門이라고 명명하였다. 본혈은 간경과 비경, 두 개의 경經과 음유陰維의 회혈로 혈증血證을 치료하는 요혈이다. 혈증에서는 월경月經이 대표적인데, 월경은 기약이 있기 때문에 '期門'이라고 또한 명명한다.

【국소해부】

① **침놓는 순서:** 피부→피하조직→복외사근腹外斜筋→늑간외근肋間外筋→늑간내근肋間內筋

② **혈구신경·혈관:** 표층에는 제6늑간신경 외측피지가 분포되어 있고, 심층에는 제6늑간신경과 동맥이 분포되어 있다(그림95).

【주치질병】 흉협창통胸脇脹痛, 복창腹脹, 딸꾹질, 토산吐酸, 유옹乳癰, 울민鬱悶

【조작방법】 사자斜刺하거나 0.5~0.8촌을 평자平刺한다. 본혈은 주로 우측 혈위를 선택하여 늑간에서 침을 놓고 늑골하연에서 위쪽으로 사자한다. 염전수법捻轉手法을 많이 사용하고, 제삽수법提插水法은 쓰지 않는다. 30분 이상을 유침留鍼하고, 침을 지나치게 깊게 놓아 간담이 손상하는 것을 피해야 한다.

【임상심득】 期門에 대한 최초의 언급은《傷寒雜病論》제108조에 보인다. "상한傷寒, 복만腹滿, 섬어譫語, 촌구맥부이긴寸口脈浮而緊하는 것은 간이 비를 승한 것으로 종縱이라고 명명하고 期門에 침을 놓는다[傷寒, 腹滿, 譫語, 寸口脈浮而緊, 此爲肝乘脾也, 名曰縱, 刺期門]."라고 하였다. 제143조에는 "부인중풍, 발열오한, 경수괄래經水适來하면서 7~8일이 지나서 열을 제거되어도 맥이 지遲하고 몸이 차가우며, 흉협이 가득 차서 결흉상結胸狀과 같다. 섬어譫語인 경우에는 열이 혈실血室에 들어왔기 때문에 期門에 침을 놓아 그 실제를 따라 취한다[婦人中風, 發熱惡寒, 經水适來, 得之七八日, 熱除而脈遲, 身凉, 胸脇下滿, 如結胸狀, 譫語者, 此爲熱入血實也, 當刺期門, 隨其實而取之]."라고 하였다. 제216조에 "양명병, 하혈, 섬어는 열이 혈실에 들어온 것이다. 다만 머리에서 땀이 나는 경우는 期門에 침을 놓고 그 실제를 따라서 사瀉하고 즙연濈然하게 땀을 내면 낫는다[陽明病, 下血, 譫語者, 此爲熱入血實. 但頭汗出者, 刺期門, 隨其實而瀉之, 濈然汗出則愈]."라고 하였다. 제109조에 "상한증傷寒證에 발열하고 오한하며 갈증이 심하여 물을 많이 마시는데 필히 배가 많이 나오고 자한自汗이 나며 소변이 순조로운 사람은 병이 풀리려는 것이고, 이는 간이 폐를 탄 것으로 이른바 횡橫이라 한다. 期門穴에 자침한다[傷寒發熱, 嗇嗇惡寒, 大渴欲飲水, 其腹必滿, 自汗出, 小便利, 其病欲解, 此肝乘肺也, 名曰橫, 刺期門]."라고 하였다. 지금 목기木氣가 크게 성해 도리어 폐금肺金을 업신여기니 열실熱實의 증상이다.《傷寒雜病論》에서는 응용하는 침법 10조를 공유하였는데, 그중 4조는 곧 期門에 침을 놓는 것이니 그 중요성을 볼 수 있다. 기期는 일 년이다. 일 년에는 12월, 365일이 있고, 궐음厥陰은 12경맥의 끝이며, 기문은 365혈의 끝이다.

2. 日月穴

【혈위】 상복부의 유두 직선 아래, 제7늑간 사이의 교차점이며 임맥 방개 4촌에 해당

한다(그림93).

【혈명풀이】 日은《說文解字》에서 "가득 차 있다는 뜻이다. 태양의 정수는 어그러지지 않는다. 구口와 일一로 구성된 상형이다. 일부日部에 속하는 한자는 모두 일日의 의미를 따른다[實也, 太陽之精不虧, 從口一象形, 凡日之屬皆從日]."라고 하였다. 月은《說文解字》에서 "월은 비어 있다는 뜻이다. 태음의 정수다. 상형이다. 월부月部에 속하는 한자는 모두 월月의 의미를 따른다[月, 闕也, 太陽之精象形, 凡月之屬皆從月]."라고 하였다. 해는 낮에 비추고, 달은 밤에 비춘다.《詩·鄘風·燕燕》에서는 "해와 달은 변함없이 온누리를 비추고 있다[日居月諸, 照臨下土]."라고 하였다. 日月穴은 담의 모혈이고 담은 중정中正의 관이며 결단이 출언出焉하는데, 11개의 장臟이 모두 담에서 취하여 그 밝음을 구하려고 힘쓴다. '明'이라는 글자는 해와 달을 따르는데, 일월은 본래 태양과 달이고 이것은 두 눈과 담의 장상臟象을 가리켜 말한 것이다.

도경道經에서는 두 눈을 일월日月이라고 하였다.《黃庭內景經》〈肺部章〉에서는 "해와 달의 정화는 늙고 쇠잔함을 구한다[日月之華救老殘]."라고 하였으니, 주석에서 "왼쪽 눈을 일日이라고 하고, 오른쪽 눈을 월月이라고 한다. 해는 간과 동방목행을 주관한다[左目爲日, 右目爲月. 日主肝, 配東方木行也]."라고 하였다. 또한 "밖으로 눈동자에 응하니 코 기둥의 사이다[外應眼瞳鼻柱間]."라고 하였으니, 주석에서 "밖으로 눈동자에 응하니 눈은 담을 주하고 담은 눈을 우러러본다[外應眼瞳, 目之所主于膽, 膽之所仰于目]."라고 하였다. 〈天中章〉에서는 "미호眉號는 화개로 눈을 덮었고 구유九幽는 日月로 공무空無를 밝혔다[眉號華蓋覆明珠, 九幽日月洞空無]."라고 하였으니, 주석에서 "日月은 왼쪽 눈을 일日이라고 하고 오른쪽 눈을 월月이라고 한다[日月者, 左目日之, 右目月之]."라고 하였다. 〈腎部章〉에서는 "위로 명하明霞에 이르면 日月이 연烟한다[上致明霞日月烟]."라고 하였으니, 주석에서 "日月은 두 눈이다[日月則二目]."라고 하였다. 두 눈은 간담을 주인으로 삼았고, 담이 모여 곧 '日月'이라고 명명한다.《道藏》에서 "日月은 좌우 눈이다[日月者, 左右目也]."라고 하였다. 본혈은 목질目疾을 잘 치료하므로 '日月'이라고 명명하고 '神光'이라고도 한다. 신神의 광光은 해와 달이다.

【국소해부】

① **침놓는 순서:** 피부→피하조직→복외사근腹外斜筋→늑간외근肋間外筋→늑간내근肋間內筋

② **혈구신경·혈관:** 표층에는 제7늑간신경 전피지가 분포되어 있고, 심층에는 제7늑간

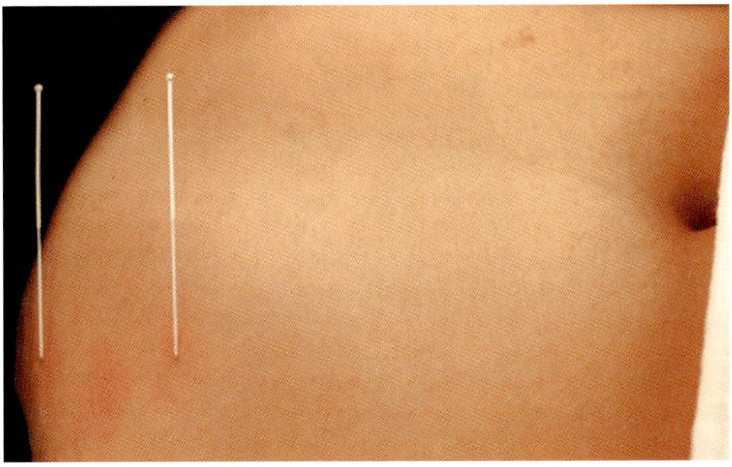

그림93 기문혈期門穴, 일월혈日月穴

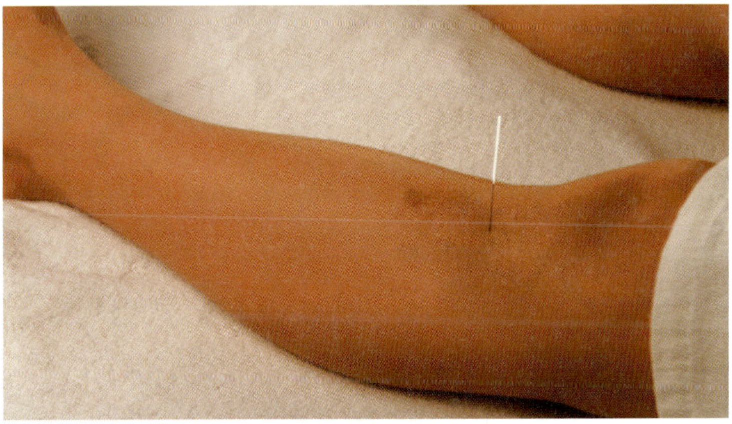

그림94 양릉천혈陽陵泉穴

신경과 동맥이 분포되어 있다(그림95).

【주치질병】 황달, 구토, 탄산呑酸, 딸꾹질, 위완통胃脘痛, 협늑창통脇肋脹痛

【조작방법】 0.3~0.5촌을 사자斜刺한다.

【임상심득】 日月穴은 족태음비경이고, 족소양담경, 양유맥 세 개의 맥이 모인다. 期門穴과 인접하고 期門과 자주 조합되어 월경月經을 조화롭게 한다. 한자의 일월의 뜻과 일맥상통하며, 나아가 조석삭망朝夕朔望의 기약이 있다고 표현할 수 있겠다.

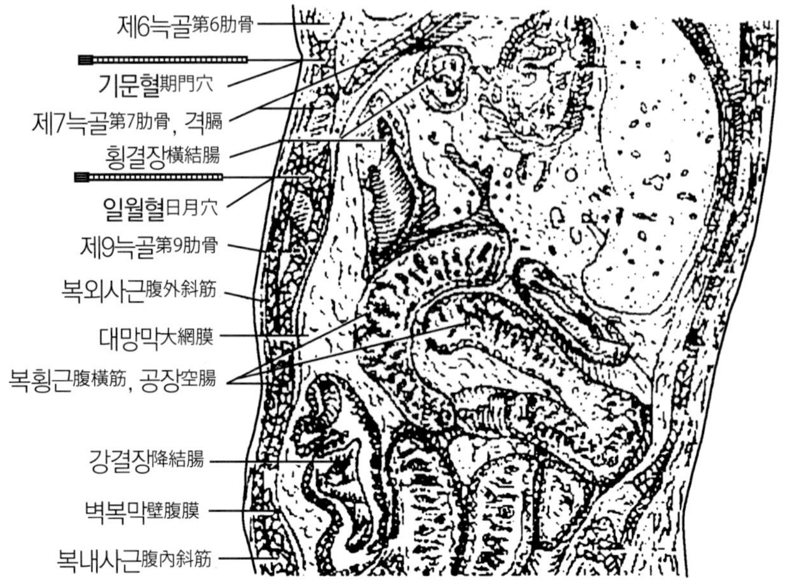

그림95 기문혈期門穴·일월혈日月穴의 해부층차도

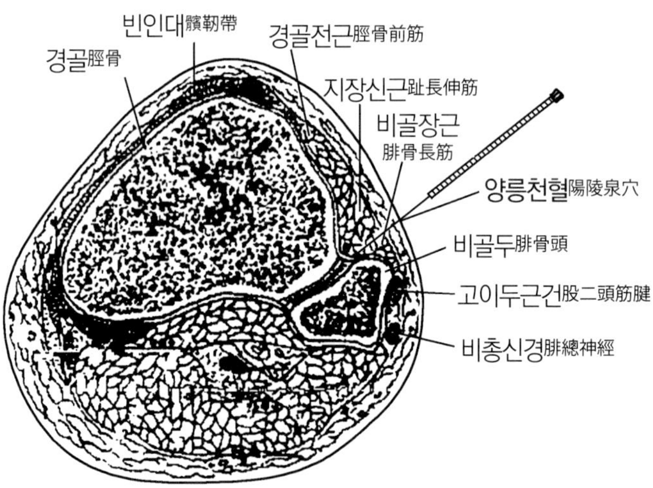

그림96 양릉천혈陽陵泉穴의 해부층차도

3. 陽陵泉穴

【혈위】 소퇴외측小腿外側에 있고 비골두전腓骨頭前의 아래 함몰부에 해당한다(그림94).

【혈명풀이】 陽陵泉은 족소양담경에 있고, 담경膽經의 합혈이면서 하합혈이고 팔회혈八

會穴 중 근회筋會다. 陽은 음양의 양이다. 陵은 큰 언덕이다. 泉은 물이 땅에서 흘러나오는 것을 가리킨다. 양릉陽陵은 몸 바깥쪽의 국소적으로 융기한 곳을 가리키는데, 경기經氣가 깊이 모여 천泉이 된다. 본혈은 무릎 아래의 외측에 있고 비골 소두전小頭前의 아래 함몰부에 있다. 맥이 나오는 곳이니 비유하면 양측陽側 능하陵下의 깊은 샘과 같다. 내內와 음陰의 陵泉과 대응되기에 '陽陵泉'이라고 한다.

【국소해부】

① **침놓는 순서:** 피부→피하조직→비골장근腓骨長筋→지장신근趾長伸筋

② **혈구신경·혈관:** 표층에는 비장외측피신경이 분포되어 있고, 심층에는 비천腓淺·비심腓深신경과 경전脛前동맥, 슬하외측膝下外側동맥이 분포되어 있다(그림96).

【주치질병】 황달, 구고口苦, 구토, 협늑동통脇肋疼痛, 하지위비下肢痿痺, 슬빈동통膝髕疼痛, 각기脚氣, 견통肩痛, 소아경풍小兒驚風

【조작방법】 1~1.5촌을 직자한다.

【임상심득】 陽陵泉穴은 비골소두腓骨小頭의 전하연前下緣, 비골장근과 신지총근伸趾總筋의 사이에 있다. 비총신경腓總神經이 나누어진 비천신경과 비심신경의 분지에 해당하고, 경전頸前동맥의 분지와 경반후脛返後동맥과 비장외측피腓腸外側皮신경이 있기 때문에 침자할 때 신중을 기해야 하며, 비총신경을 손상시키지 않도록 주의해야 한다. 비총신경의 손상으로 인한 전형적인 증상은 수족垂足이며 족배를 신전伸展할 수 없는 것이다. 陽陵泉은 사지의 혈위 중에서 침자할 때 특별히 신중을 기해야 하는 혈위다.

31장 요삼침尿三鍼

【조성】 中極穴, 關元穴, 三陰交穴

【배혈치료】 비뇨기계 질병, 복통

【임상심득】 中極은 방광모혈膀胱募穴에 속하고, 關元은 소장모혈小腸募穴, 족삼음경足三陰經과 임맥任脈의 교회혈交會穴에 속한다. 요액尿液의 생성과 소장의 분청비탁分清泌濁 기능

과 밀접한 관계가 있다. 中極·關元은 요액의 생성, 저장, 배설을 촉진할 수 있다. 수액의 대사와 조절은 간肝·비脾·신腎의 기능과 상관관계가 있기 때문에 三陰交를 선택해서 전의 두 혈과 공동으로 수액대사, 요액의 조정 등을 주관한다.

1. 中極穴

【혈위】 하복부 임맥에 있으며 배꼽 아래 4촌에 해당한다(그림88).

【혈명풀이】 中極은 임맥에 있으며 방광의 모혈이다. 中은 방위의 의미이고, 몸의 상하의 가운데를 가리키며 근본과 내부를 상징한다. 極도 방위를 가리키는데 중정中正의 뜻이다. 또한 '가장[最]'이라는 의미이고, 급急과도 통한다. 《毛詩·周頌》에서는 "모두가 임금님의 지극한 덕이네[莫匪爾極]."라고 하였다.

中極은 몸의 가운데 있어 원기의 근본이고 가장 중요한 곳이다. 또한 내급불통內急不通하는 여러 병을 치료할 수 있다. 또한 천지의 상하사방을 육극六極이라고 한다. 본혈은 안으로는 포궁胞宮, 정실精室에 응한다. 포궁과 정실은 인체의 가장 안쪽에 해당하며, 마치 실내에서 가장 깊숙한 곳과 같다. 즉 인체의 가장 가운데이자 깊은 곳에 해당하므로 '中極'이라고 명명한다. 밖에서 보면 사람의 몸은 정수리에서 발끝까지가 전신의 장도長度인데, 본혈은 그 가운데 있으므로 '中極'이라고 명명한다.

【국소해부】

① **침놓는 순서**: 피부→피하조직→복백선腹白線→복횡근막腹橫筋膜

② **혈구신경·혈관**: 표층에는 가복하骼腹下신경 피지와 복벽천腹壁淺동맥이 분포되어 있고, 심층에는 가복하신경과 복벽하腹壁下동맥이 분포되어 있다(그림97).

【주치질병】 융폐癃閉, 야뇨증, 요빈尿頻, 월경부조, 대하帶下, 생리통, 자궁출혈, 음정陰挺, 유정遺精, 양위陽痿, 산통

【조작방법】 바로 누워 0.8~1촌을 직자한다. 산모에게는 신중히 사용한다.

【임상심득】 中極穴은 방광의 위쪽에 있으므로 침을 놓기 전에 환자로 하여금 소변을 배뇨시켜서 혹시라도 방광을 찔러 상하게 하는 것을 피해야 한다. 비침법飛鍼法을 사용하지 않는 것이 좋은데, 위치를 정확하게 잡지 못하여 치료효과에 영향을 줄 수 있기 때문이다.

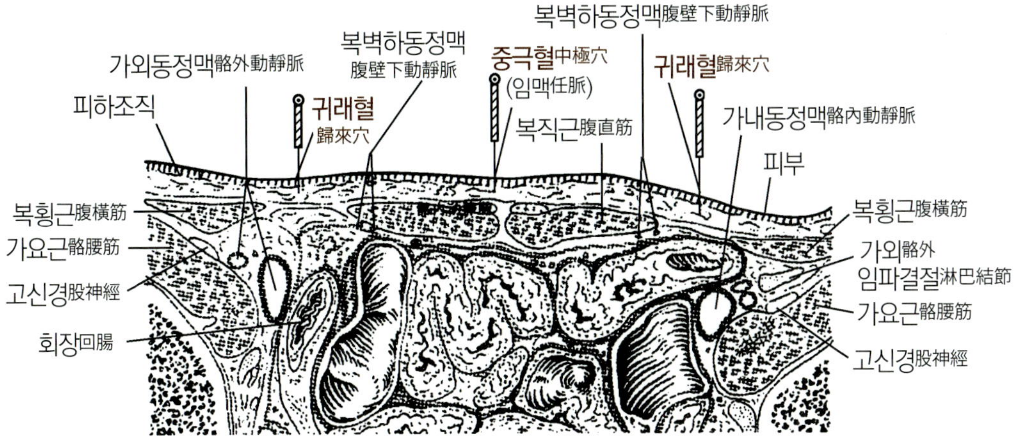

그림97 중극혈中極穴·귀래혈歸來穴의 해부층차도

2. 關元穴

장삼침陽三鍼을 참고한다.

3. 三陰交穴

족삼침足三鍼을 참고한다.

32장 양삼침陽三鍼

【조성】 關元穴, 腎兪穴, 氣海穴

【배혈치료】 유정遺精, 양위陽痿, 조설早泄, 불육증不育症(정자소精子少), 신허요통腎虛腰痛 등

【임상심득】 양삼침陽三鍼은 남성 질병을 주로 치료한다. 氣海·關元은 모두 몸의 원기를 주관하고, 腎兪는 보신補腎, 고신固腎, 보원기補元氣를 주로 한다. 침자鍼刺할 때 대체로 엎드리거나 바로 누운 자세를 취하는데, 먼저 바로 누운 상태에서 복부 혈위에 침

을 놓고, 그다음에 다시 엎드려 허리 혈위에 침을 놓는다. 또한 임상의 구체적인 정황에 근거하면 앉은 자세를 쓰기도 하는데 허리와 배 부위를 드러내고 허리와 배 혈위에 동시에 침을 놓는다.

1. 關元穴

요삼침尿三鍼을 참고한다.

2. 腎兪穴

요삼침腰三鍼을 참고한다.

3. 氣海穴

【혈위】 하복부의 전정중선前正中線에 있으며 제중臍中 아래 1.5촌에 해당한다(그림98).

【혈명풀이】 氣海는 임맥任脈에 있는데, 황肓의 원혈原穴이다. 氣는 인체가 호흡하는 숨이며, 또한 몸의 원기를 가리킨다. 海는 광대하고 심원하다는 뜻이다. 본혈은 배꼽 아래 1.5촌에 있는데, 본혈은 선천원기先天元氣의 바다로 《鍼灸聚英》에서 "남자 생기의 바다[男子生氣之海]."라고 하였다. 《醫學入門》에서는 "몸의 기질氣疾을 주관한다[主一身氣疾]."고 하였다. 장기허비臟氣虛憊, 진기부족眞氣不足을 주로 치료하고, 천식, 제하냉기상충臍下冷氣上冲 등 각종 기증氣證을 치료하므로 이렇게 명명한다. 조보하초調補下焦, 보신익기補腎益氣, 진양고정振陽固精의 기능이 있다.

《靈樞·陰陽淸濁篇》에서 "폐의 탁한 기는 경으로 흘러들어가고 바다에 내적한다[肺之濁氣, 下注于經, 內積于海]."라고 하였다. 《靈樞·營衛生會篇》에서 "기는 하초에서 나온다[氣出于下焦]."라고 하였다. 그래서 몸의 생기生氣는 배꼽 아래에서 나오고 온몸에 가득 찬다. 《管子·心術》에서 "기는 신체를 채우는 것이다[氣者身之充也]."라고 하였고, 《淮南子·原道》에 "기는 생명을 채우는 것이다[氣者生之充也]."라고 하였다. 충充은 찼다는 의미로 이르지 않은 곳이 없다는 것이다. 《靈樞·五味篇》에서 "그 큰 기가 전하여 움직이지 않고 흉중에 쌓이므로 '氣海'라고 한다[其大氣之傳而不行者積于胸中, 命曰氣海]."고 하였다. 《道藏》에서는 "복원기법服元氣法은 대략 氣海와 두 신장이 서로 속한다고 하는데, 신은 물에 속하고 기와 물은 서로 자식과 부모의 관계가 된다[服元氣法, 略謂氣海與兩腎相屬, 腎屬水, 氣與水互爲子母]."라고 하였다.

【국소해부】

① **침놓는 순서:** 피부→피하조직→복백선腹白線→복횡근막腹橫筋膜

② **혈구신경·혈관:** 표층에는 늑간신경 전피지前皮支와 복벽천腹壁淺동맥이 분포되어 있고, 심층에는 늑간신경과 복벽하腹壁下동맥이 분포되어 있다. 더 깊은 곳은 복강腹腔에 미칠 수 있다(그림86).

【주치질병】 복통, 설사, 변비, 야뇨증, 양위陽痿, 유정遺精, 폐경, 생리통, 자궁출혈, 대하帶下, 음정陰挺, 산통, 중풍탈증中風脫證, 허로리수虛勞羸瘦

【조작방법】 0.8~1촌을 직자한다.

【임상심득】 氣海穴은 매우 중요한 혈위로, 전신 장부臟腑에서 기허氣虛의 증상은 모두 이것을 취할 수 있다. 본혈은 임맥에 위치하는데, 음에서 양을 구한다는 뜻을 취하는 것이다. 저자는 수년간 매일 저녁 무렵에 氣海에 30분간 현애懸艾한다. 양기陽氣를 진분振奮케 하는 데 효과가 있다는 것을 많이 느낀다. 더욱 눈을 감고 고요히 생각할 때는 애화艾火의 따뜻한 열이 서서히 깊이 들어가는 것을 느끼고 열감熱感이 바로 命門까지 이르며 온기가 매우 천천히 퍼지는 것을 느낀다. 그러므로 이동원李東垣은 '후천적 본구방本灸方'이 있는데, 中脘, 氣海, 足三里를 취한다. 임맥은 음맥陰脈이나, 그 위의 氣海, 關元, 中極, 膻中의 여러 혈들은 대부분 양陽이나 기氣와 서로 관계가 있다. 실제로 음맥 중의 양혈이 되니, 혈과 맥의 관계가 실제로 매우 오묘하다.

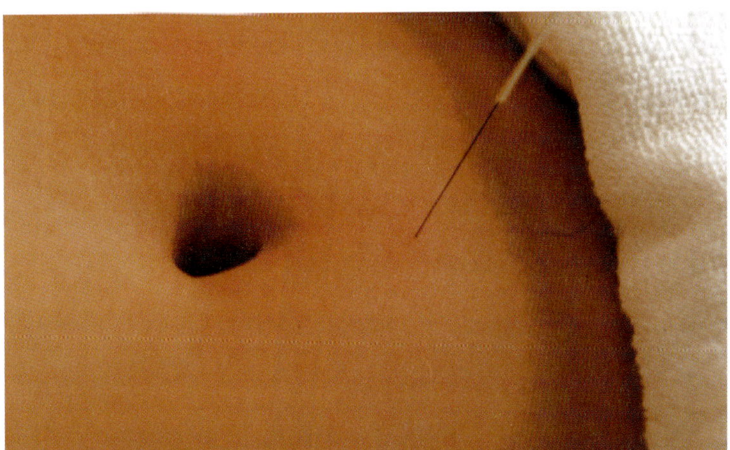

그림98 기해혈氣海穴

33장 음삼침陰三鍼

【조성】 關元穴, 歸來穴, 三陰交穴

【배혈치료】 월경과다, 월경과소, 폐경, 불임증, 생리통, 대하帶下 등

【임상심득】 음삼침陰三鍼은 여성 질환을 전문적으로 치료하는 처방이다. 여자는 음혈陰血을 주로 삼는데, 三陰交는 태음비경太陰脾經에 속하고, 歸來는 족양명위경에 속한다. 족양명은 다기다혈多氣多血이며, 족태음경足太陰經은 음정陰精과 음혈陰血을 주로 만든다. 關元은 몸의 원기를 주관한다.

1. 關元穴

장삼침腸三鍼을 참고한다.

2. 三陰交穴

족삼침足三鍼을 참고한다.

3. 歸來穴

【혈위】 하복부의 제중臍中 아래 4촌에 있으며 전정중선前正中線 방개 2촌에 해당한다(그림99).

【혈명풀이】 歸來穴은 족양명위경에 있다. 돌아가는 것을 歸라 하고, 돌아오는 것을 來라 한다. 《詩·小雅·采薇》에서 "곧 돌아갔다. 우리 출정길은 그냥 돌아가지 않으리라[薄言旋歸, 我行不來]."라고 하였다. 《論語·微子》에서는 "과거의 잘못은 되돌릴 수 없지만, 미래에 잘못하려는 것은 아직도 쫓아가 말릴 수 있다[往者不可諫, 來者猶可追]."라고 하였다. 양생토납養生吐納은 기를 들이쉴 때, 복기腹氣가 상승하고 氣海에서 중기中氣와 교회交會한다. 기를 내쉴 때는 복기가 하강하기 때문에 기식귀근氣息歸根이라고 명명한다. 본혈은 복기가 하강할 때의 근저根底이므로 '歸來'라고 명명한다. 근본으로 돌아가는 것을 말하니, 곧 귀근歸根이고 아래쪽으로 움직이는 것을 말한다. 본혈은 남자의 낭축囊縮과 여자의 자궁탈출 등의 증상을 치료하니, 모두 기분氣分의 병에 속한

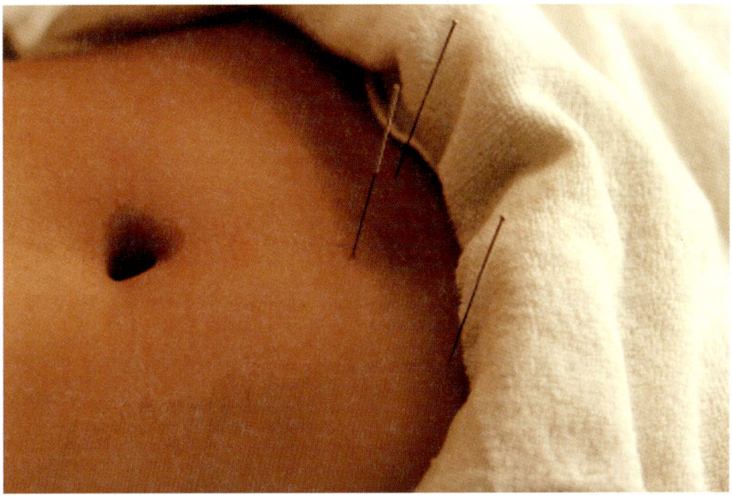

그림99 관원혈關元穴**, 귀래혈**歸來穴

다. 이것을 취하면 산한散寒, 리기理氣, 귀원歸元의 효능이 있으니 곧 歸來의 뜻이다.

【국소해부】

① **침놓는 순서:** 피부→피하조직→복직근초전벽腹直筋鞘前壁→복직근腹直筋

② **혈구신경·혈관:** 표층에는 액복하額腹下신경과 복벽천腹壁淺동맥과 정맥이 분포되어 있고, 심층에는 늑하肋下신경과 복벽하腹壁下동맥이 분포되어 있다(그림97).

【주치질병】 복통, 산통, 폐경, 월경부조, 음정陰挺, 대하帶下

【조작방법】 0.8~1촌을 직자한다.

【임상심득】 歸來에 침자鍼刺해서 침감鍼感이 소복부小腹部에 도달하고, 곧 외부생식기에 이르게 한다. 염전보사법捻轉補瀉法을 사용할 수 있고, 또한 온구溫灸나 집에서 스스로 뜸을 뜰 수 있다.

34장 폐삼침閉三鍼

【조성】 十宣穴, 湧泉穴, 水溝穴

【배혈치료】 중풍, 혼미불성, 쇼크

【임상심득】 폐閉는 실증實證에 속한다. 치료할 때에 개규성신開竅醒神의 방법을 취하므로 十宣과 湧泉, 水溝를 사용한다. 폐삼침閉三鍼은 일반적으로 구법灸法을 사용하지 않는다.

1. 十宣穴

【혈위】 손가락 열 개 끝, 손톱 유리연游離緣에서 0.1촌 떨어진 곳에 있다. 좌우 모두 10혈이다.

【혈명풀이】 혈이 열[十] 손가락 끝에 있어 밖으로 드러나므로 선명하고[宣明] 쉽게 볼 수 있다. 선산열사宣散熱邪에 많이 사용되므로 이렇게 명명한다.

【국소해부】

① **침놓는 순서:** 피부→피하조직

② **혈구신경·혈관:** 지장측指掌側 고유신경*과 장측掌側 고유동맥이 분포되어 있다.

【주치질병】 혼미, 전간癲癇, 고열, 인후종통咽喉腫痛

【조작방법】 0.2촌을 천자淺刺하면서 염침捻鍼하여 3방울의 피를 낸다.

【임상심득】 十宣穴에 방혈放血할 때에는 삼릉침을 반드시 사용하여 점자방혈點刺放血할 필요는 없다. 1촌침을 사용해 침을 완전히 놓은 후 염전捻轉으로 자극을 주어 다시 2~3방울의 피를 내는 것이 좋다. 엄지손가락은 폐경肺經이 지나가는 곳에 속하여 호흡이 쇠갈衰竭한 환자에게 침을 놓으면 효과가 비교적 좋다. 심장병이 있는 환자에게는 中衝에 침을 놓으면 효과가 비교적 좋다.

2. 湧泉穴

족지침足智鍼을 참고한다.

---

* 요골측의 세 개 반 손가락은 정중(正中)신경의 지배이고, 척골측의 한 개 반 손가락은 척(尺)신경의 지배이다.

【조작방법】 0.8~1촌을 직자한다. 강하게 염전한다.

3. 水溝穴

면탄침面癱鍼을 참고한다.

【조작방법】 위쪽으로 0.5촌을 사자斜刺한다.

35장 탈삼침脫三鍼

【조성】 神闕穴, 百會穴, 水溝穴

【배혈치료】 중풍탈증中風脫證(면색창백面色蒼白, 사지궐랭四肢厥冷, 대한여림大汗如淋, 맥미세지脈微細遲)

【임상심득】 탈삼침脫三鍼은 맥복脈復, 한지汗止, 지난肢暖, 정성淸醒을 기준으로 하고, 만약 청성淸醒하지 않으면 30분 후에 다시 침구할 수 있다.

1. 神闕穴

【혈위】 복중부腹中部의 배꼽 중앙에 있다.

【혈명풀이】 神闕은 임맥任脈에 있다. 神은 사람의 원신元神과 제신臍神을 가리킨다. 《靈樞·本神篇》에서 "그러므로 생명의 요소를 정이라고 하고, 두 정이 상박하는 것을 신이라 한다[故生之來謂之精, 兩精相搏謂之神]."라고 하였다. 《說苑·修文》에서는 "신은 천지의 근본이고 만물이 생기는 것이다[神者, 天地之本而萬物之始也]."라고 하였다. 闕은 궁궐, 문관門觀이다. 《說文解字》에서도 "문관門觀이다[門觀也]."라고 풀이하였다. 본혈은 배꼽에 있는데, 배꼽은 선천적인 것의 결체結締이고 또 후천적인 것의 기사氣舍이다. 이 사이에 원기元氣가 상존한다. 안으로는 대장과 소장에 근접해 있는데, 대장은 전도傳導의 관官이고 변화가 출언出焉하며, 소장은 수성受盛의 관이고 화물化物이 출언한다. 대장과 소장은 모두 화化와 관계가 있는데, 크게 화하는 것을 바로 신神이라

고 한다. 《道藏》에서 "신은 변화의 극치이다[神者, 變化之極也]."라고 하였으니, 그러므로 신神으로 명명한다. 궐闕은 중문인데 중문을 출입하는 것은 귀함을 보이는 것이다. 사람은 정신을 가장 귀하게 여긴다. 본혈은 심신心腎(심장신心藏神, 신장지腎藏志)이 교통交通하는 문으로 '神闕'이라고 칭한다. 본혈은 제공臍孔에 해당하는데, 태아가 이 궁궐에 의뢰하여 탯줄이 영양을 수송하고 온몸에 관주灌注하니, 결국 태아의 몸이 점점 발육하여 변화를 예측할 수 없을 정도로 신기神奇하므로 '神闕'이라고 명명한다.

【국소해부】

① **침놓는 순서**: 본혈은 침을 금한다.

② **혈구신경·혈관**: 표층에는 제10늑간신경 전피지前皮支가 분포되어 있고, 심층에는 제10늑간신경과 복벽腹壁상·하동맥 문합지吻合支가 분포되어 있다.

【주치질병】 복통, 설사, 탈항脫肛, 수종水腫, 허탈虛脫

【조작방법】 격염구隔鹽灸를 시구하거나 격강구隔薑灸를 시구한다. 애주艾炷의 크기는 큰 것이 마땅하며, 한번에 10장壯을 뜬다.

【임상심득】 격부자병隔附子餠으로 神闕穴에 뜸을 뜨는데, 노년의 허비虛秘를 치료하는 데 효과가 크다. 저자는 한 노옹을 치료했는데, 나이가 70살쯤이었고 당뇨병을 20여 년 앓았다. 변비가 있었는데 3~4일 심하게는 5~6일에 한 번 변을 보았고, 극통極痛이 심하였다. 격부자병으로 본혈에 뜸을 떴는데, 대장구大壯灸로 하루에 여섯 장壯을 하였다. 뜻하지 않게 노인의 온도감각은 떨어졌고, 국부적으로 뜸을 뜬 곳에 수포가 생겨 터뜨리니 감염이 되었다. 저자는 그가 낫지 않을까 봐 심하게 걱정하여 매일 창상을 소독하고 약을 바꿔가면서 정성을 다하였다. 2주 후에야 점차 좋아졌는데, 의외로 변비도 완전히 해소되었다. 옛사람들이 언급한 "구창灸瘡을 얻지 않으면 고질병은 치유하기 어렵다."라는 이치를 깨닫게 된 계기였다.

2. 百會穴

【혈위】 두부頭部에 있으며, 전발제前髮際의 가장자리 정중앙에서 직상直上 5촌이나 두 耳尖을 잇는 선의 중점에 해당한다.

【혈명풀이】 百會는 독맥督脈에 있고 수족삼양手足三陽과 독맥의 교회혈交會穴이다. 百은 《說文解字》에서 "십을 열배한 것이다[十十也]."라고 풀이하였으니, 곧 많음을 칭한

다. 《莊子·秋水》에서 "가을이 되면 모든 냇물이 황하로 흘러든다[秋水時至, 百川灌河]."라고 하였다. 《孫子·謀攻》에서 "백전백승은 선 중에 선이 아니다[白戰百勝, 非善之善者也]."라고 하였다. 《昭明文選·左思〈吳都賦〉》에서는 "많은 천이 갈라져 바다로 돌아와 모인다[百川派別, 歸海而會]."라고 하였다. 會는 회합會合의 뜻이 있다. 본혈은 몸에서 가장 높은 곳에 있다. 많은 맥과 많은 해骸가 모두 우러러 조회하니 천지의 북신北辰 북극北極과 같다. 《鍼灸大成》에서는 "하늘의 극성이 북에 있는 것과 같다[猶天之極星居北]."라고 하였다. 본혈은 두항頭項의 정중앙에 있으며 수족삼양과 독맥의 회혈會穴로, 백병을 주主할 수 있으니 '百會'라고 명명한다. 《類經圖翼》에서는 "독맥은 족태양의 회혈로 수족소양, 족궐음이 모두 이곳에 모인다[督脈, 足太陽之會, 手足少陽, 足厥陰俱會于此]."라고 하였다. 제맥諸脈이 대부분 이곳에서 모이므로 '百會'라고 명명한다.

【국소해부】

① **침놓는 순서:** 피부→피하조직→모상건막帽狀腱膜

② **혈구신경·혈관:** 유활차상有滑車上신경과 섭천顳淺동맥이 분포되어 있다(그림10).

【주치질병】 두통, 현훈, 중풍실어, 전광癲狂, 탈항脫肛, 설사, 음정陰挺, 건망증, 불면증

【조작방법】 현구懸灸

【임상심득】 百會穴은 처음으로 《鍼灸甲乙經》에 보이는데, 독맥에 귀속되고 '삼양오회三陽五會'라고 별도로 부른다. 《會元鍼灸學》에서는 "百會는 오장육부의 기경奇經과 삼양백맥三陽百脈이 모이는 곳이므로 百會라고 한다[百會者, 五臟六腑奇經三陽百脈之所會, 故名百會]."고 하였다. 독맥은 '양맥의 바다'이다. 머리는 모든 양陽이 모이는 곳으로 본혈은 사람의 두정頭頂에 있고, 또한 수족삼양경과 독맥의 교회혈이다. 그러므로 침자하여 보법補法을 시도하면 본혈은 양호한 승양거함升陽擧陷, 익기고탈益氣固脫의 작용이 있다.

3. 水溝穴

면탄침面癱鍼을 참고한다.

【조작방법】 위를 향해 0.5촌을 사자斜刺한다. 유침留鍼하고 염침捻鍼한다.

36장 비삼침肥三鍼

【조성】 中脘穴, 足三里穴, 帶脈穴

【배혈치료】 비만증, 특히 복부비대의 치료에 뛰어나다.

【임상심득】 비만과 내분비는 관계가 있기 때문에 침자鍼刺는 내분비대사에 매우 큰 영향을 끼친다. 또한 비만은 장腸·비脾·위胃와 관련이 있기 때문에 足三里를 선택한다. 中脘은 위경모혈胃經募穴로 비脾와 위胃에 관련된 침자에 대표적인 복부의 국소취혈이다. 본혈은 환자의 비만 정도에 근거하여 지방에까지 침자한다. 帶脈은 허리의 중부中部에 위치하는데, 소복少腹의 한쪽 면에서 시작해 계륵季肋의 아래를 지나가고 온몸을 한 번 돌고 허리를 지나가니 여러 경맥을 묶는 속대束帶와 같다. 복부비만 환자는 대개 帶脈의 약속約束하는 기능이 떨어진 것과 관계가 있다. 그러므로 이 세 혈을 선택하여 배합한다. 비만증을 유발시킨 동물실험을 통해 관찰해보니 비삼침肥三鍼이 동물의 고지혈과 체중을 분명하게 떨어뜨린다는 것을 증명하였다.

1. 中脘穴, 足三里穴

위삼침胃三鍼을 참고한다.

2. 帶脈穴

【혈위】 측복부에 있으며, 제11늑골 유리단游離端 아래 수직선과 배꼽 수평선의 교점에 있다(그림100).

【혈명풀이】 帶脈穴은 족소양담경에 있다. 본혈은 족소양경과 대맥帶脈의 교회혈交會穴이다. 《說文解字》에서 "帶는 큰 띠이다. 남자는 대를 매고, 여자는 실을 차니, 패를 차는 형상을 본뜬 것이다. 패에는 반드시 건巾이 있는데, 건을 따른다[帶, 紳也. 男子系帶, 女子帶絲, 象系佩之形, 佩必有巾, 從巾]."라고 하였다. 대帶는 찼다는 뜻인데, 여기에서는 대맥帶脈을 가리킨다. 맥脈은 경맥을 가리킨다. 《靈樞·本臟篇》에 "경맥은 혈기를 운행하고 음양을 운영하는 것으로 근골을 부드럽게 하고 관절을 이롭게 한다[經脈者, 所以行血氣而營陰陽, 濡筋骨, 利關節者也]."라고 하였다. 帶脈穴은 대맥이

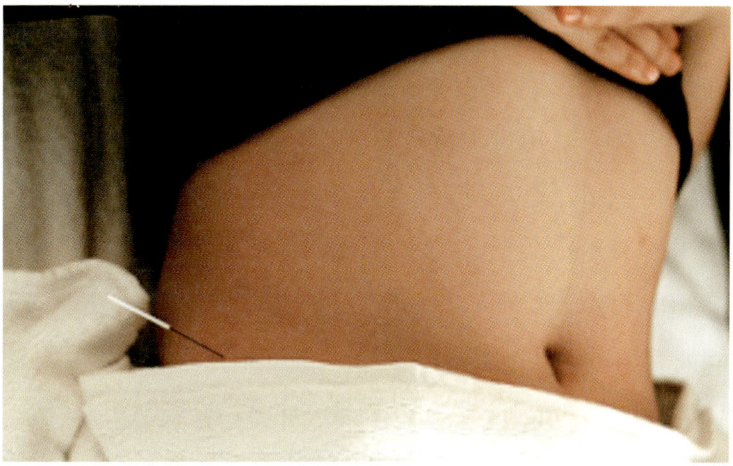

그림100 대맥혈帶脈穴

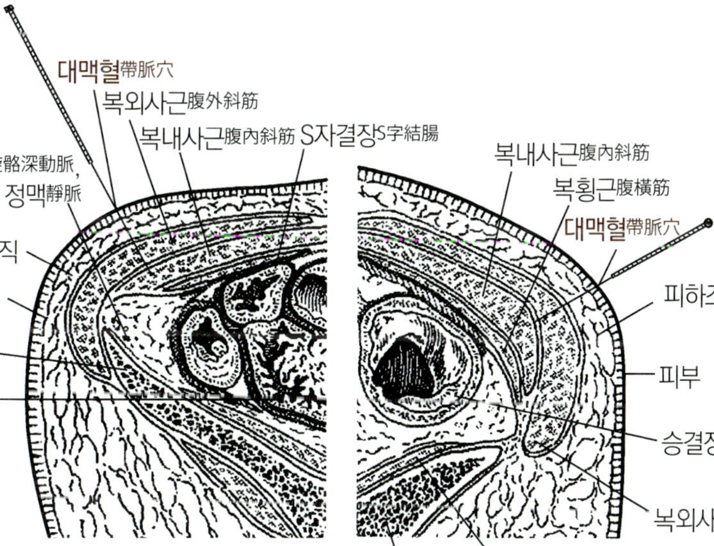

그림101 좌측·우측 대맥혈帶脈穴의 해부층차도

지나가는 곳 중 의대衣帶가 걸리는 곳으로 대하帶下의 병을 치료할 수 있기 때문에 이렇게 명명한다.

【국소해부】

① **침놓는 순서:** 피부→피하조직→복외사근腹外斜筋→복내사근腹內斜筋→복횡근腹橫筋

② **혈구신경·혈관:** 표층에는 제10늑간 신경외측 피지가 분포되어 있고, 심층에는 늑

하신경과 늑하동맥이 분포되어 있다(그림101).

【주치질병】 대하帶下, 월경부조月經不調, 음정陰挺, 폐경, 산통, 소복통小腹痛, 협통脇痛, 요통

【조작방법】 침첨이 배꼽을 향하게 하고 피하에 3~3.5촌을 횡자橫刺하는데, 매번 5~8분 간격으로 염침捻鍼을 한 번 한다. 치료 한 번에 염침을 5~6번 하며 30~40분을 유침留鍼한다. 전침을 사용할 수 있다. 본혈은 측요부 액중선腋中線에 있고, 또한 章門*과 가척髂脊의 사이의 중점에서 혈을 취할 수 있다. 침자의 심도는 결장結腸을 자중刺中할 것 같은데, 대개 환자가 가벼운 통감痛感은 감지하지만 크게 문제가 되지 않는다. 결장은 신축성이 비교적 강한 편인데, 많이 염전하면서 조금씩 제삽을 하면 통증을 최소화할 수 있다.

【임상심득】 帶脈은 족소양담경, 대맥지회帶脈之會가 된다. 우측 帶脈穴은 승결장부升結腸部에 위치하고, 좌측 帶脈穴은 강결장부降結腸部에 위치한다. 통경활락通經活絡·청리습열淸利濕熱·조경지대調經止帶의 작용이 있어 腎兪, 白環兪, 關元, 陰陵泉, 三陰交와 배합하여 월경부조·백대과다白帶過多·자궁탈수子宮脫垂 등을 치료한다.

37장 간삼침癎三鍼

【조성】 內關穴, 申脈穴, 照海穴

【배혈치료】 전간癲癎, 족내번足內翻, 족외번足外翻

【임상심득】 간삼침癎三鍼의 제1혈은 內關穴이다. 內關은 심포경心包經에 속하는데, 심포心包는 심장을 대신하여 사기邪氣를 받는다. 전간병은 심신心神과 관계가 있다. 심신이 안정되지 못하면 內關에 침을 놓아 영심안신寧心安神의 목적에 도달하게 한다. 申脈·照海는 모두 교맥蹻脈에 속한다. 교맥은 교건蹻健, 민첩을 주관한다. 전간이 발작하면 교건함을 잃게 되므로 교맥혈을 선택하여 취한다. 전간에는 "낮에는 申脈을 발하고, 밤

* 章門穴은 제11늑골 유리단(游離端) 조금 아래에 있다.

에는 照海를 발한다[日發申脈, 夜發照海].”라는 설이 있다. 여기서는 밤낮에 상관없이 모두 申脈·照海를 취한다.

1. 內關穴

위삼침胃三鍼을 참고한다.

2. 申脈穴

【혈위】 외과外踝 바로 아래에 있는 골하연骨下緣의 함몰부에 있다(그림102).

【혈명풀이】 申脈穴은 족태양방광경에 있고 팔맥교회혈八脈交會穴이며 양교맥과 통한다. 申은 '伸'과 통하고 정속자지整束自持하는 모양으로 힘차고도 민첩하다는 뜻이 있다. '呻'과 같다. 맥脈은 경맥을 가리킨다. 혈이 외과의 아래에 있고 발을 펴면 열리는데 족관절을 굴신할 때 힘을 쓰는 곳을 '申脈'이라고 명명한다. 신장과 방광은 표리表裏가 되는데, 기울불신氣鬱不伸으로 인하여 신음呻吟하는 경우에 申脈과 復溜를 함께 취하면 매번 효과를 거둘 수 있다. 신申은 신시申時를 의미한다. 십이시十二時와 십이장부는 상응하는데, 신시申時는 바로 방광의 시時에 해당하므로 申脈穴은 방광부의 혈이라고 여길 수 있다.

【국소해부】

① **침놓는 순서:** 피부→피하조직→신근하지지대伸筋下支持帶→지단신근趾短伸筋

② **혈구신경·혈관:** 표층에는 족배외측피足背外側皮신경의 분지와 소은小隱정맥의 속지屬支가 분포되어 있고, 심층에는 비심腓深신경의 근지筋支와 비腓동맥 근외측지跟外側支가 분포되어 있다(그림104).

【주치질병】 두통, 현훈, 불면증, 기와嗜臥, 전광간癲狂癎, 목적통目赤痛, 안검하수眼瞼下垂, 요퇴통腰腿痛, 항강項强, 족외번足外翻

【조작방법】 족저足底 방향으로 0.5~0.8촌을 직자한다.

【임상심득】 申脈穴은 양교맥에서 소생所生하는데, 태양은 온몸의 표表를 주관하므로 굽히고 펴지 못하는 것과 근맥이 구련拘攣하는 여러 병을 치료할 수 있다. 신장과 방광은 서로 표리관계인데, 기울불신氣鬱不伸으로 인하여 신음呻吟하는 경우에는 申脈과 復溜를 함께 취하면 매번 효과를 거둘 수 있다.

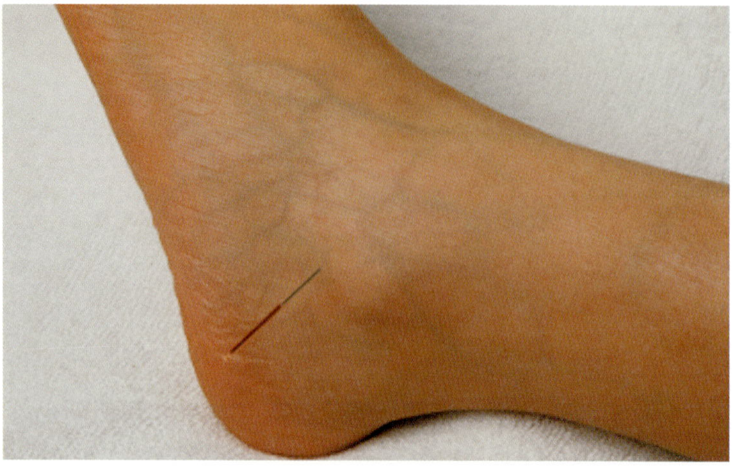

그림102 신맥혈申脈穴

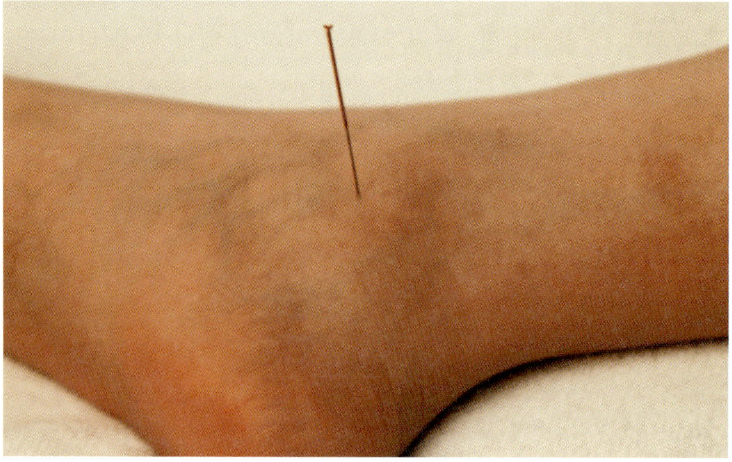

그림103 조해혈照海穴

3. 照海穴

【혈위】 내과內踝 바로 아래에 있는 골하연骨下緣의 함몰부에 있다(그림103).

【혈명풀이】 照海는 족소음신경에 있고 팔맥교회혈八脈交會穴 중 하나이며 음교맥과 통한다. 照는 밝음으로 광명이 내리쬐는 것을 가리킨다. 《書·太誓》에서 "해와 달이 비치는 것 같다[若日月之照臨]."라고 하였다. 《禮記·經解》에서는 "사방을 밝게 비추어 아주 작은 것도 남기지 않는다[明照四海而不遺微小]."라고 하였다. 海는 광대한 사해四海를 의미하고 전신을 가리킨다. 해는 또한 심애지처深洼之處이다. 또한 조照는 광명이 미치는 바이고, 해海는 백천百川이 모이는 곳이다. 신장의 진양眞陽이 매우 깊음이 바

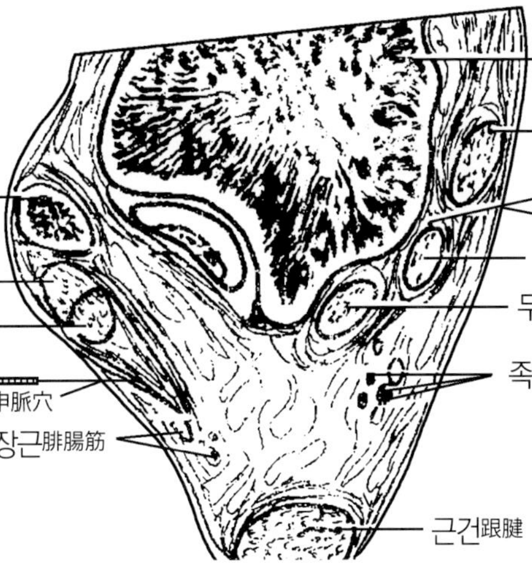

그림104 조해혈照海穴·신맥혈申脈穴의 해부층차도

다와 같고 온몸을 밝게 비출 수 있음을 상징하는 것이다. 수천水泉은 비록 멀지만 결국은 바다에 이른다. 조照라고 말한 것은 신장은 수화水火의 장부인데, 수水 중에 화火가 있고, 본혈이 내과內踝의 아래 함몰부에 있는 것도 해海에 견주어 비교할 수 있기 때문이다. '照海'라는 것은 깊은 물의 가운데이며, 뇌룡雷龍의 화火로 사해를 밝게 비추어 온몸에 작은 것도 미처 남기지 않는 것을 의미한다.

【국소해부】

① **침놓는 순서:** 피부→피하조직→경골후근건脛骨後筋腱

② **혈구신경·혈관:** 표층에는 은隱신경의 분지와 대은大隱정맥 속지屬支가 분포되어 있고, 심층에는 족저내측足底內側신경의 근지筋支와 경후脛後동맥의 근내측지跟內側支 분지分支가 분포되어 있다(그림104).

【주치질병】 월경부조月經不調, 생리통, 대하帶下, 음정陰挺, 음양陰痒, 소변빈삭小便頻數, 융폐癃閉, 인후간통咽喉干痛, 간증癎症, 불면증

【조작방법】 申脈과 같다.

【임상심득】 신장은 수화水火의 장부인데, 그중에 진양眞陽이 있고 수중水中에 화火가 있으니 이른바 뇌룡지화雷龍之火이다. 照海穴은 심수深水의 신神으로 뇌룡雷龍의 화火가 사해四海를 밝게 비추는데, 온몸에 작은 부분도 남기지 않는다. 그러므로 申脈과 照海가 상호배합이 되어 신지神志와 관련된 질병을 매번 치료한다.

38장 갈삼침褐三鍼

【조성】 顴髎穴, 太陽穴, 下關穴

【배혈치료】 황갈반黃褐斑, 흑갈반黑褐斑

【임상심득】 顴髎, 太陽, 下關, 세 혈은 모두 갈색 반점이 잘 생기는 부위다. 그러므로 해당 세 혈을 선택하여 국소적으로 배합침자配合鍼刺하여 치료한다.

1. 顴髎穴

【혈위】 瞳子髎(목외자방目外眦旁, 광외측연眶外側緣) 바로 아래에 있는 권골하연顴骨下緣의 함몰부에 있다(그림105).

【혈명풀이】 顴髎는 수태양소장경에 있다. 顴은 권골顴骨을 가리킨다. 《素問·刺熱論篇》에서 "권골에 색이 빛나면 열병이다[色榮顴骨, 熱病也]."라고 하였는데, 왕빙王冰이 주석하기를 "권골은 눈 아래 외자外眦에 해당한다[顴骨, 謂目下當外眦也]."라고 하였다. 髎는 대개 골공骨空을 가리킨다. 《奇經八脈考·釋音》에서 "료髎의 음은 료寥이다. 뼈가 비어 있는 곳이다[髎, 音寥, 骨空處也]."라고 하였다. 본혈은 권골 끝의 함몰부에 있기 때문에 '顴髎'라고 명명한다. 소장경과 삼초경의 회혈會穴로 서근지통舒筋止痛하는 효과가 있고 구벽口僻과 면적面赤을 주로 치료한다.

【국소해부】

① **침놓는 순서:** 피부→피하조직→권근顴筋→교근咬筋→섭골顳骨

② **혈구신경·혈관:** 표층에는 광하眶下신경이 분포되어 있고, 심층에는 안면신경의 권지顴支와 하함下頜신경의 근지筋支가 분포되어 있다(그림42).

【주치질병】 구와口喎, 안검도동眼瞼跳動, 치통, 면통面痛, 협종頰腫

【조작방법】 0.2~0.3촌을 직자한다. 전침을 사용할 수 있는데, 중등도로 자극한다.

【임상심득】 顴髎穴은 수태양소장경에 속한다. 수태양과 수소양이 모이는 곳이다. 본혈에 대한 최초의 기록은 《鍼灸甲乙經》에 보인다. 통증을 멈추게 하고 경련을 푸는 작용을 하며, 太陽, 攢竹, 絲竹空, 下關, 地倉과 배합하여 안면마비, 안면경련을 치료한다. 약간 목외자目外眦 방향으로 침을 놓으며 뜸은 금한다는 설이 있다.

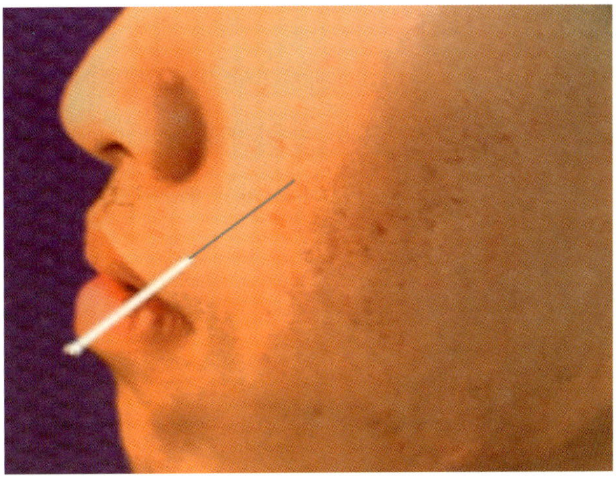

그림105 권료혈顴髎穴

2. 太陽穴, 下關穴

차삼침叉三鍼을 참고한다.

39장 유삼침乳三鍼

【조성】 乳根穴, 膻中穴, 肩井穴

【배혈치료】 유선증생乳腺增生, 유즙乳汁부족, 유선乳腺의 양성종괴良性腫塊

【임상심득】 乳根은 족양명위경에 있으며 국부취혈법에 속한다. 膻中은 임맥任脈에 있으며 기氣와 관계가 있다. 肩井은 담경膽經에 속하고 간담肝膽, 정서情緖와 관련이 있다.

1. 乳根穴

【혈위】 흉부에 있고 유두의 바로 아래 유방의 근부根部이며, 제5늑간 전정중선前正中線에서 4촌 떨어져 있다.

【혈명풀이】 乳根은 족양명위경에 있다. 乳는 유방을 가리킨다. 根은 근저를 뜻한다. 모든 물건의 하부를 근根이라고도 한다. 백거이白居易의 〈早春〉이라는 시詩에 "뜰에 가득한 햇볕 축축한 땅, 냉이는 담장 아래에서 자라네[滿庭田地濕, 薺葉生墻根]."라고 하였다. 본혈은 유방의 하연下緣에 해당하여 위치에 따라 '乳根'이라 명명하였다.

【국소해부】

① **침놓는 순서**: 피부→피하조직→흉대근胸大筋→늑간외근肋間外筋→늑간내근肋間內筋

② **혈구신경·혈관**: 표층에는 늑간신경의 전피지前皮支와 흉복벽胸腹壁정맥이 분포되어 있고, 심층에는 흉전胸前신경과 늑간신경, 동맥이 분포되어 있다(그림108).

【주치질병】 유옹乳癰, 유즙소乳汁少, 흉통, 기침, 딸꾹질

【조작방법】 늑간 사이를 따라 바깥쪽으로 0.5~0.8촌을 사자斜刺하거나 0.4촌을 직자한다. 뜸을 뜰 수도 있다.

【임상심득】 乳根穴은 늑간에 반드시 침을 놓아야 하며, 늑골 아래를 따라 침을 놓는데 절대 직자로 하되 조금이라도 깊이 침자하면 안 된다. 또한 정확하게 침을 놓으면 침감鍼感이 늑간을 향해 방산한다.

2. 膻中穴

【혈위】 흉부에 있고 전정중선, 제4늑간과 평행의 두 유두를 잇는 선의 중점에 해당한다(그림106).

【혈명풀이】 膻中은 최초의 기록이 《靈樞·根結篇》에서 보이는데 임맥任脈에 속하며, 심포心包의 모혈募穴이자 팔회혈八會穴 중의 기회氣會이다. 膻은 '袒'과 같다. 《說文解字》에서 "육전肉膻이다[肉膻也]."라고 했으며, 《禮記·祭義》에서 "하늘에 제사 지냄에 전향膻薌을 올린다[燔燎, 膻薌]."라고 하였다. 손희단孫希旦은 《集解》에서 "양고羊膏가 전膻이다[羊膏, 膻]."라고 하였다. 中은 흉중을 가리키며 방위를 가리키는 말이고 아울러 함축적인 의미를 가지고 있다. 膻中은 심장의 외부로 심장을 대신해 명령을 행하고 흉막의 중앙에 있다. 본혈은 가슴에 있고 두 젖 사이에 있으며 심포막心包膜이 있는 곳에 해당하므로 '膻中'이라고 명명한다. 《難經》에서 "옥당 아래 1촌 6분이고, 바로 두 젖 사이의 함몰부다[玉堂下一寸六分, 直兩乳間陷者是]."라고 하였다. 《靈樞·脹論篇》에서 "膻中은 군주의 궁성이다[膻中者, 君主之宮城也]."라고 하였다. 《素問·靈蘭秘

典論篇》에서는 "膻中은 마음을 밖으로 드러내는 희로애락을 표출하는 기관이다[膻中者, 臣使之官, 喜樂出焉]."라고 하였다.

【국소해부】

① 침놓는 순서: 피부→피하조직→흉골胸骨

② 혈구신경·혈관: 표층에는 제4늑간신경 전피지前皮支가 분포되어 있고, 심층에는 제4늑간신경과 흉곽내胸廓內동맥의 전천지前穿支가 분포되어 있다(그림109).

【주치질병】 기침, 천식, 흉통, 심계心悸, 유소乳少, 구토, 일격噎膈

【조작방법】 침을 놓은 후에 침첨을 아래쪽으로 0.3~0.5촌 사자斜刺한다. 뜸을 뜰 수 있다.

【임상심득】 膻中穴의 혈위에 대한 최초의 설명은《靈樞·根結篇》에 나와 있다. "궐음은 大敦에 근원하고 玉堂에 연결되어 있으며 膻中에 이어져 있다[厥陰根于大敦, 結于玉堂, 絡于膻中]."라고 하였다. 기침, 천식, 유소乳少, 구토, 일격噎膈 등에 효과가 있다.

3. 肩井穴

【혈위】 견상肩上에 있고, 앞의 직선 상에 유중前直乳中이 있으며, 大椎와 견봉肩峰을 잇는 연결선의 중점에 있다(그림107).

【혈명풀이】 肩井은 족소양담경에 있다. 肩 경항頸項의 아래다. 井은 우묵하고 깊은 곳이다. 본혈은 어깨부위에 있으며, 결분缺盆 직상直上의 함몰부에 해당한다. 본혈은 어깨의 함몰부에 있기 때문에 비유하여 '肩井'이라고 하였다.

【국소해부】

① 침놓는 순서: 피부→피하조직→사방근斜方筋→견갑제근肩胛提筋

② 혈구신경·혈관: 표층에는 쇄골상鎖骨上신경의 내측지內側支가 분포되어 있고, 심층에는 부신경, 견갑배肩胛背신경과 경횡頸橫동맥이 분포되어 있으며, 더 깊은 층에는 흉막정胸膜頂이 있다(그림110).

【주치질병】 두항강통頭項强痛, 견배동통肩背疼痛, 상지불수上肢不遂, 난산難産, 유옹乳癰, 유즙불하乳汁不下, 나력瘰癧

【조작방법】 0.5~0.8촌을 직자한다. 심부는 바로 폐첨肺尖에 해당하므로 절대 깊게 자입해서는 안 된다. 임산부에게는 침을 금한다. 뜸을 뜰 수 있다.

【임상심득】 침을 놓기 전에 먼저 손으로 肩井穴을 집어 들면서 침자하는데, 심도는 마음속으로 분명히 염두에 두어야 한다. 만약 직자한다면 깊게 침자하는 것을 피하여 기흉氣胸을 예방해야 한다. 침을 놓는 방향은 대부분 배측背側이나 흉측胸側으로 하는 것이 좋다. 가능하면 수직으로 침을 놓는 것을 피한다.

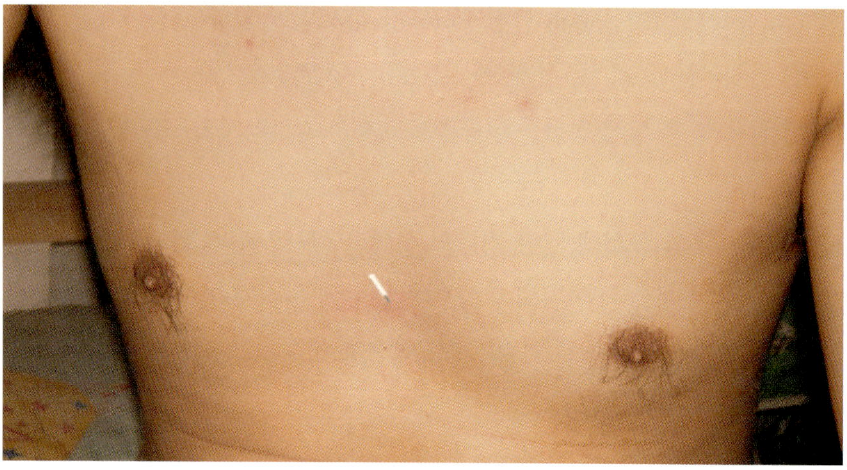

그림106 전중혈膻中穴

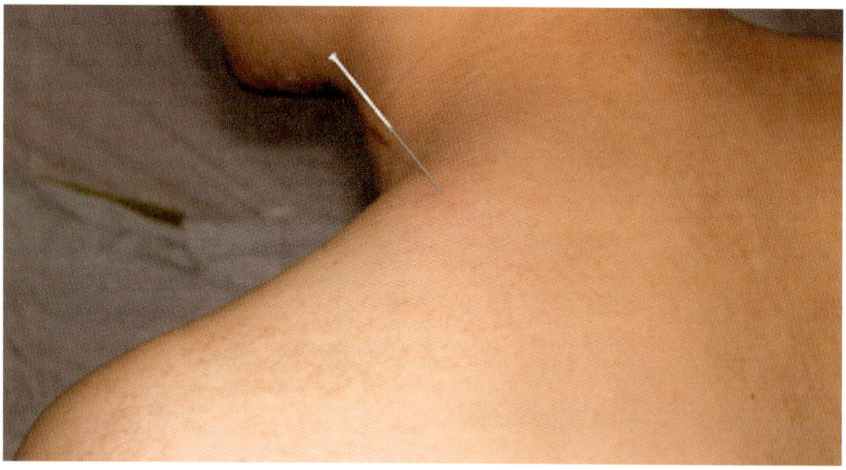

그림107 견정혈肩井穴

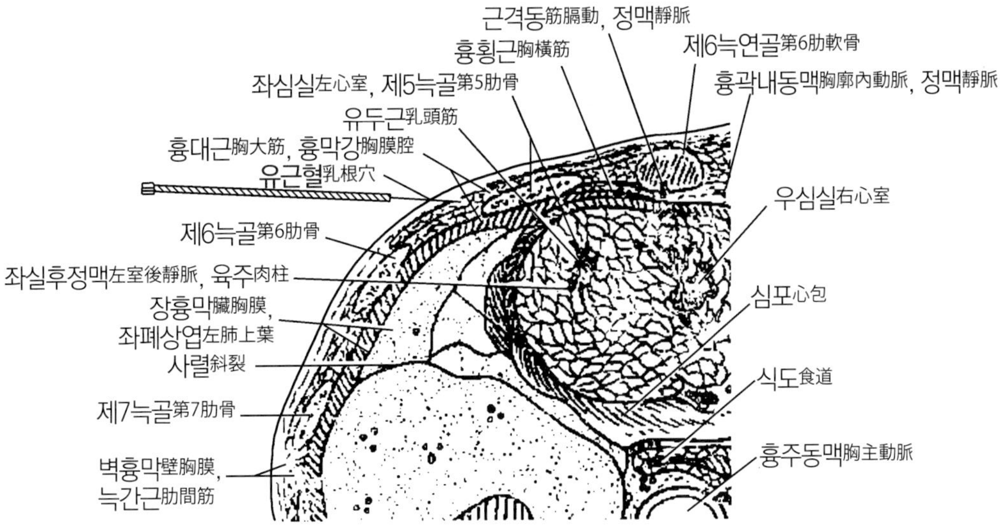

그림108 유근혈乳根穴의 해부층차도

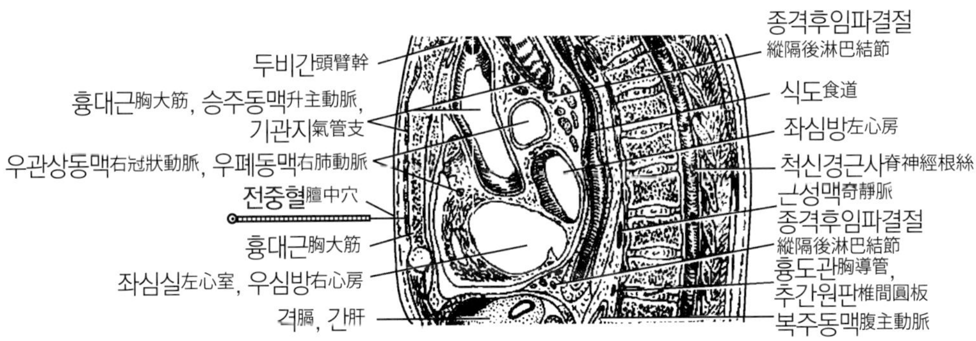

그림109 전중혈膻中穴의 해부층차도

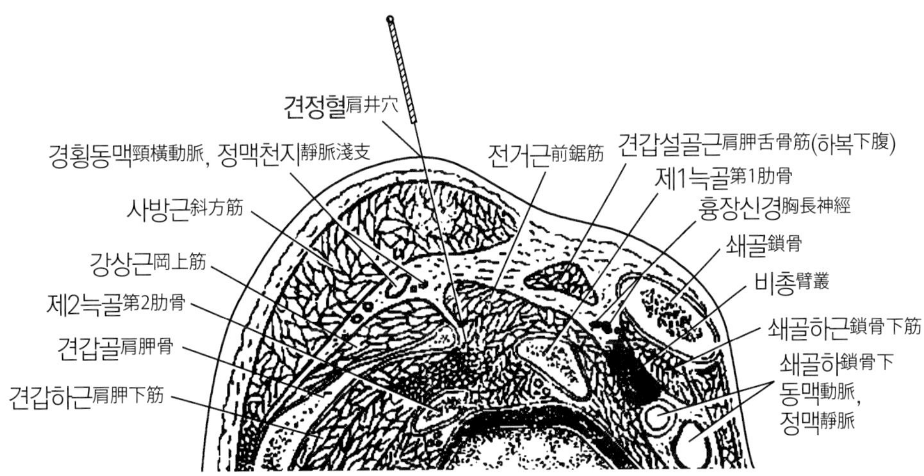

그림110 견정혈肩井穴의 해부층차도

2부

근삼침의 주치질병

1장 내과 질병

두통

【정의】 두통은 임상에서 자주 보이는 자각증상인데, 단독으로 나타나기도 하고, 여러 종류의 질병 과정 중에 발병하기도 한다. 본절에서 논하는 두통은 외감육음外感六淫, 내상잡병內傷雜病으로 유발되는 경우에 해당한다. 즉 두통이 주소증인 병증이다.

내과에서 자주 보이는 두통은 혈관성두통, 긴장성두통, 삼차신경통, 외상성후두통, 부분노내部分顱內질병, 신경기능증神經機能症과 몇몇 감염성질병, 오관과五官科질병의 두통 등이며, 모두 본절 내용을 참조하여 증후를 판별해 치료할 수 있다.

【병인병기】 두통의 병인은 외감과 내상 두 개의 범위를 벗어나지 않는다. 머리는 '제양지회諸陽之會', '청양지부淸陽之府', 또는 '수지해髓之海'라고 하는데, 장부의 양기에 의지하여 정혈精血이 충양充養된다. 그러므로 육음六淫의 사기邪氣가 외습하여 두뇌를 범하거나, 사기가 장기간 머물러 경락의 기혈이 불통하거나, 혹은 간양肝陽이 평소 성하여 화화化火로 상충上冲하거나, 신음휴허腎陰虧虛하여 수불함목水不涵木하고 결국 풍양상요風陽上擾하여 머리에 기혈이 역란逆亂하게 되거나, 혹은 신정腎精이 부족하여 수해실충髓海失充하고 기혈양허氣血兩虛로 청규실양淸竅失養하거나, 혹은 담탁痰濁과 어혈이 인체의 상부에서 내류內留하여 맥락이 불통하면 두통이 발생한다.

【임상분류】 두통의 부위는 전액前額, 전정巓頂, 한쪽 액섭額顳이며, 혹은 좌 혹은 우 혹은 머리 전체에서 두통이 전전輾轉하여 발작한다. 두통의 성질로는 혼통昏痛, 은통隱痛, 창통脹痛, 도통跳痛, 자통刺痛, 혹은 찢어질 것 같은 두통이 있다.

십이경맥 중에 육양경六陽經과 족궐음경이 머리의 여러 부위를 순행한다. 그래서 침구임상에서는 전두통前頭痛, 편두통, 후두통, 두정통頭頂痛을 경맥에 의거하여 분류하는데, 양명두통陽明頭痛과 소양두통少陽頭痛, 태양두통太陽頭痛, 궐음두통厥陰頭痛으로 나눈다.

① **양명두통**: 전액통前額痛이며, 미릉골통眉棱骨痛과 눈(청광안靑光眼 즉 녹내장), 코(비두염鼻竇炎 즉 축농증), 상아병上牙病이 야기하는 두통을 포함한다.

② **소양두통**: 편두통이며, 이병耳病이 야기하는 두통을 포함한다.

③ **태양두통**: 후두통이며 낙침落枕, 경추병이 야기하는 두통을 포함한다.

④ **궐음두통**: 두정통頭頂痛이며, 고혈압으로 유발되는 두통을 포함한다.

⑤ **전두통全頭痛**: 머리 전체의 두통으로 구체적 동통 부위를 분별해 내기 어렵다.

【진단요점】

① 머리에서의 동통이 주요 임상증상이다.

② 두통은 전액前額, 양섭兩顳, 전정巓頂, 침정枕頂, 혹은 전두부全頭部에 발생한다. 동통의 성질은 도통跳痛, 자통刺痛, 창통脹痛, 작통灼痛, 중통重痛, 공통空痛, 혼통昏痛, 은통隱痛 등이다. 두통은 돌연히 발작하기도 하고 천천히 일어나기도 하며, 반복해서 발작하는 경우도 있고, 때로는 아프다가 때로는 멈추기도 한다. 동통의 지속시간이 장시간일 수도 있고 짧을 수도 있으며, 몇 분에서 몇 시간, 혹은 며칠, 몇 주 심하게는 더 장기적인 동통이 그치지 않는 경우도 있다.

③ 외감外感 두통인 경우는 대부분 일상생활을 조심하지 않고 외사外邪에 침습받은 병력이 있다. 내상內傷 두통인 경우는 자주 음식, 피곤, 남녀관계의 부절제, 병을 앓고 난 뒤 몸의 허약 같은 병력이 있다.

④ 혈압, 혈액검사, 도플러초음파진단, 뇌전도, 뇌척수액腦脊髓液, 뇌CT, 혹은 MRI 등의 검사로 두통의 병인을 명확하게 한다. 만약 눈, 귀, 코, 구강의 질병이 연관된다고 의심이 되면 오관과五官科에 상응하는 검사를 할 수 있다.

【치료】

1. 근삼침요법

① **주혈**: 훈통침暈痛鍼

② **배혈**: 양명두통은 上星, 陽白, 攢竹(透魚腰), 絲竹空, 合谷, 內庭을 조합한다. 소양두통은 絲竹空, 角孫, 率谷, 風池, 外關, 足臨泣을 조합한다. 태양두통은 天柱, 風池, 後溪, 申脈, 崑崙을 조합한다. 궐음두통은 百會, 太衝, 行間, 太溪, 湧泉을 조합

한다. 전두통은 百會, 頭維, 陽白, 合谷, 風池, 外關을 조합한다. 각 부위의 두통은 모두 阿是穴을 취할 수 있다.

2. 기타요법

① **피부침법**: 피부침은 印堂, 太陽, 阿是穴에 중고重叩한다. 매번 5~10분을 시행하고, 심한 경우에는 피가 나오게 한다. 풍한습사風寒濕邪가 침습한 경우나 간양상항형肝陽上亢型의 두통에 두루 사용한다.

② **삼릉침법**: 두통이 매우 심할 때에는 印堂, 太陽, 百會, 大椎, 攢竹 등을 취하여 삼층침으로 자혈刺血한다. 혈마다 3~5방울의 피를 낸다.

③ **전침법**: 合谷, 風池, 太陽, 阿是穴 등을 취한다. 침자鍼刺하여 득기를 확인한 후에 전침電鍼의 중등도의 자극을 준다. 기체혈어형氣滯血瘀型 혹은 완고성完固性 두통에 두루 사용한다.

④ **이침법**: 침枕과 섭顳, 액額, 피질하皮質下, 간양肝陽, 신문神門을 취한다. 매번 2~3혈을 선택하여 호침毫鍼으로 강한 자극을 주고, 유침留鍼하는 시간은 두통이 완화되는 정황을 보고 정한다. 또한 왕불유행王不留行 씨를 첩부貼附할 수도 있다. 완고성 두통은 이배耳背정맥을 취하여 자혈刺血할 수 있다.

⑤ **혈위주사법**: 변증에 의거하여 시호柴胡주사액, 당귀當歸주사액, 단삼丹參주사액, 천궁川芎주사액, 비타민B1 혹은 비타민B12주사액을 분별하여 사용한다. 일반적으로 2~3혈을 취하며, 혈마다 0.5ml를 주사한다.

⑥ **한약요법**: 간양肝陽두통은 천마구등음天麻鉤藤飮을 가감하여 평간잠양식풍平肝潛陽息風을 주로 한다. 혈허血虛두통은 가미사물탕加味四物湯을 가감하여 양혈자음養血滋陰하고, 화락지통和絡止痛한다. 담탁痰濁두통은 반하백출천마탕半夏白朮天麻湯을 가감하여 건비조습健脾燥濕하고 화담강역化痰降逆한다. 신허腎虛두통은 대보원전大補元煎을 가감하여 양음보신陽陰補腎하고 전정생수塡精生髓한다. 어혈瘀血두통은 통규활혈탕通竅活血湯을 가감하여 활혈화어活血化瘀하고 통규지통通竅止痛한다.

삼차신경통

【정의】 삼차신경통은 삼차신경의 분포구에 나타나는 방사성 동통과 소작양의 견인성 동통을 주요 증상으로 하는 질병이다. 임상에서 나타나는 가장 전형적인 신경통이다.

본병은 40세 이상의 여성에게 많이 발생하는데, 원발성原發性과 속발성續發性으로 분류하고 한의학의 '면통面痛', '면풍통面風痛', '면협통面頰痛' 등의 범주에 속한다.

【병인병기】 본병은 대부분 외감풍사外感風邪, 정지부조情志不調, 외상 등의 원인과 관계가 있다. 풍한風寒의 사기邪氣가 면부面部의 양명경맥陽明經脈, 태양경맥太陽經脈을 침습한 탓에 한성수인寒性收引, 응체근맥凝滯筋脈, 기혈비조氣血痹阻하여 발생한다. 혹은 풍열독사風熱毒邪가 면부面部에 침음浸淫하여 경락기혈이 조체한 탓에 운행이 불량해진다. 외상이 있거나 정지부조情志不調하거나, 혹은 구병입락久病入絡하여 기체혈어氣滯血瘀로 발생한다. 안면부의 경락기혈이 조색하고 경맥이 불통하여 면통面痛이 생긴다.

【임상분류】

① **풍한형風寒型**: 풍한에 노출된 병력이 있다. 안면통이 한사寒邪를 만나면 심해지고 온난한 환경에서는 가벼워진다. 맑은 콧물이 흐른다. 설태가 백白하며 맥부긴脈浮緊하다.

② **풍열형風熱型**: 통처에 작열감灼熱感이 있고 침이 흐르며 목적유루目赤流淚한다. 설태가 박황薄黃하며 맥부삭脈浮數하다.

③ **기혈어체형氣血瘀滯型**: 자주 외상의 과거력이 있거나 병의 경과가 오래되고, 통점이 대부분 고정되어 있다. 설암舌黯이 나타나거나 어반瘀斑이 있고 맥삽脈澀하다.

【진단요점】

① 면부동통은 갑자기 생기고, 섬전양閃電樣, 도할양刀割樣, 침자양鍼刺樣, 화작양火灼樣의 극렬한 동통이 나타난다.

② 면부조홍面部潮紅, 유루流淚, 유연流涎, 유체流涕를 수반하며 면부근육面部筋肉에 경련을 일으킨다. 몇 초에서 몇 분까지 지속되고 자주 설화說話, 탄인呑咽, 쇄아刷牙, 세검洗

瞼, 냉성 자극, 정서의 변화 등이 동반된다.

③ 발작의 차수는 일정하지 않으며 간헐기에는 증상이 없다.

【치료】

1. 근삼침요법

① **주혈**: 차삼침叉三鍼

② **배혈**: 안지통眼支痛은 絲竹空, 陽白을 조합한다. 상함지통上頷支痛은 顴髎, 迎香을 조합한다. 하함지통下頷支痛은 承漿, 頰車를 조합한다. 풍한風寒은 列缺을 배합하여 소산풍한疏散風寒한다. 풍열風熱은 曲池, 外關을 조합하여 소풍청열疏風清熱한다. 기혈어체氣血瘀滯는 內關, 三陰交에 조합하여 활혈화어活血化瘀한다.

2. 기타요법

① **피내침皮內鍼**: 안면부에서 트리거포인트를 찾아 피내침을 자입刺入하고, 표피에는 반창고로 고정한다. 2~3일에 한 번씩 바꾼다.

② **자락발관刺絡拔罐**: 頰車, 地倉, 顴髎를 선택하여 삼릉침으로 점자點刺하고, 섬관법閃罐法을 격일로 한 번씩 한다.

③ **이침법**: 면협面頰과 액額, 함頷, 신문神門을 취하여 침자鍼刺하거나 매침埋鍼한다.

면탄

【정의】 면탄面癱은 구각口角(안眼)이 한쪽으로 비뚤어지는 것을 주된 증상으로 하는 병이다. 구안와사口眼喎斜라고도 한다. 모든 연령에서 발생하며, 명확한 계절성이 없다. 대부분 발병이 빠르며 한쪽 안면부에 발병이 많이 보인다.

본절에서 서술한 것은 주위성 안면신경마비로 벨즈폴지(Bell's palsy, 벨마비)에서 자주 보인다. 또한 포진병독疱疹病毒 등에 기인한 램지헌트증후군(Ramsay Hunt syndrome)과 같은 비화농성非化膿性 염증에서도 보인다.

【병인병기】 본병은 대부분 정기부족으로 기인하여 맥락공허脈絡空虛하고, 풍사風邪가 안면의 양명경과 소양경에 승허乘虛하여 입중入中한다. 기혈비조氣血痺阻하고 안면의 경근이 실우유양失于濡養하여 근육이 실우약속失于約束하고 기근肌筋이 이완불수弛緩不收하는 상태에 이른다. 이외에도 정서적인 불리도 면탄이 발생하는 중요한 요인이다. 만약 병이 오랫동안 낫지 않아 기혈이 허손虛損되고, 면부面部근육이 유양濡養을 잃고 야위어서 위축되면 끝내 구안와사에 이르러 회복하기 어렵다.

【임상분류】

① **풍한형**風寒型: 발병초기에 보인다. 안면에 감기기운이 있으며, 설담舌淡, 태박백苔薄白하며 맥부긴脈浮緊하다.

② **풍열형**風熱型: 발병초기에 보인다. 감기, 발열이 많이 나타난다. 설홍舌紅, 태박황苔薄黃하며 맥부삭脈浮數하다.

③ **기혈부족형**氣血不足型: 대부분 회복기 혹은 병의 과정이 비교적 긴 환자에게 보인다. 지체가 피곤하고 무력하며 얼굴색이 희미하다. 현훈, 설담이 나타나며 맥이 약하다.

【진단요점】

① 구안와사가 주요 특징이다. 수면에서 자주 깰 때 발생하는 한쪽 안면의 근육筋肉이 판체板滯*, 마목麻木, 탄탄癱瘓하고, 이마의 주름이 소실하고 안열眼裂이 크게 변하며, 노정유루露睛流淚가 동반된다. 비순구鼻脣溝가 변천變淺하고 구각하수口角下垂하여 건측으로 일그러지니, 병측病側은 추미皺眉, 추액皺額, 폐목閉目, 노치露齒, 고시鼓腮할 수 없게 된다. 국소부위에 문제가 발생한 환자는 초기에 동통이 이후耳後에 있고, 환측患側에 설전舌前 3분의 2의 미각이 감퇴되거나 소실되면서 청각과민 등의 증상이 있다. 병의 경과가 오래되면 탄탄癱瘓된 근육에 연축攣縮이 나타나고, 구각이 환측으로 반견反牽한다. 심한 경우는 안면근의 경련이 나타나고 '도착倒錯'현상이 형성된다.

② 근전도 검사에서는 단상파單相波 혹은 무동작의 전위電位가 나타나는데, 대부분 상파相波가 감소한다.

---

* 판체(板滯)는 딱딱하게 굳어버린 것이다.

③ 병리학 검사에서는 안면신경마비의 조기 병변病變이 안면신경의 수종水腫과 탈수초脫髓鞘로 개변改變되는 것이 관찰된다.

【치료】

1. 근삼침요법

① **주혈**: 면탄침面癱鍼

② **배혈**: 풍한조락風寒阻絡에는 수삼침手三鍼을 더하여 거풍산한祛風散寒한다. 풍열습락風熱襲絡에는 曲池, 內庭을 배합하여 청산울열淸散鬱熱한다. 허풍내동虛風內動은 太溪, 三陰交를 더하여 자양신음滋養腎陰하고 식풍息風한다.

2. 기타요법

① **전침법**: 위에서 서술한 것에서 두 개의 혈을 선택하여 1조로 한다. 매번 1~2조를 골라서 소밀파를 사용하여 강한 자극으로 환자의 면부근육이 뛰는 것을 확인하거나, 환자가 참을 수 있는 정도를 기준으로 한다. 면탄의 중·후기에 두루 사용한다.

② **자락발관**刺絡拔罐: 삼릉침을 먼저 사용하여 점자點刺하거나, 매화침梅花鍼으로 陽白, 頰車, 地倉, 顴髎에 고자叩刺하고서 다시 부항을 조합한다. 매주 2번씩 회복기에 두루 사용한다.

③ **피부침법**: 피부침으로 攢竹, 絲竹空, 陽白, 地倉, 頰車, 顴髎, 合谷에 고자하여, 국부 미홍局部微紅을 기준으로 매일 혹은 격일로 한 번씩 한다. 회복기와 후유증기에 두루 사용한다.

④ **혈위주사법**: 攢竹, 陽白, 地倉, 頰車, 顴髎, 下關, 牽正 등을 취하여 비타민B_1 혹은 B_{12}주사액을 선택해 혈마다 0.5ml 주입하고, 매번 3~4혈씩 한다.

⑤ **혈위첩부법**: 마전자馬錢子를 갈아서 분말을 만들고 적당량을 교포膠布 위에 올린 후 혈위에 붙인다. 5~7일에 한 번씩 약을 바꾼다. 혹은 피마자를 으깬 것을 미량의 사향麝香에 더하여 녹두대綠豆大를 취한 후 혈위에 첩부하고, 3~5일 간격으로 한 번씩 바꾼다. 또는 백부자白附子의 가루를 약간의 빙편冰片에 더하여 면병面餠을 만들어 혈위에 첩부한다. 매일 한 번씩 한다.

중풍후유증

【정의】 중풍은 갑자기 쓰러지면서 인사불성하며, 반신불수와 구안와사, 언어불리言語不利가 주된 증상인 병증이다. 병이 가벼운 사람은 반신불수와 구안와사만 나타난다.

서양의학의 급성 뇌혈관의 질병으로 허혈성 중풍과 일혈성 중풍을 포함한다. 만약 단잠성短暫性 뇌허혈 발작과 국한성局限性 뇌경색腦梗塞, 원발성原發性 뇌출혈, 지주막하강蜘蛛膜下腔의 출혈 등이라면, 모두 본절을 참조하여 진행 증후를 판별해 치료할 수 있다.

【병인병기】 중풍이 발생하는 주된 병인은 풍風, 화火, 담痰, 어瘀이다. 병위病位는 뇌부腦府로 병변病變이 심장, 간장, 비장, 신장 등 장부로 옮겨간다. 음양실조의 정황에서 우사뇌노憂思惱怒, 혹은 피로, 방로房勞 등이 원인으로 풍양선동風陽煽動, 풍화상선風火相煽, 기혈상역氣血上逆이 유발되어 발생한다. 혹은 자식후미恣食厚味, 비허담습내생脾虛痰濕內生, 화화동풍化火動風으로 인하여 풍양협담風陽夾痰·상몽청규上蒙淸竅하고, 장부기능의 상실과 음양의 기가 역란逆亂하여 발생한 폐증閉證에 이른다. 만약 정기허쇠正氣虛衰하면 음양절리陰陽絶離하여 탈증脫證에 이를 수 있다. 만약 풍담이 유찬경락流竄經絡하여 기혈운행이 조체阻滯하면, 경락실상經絡失常의 증상이 나타나게 된다.

【임상분류】

① **풍담어조형**風痰瘀阻型: 구안와사, 설강어건舌强語謇 혹은 실어失語, 반신불수, 지체마목肢體麻木이 있다. 설태활니舌苔滑膩하고 설색암자舌色黯紫하며 맥현활脈弦滑하다.

② **기허락어형**氣虛絡瘀型: 지체편고불용肢體偏枯不用, 지연무력肢軟無力, 면색위황面色萎黃이 있다. 설질담자舌質淡紫하거나 어반瘀斑이 있다. 설태박백舌苔薄白하며 맥세삽脈細澀하거나 세약細弱하다.

③ **간신휴허형**肝腎虧虛型: 반신불수, 환지강경患肢僵硬, 구련변형拘攣變形, 설강불어舌强不語, 혹은 편탄偏癱, 지체근육위축肢體筋肉萎縮이 있다. 설홍맥세舌紅脈細하거나 설담홍舌淡紅하며 맥침세脈沈細하다.

【진단요점】

① 갑자기 쓰러지거나, 인사불성, 반신불수, 편신마목偏身麻木, 구안와사, 언어건삽言語謇澀 등의 특정한 임상증상이 있다. 가벼운 증상으로는 가벼운 현훈, 편신마목, 구안와사, 반신불수 등이 보인다.

② 급성急性적인 중풍은 40세 이상의 연령에서 호발한다.

③ 발병 전에 대부분 현훈, 두통, 편마비 등의 전조증상이 있다.

④ 잦은 현훈, 두통, 심계 등의 병력이 있고, 병은 대부분 정지실조情志失調, 음식부당飮食不當 혹 피곤 등으로 유발된다.

⑤ 중풍 급성기의 응급처치 이후에는 신지점청神志漸清, 담화점평痰火漸平을 위주로 하는데, 단지 반신불수, 구안와사, 어언건삽語言謇澀 혹은 실음失音 등의 증상은 중풍회복기에 해당한다.

⑥ 뇌척수액腦脊髓液과 뇌CT, MRI 등의 검사는 진단에 도움이 된다.

【치료】

1. 근삼침요법

① **주혈**: 뇌삼침腦三鍼, 섭삼침顳三鍼, 설삼침舌三鍼, 수삼침手三鍼, 족삼침足三鍼

② **배혈**: 풍담조락風痰阻絡은 豊隆을 배합하여 화담식풍化痰息風한다. 기허혈어氣虛血瘀는 氣海, 血海를 배합하여 익기활혈益氣活血한다. 간신휴허肝腎虧虛는 太溪, 風池, 肝兪, 腎兪를 배합하여 자보간신滋補肝腎, 자음잠양滋陰潛陽한다. 언어장애의 경우에는 설삼침舌三鍼, 수지침手智鍼, 족지침足智鍼을 더한다.

2. 기타요법

① **두침법**: 정섭전사선頂顳前斜線, 정방1선頂旁1線과 정방2선을 택한다. 1.5~2촌의 호침毫鍼을 택하여 두피 아래에 평자平刺한다. 쾌속으로 2~3분 염전捻轉하고, 매번 30분을 유침留鍼한다. 유침하는 동안 2~3번 염전한다. 행침行鍼할 때와 유침 후에 환자는 환측 지체를 움직일 수 있다. 이러한 치료법은 반신불수의 조기치료에 효과가 더욱 좋고, 유침시간은 수 시간까지 연장할 수 있다.

② **전침법**: 환측患側 상지上肢, 하지下肢에서 각각 2개의 혈위를 택하거나 안면부에서 하

나의 혈위를 취한다. 침자하여 득기를 확인한 후에 유침하고, 전침을 사용해서 국부의 근육筋肉이 미전微顫하는 것을 기준으로 삼아 매번 20~30분을 통전시킨다. 본 법은 반신불수와 면탄에 두루 사용한다.

③ **혈위주사법:** 위에서 상술한 사지혈위四肢穴位에서 2~4혈을 골라 정잔화灯盞花주사액 혹은 복방당귀復方當歸주사액 2~4ml를 사용해서 각 혈마다 1ml를 주사한다. 격일로 한 번하는데, 10번이 한 번의 치료과정이 된다. 치료과정이 끝나면 7~10일간 휴식을 취하고, 두 번째 치료과정을 진행한다. 본 법은 반신불수에 두루 사용한다.

전간

【정의】 전간癲癎의 속칭은 '양간풍羊癎風'이다. 이것은 일종의 발작성 정신이상병精神異常病으로 돌연성·단기성·반복성 발작의 특징이 있다. 갑자기 쓰러지고 구토연말口吐涎沫, 양목상시兩目上視, 사지추휵四肢抽搐한다. 혹은 구유명성口有鳴聲하고 깨어난 후에는 정신이 평상시와 같은 것이 특징이다. 대부분 선천적인 요인과 관계가 있으며, 혹은 유전성 병력이 있다. 본병은 한의학에서 간증癎症이라고 부른다.

【병인병기】 본병은 대부분 선천성 요인, 칠정실조七情失調, 뇌부외상腦部外傷, 음식실조飮食失調 등과 관계가 있다. 산모가 임신하였을 때 심하게 놀라면 태아에게 영향을 미쳐 정상신휴精傷腎虧하게 된다. 크게 놀라고 두려워 간신수손肝腎受損, 음불렴양陰不斂陽한다. 질부당격跌仆撞擊하여 뇌규수손腦竅受損, 어혈조락瘀血阻絡한다. 또한 음식실조飮食失調하여 비위수손脾胃受損, 담탁내취痰濁內聚한다. 장기실조臟氣失調, 기기역란氣機逆亂, 양승풍동陽升風動, 담어상옹痰瘀上壅, 몽폐청규蒙蔽淸竅, 주찬경락走竄經絡하므로 병이 난다. 병위病位는 뇌규腦竅에 있으며 심장, 간, 비장, 신장과 관계가 있다.

【임상분류】

① **풍담폐조형風痰閉阻型:** 발병 전에 자주 현훈, 두통, 흉민胸悶, 핍력乏力, 담다痰多, 심정불열心情不悅이 있다. 발작은 다양하게 나타난다. 돌연히 질도跌倒하고, 신지불청神志不淸,

추혹토연抽搐吐涎을 보이기도 하며, 혹은 첨규尖叫와 이변실금二便失禁을 수반하고, 혹은 단잠신지불청短暫神志不清, 쌍목발매双目發呆, 망연소실茫然所失, 담화중단談話中斷, 지물락지持物落地한다. 설질홍舌質紅, 설태백니舌苔白膩하며 맥현활脈弦滑하고 유력有力하다.

② **담화요신형痰火擾神型**: 발작할 때 혼부, 추혹抽搐, 토연吐涎하거나 후규吼叫한다. 평상시 급조이노急躁易怒, 심번실면心煩失眠, 객담불상咯痰不爽, 구고인건口苦咽乾, 변비수황便秘溲黃한다. 발병 후 증세가 심해지고 밤새도록 잠들지 못하며 목적目赤이 있다. 설홍舌紅, 설태황니舌苔黃膩하며 맥현활脈弦滑하고 삭數하다.

③ **어조뇌락형瘀阻腦絡型**: 평소 현훈, 두통이 있고 통증에 일정함이 있다. 자주 단측지체추혹單側肢體抽搐을 수반한다. 혹은 한쪽 면부가 추동抽動하고 안면구순청자顏面口脣青紫하다. 설질암홍舌質黯紅이 나타나거나 어반瘀斑이 있고, 설태박백舌苔薄白하고, 맥삽澀하거나 현弦하다. 대부분 노뇌외상顱腦外傷, 산상産傷, 노내顱內의 감염성질병 이후나 선천성 뇌 발육이 온전하지 못한 것에서 생긴다.

④ **심비양허형心脾兩虛型**: 반복 발작하고, 신피핍력神疲乏力, 흉민기단胸悶氣短, 실면다몽失眠多夢, 면색창백面色蒼白, 체수납매體瘦納呆, 대변당박大便溏薄하다. 설질담舌質淡, 설태백니舌苔白膩하며 맥침세脈沈細하고 약하다.

⑤ **심신휴허형心腎虧虛型**: 발작이 빈번하고 심계心悸, 건망증, 불면증, 현훈, 목현, 양목건삽兩目乾澀, 면색회암面色晦黯, 이륜초고불택耳輪焦枯不澤, 요슬산연腰膝酸軟, 대변건조大便乾燥하다. 설질담홍舌質淡紅이 나타나며, 맥침세脈沈細하고 삭數하다.

【진단요점】

① 어떠한 연령, 성별에서도 모두 발병한다. 다만 아동기, 청춘기, 혹은 청년기에 많이 발병한다. 가족병력이 있을 수 있고, 매번 경공驚恐, 피곤, 정지과극情志過極 등으로 야기된다.

② 전형적으로 발작할 때 돌연히 혼도昏倒하고 인사불성, 양목상시兩目上視, 사지추혹四肢抽搐, 구토연말口吐涎沫한다. 혹은 이상규성異常叫聲하거나, 돌연매목突然呆木, 양안징시兩眼瞪視, 호지불응呼之不應하고, 혹은 두부하수頭部下垂, 지연무력肢軟無力, 면색창백面色蒼白 등이 나타난다.

③ 국소적인 발작은 여러 형식으로 나타날 수 있는데, 입·눈·손 등의 국소적인 추혹

抽搐, 무돌연혼도無突然昏倒, 응시凝視, 언어장애, 무의식적인 동작 등이다. 대부분 몇 초에서 몇 분까지 그러하다가 멈춘다.

④ 발작 전에 현훈, 흉민胸悶 등의 전조증상이 있다.

⑤ 뇌전도 검사에서는 발작기에 대칭성·동보화同步化된 극파棘波 혹은 극파에서 만파慢波로 변하는 등의 양성적인 뇌파가 검출된다.

【치료】

1. 근삼침요법

① **주혈**: 간삼침肝三鍼, 수지침手智鍼

② **배혈**: 풍담폐조風痰閉阻의 경우에는 本神, 風池, 太衝을 배합하여 화담식풍化痰息風한다. 담화요신痰火擾神의 경우에는 行間, 合谷을 배합하여 척담강화滌痰降火한다. 심비양허心脾兩虛의 경우에는 心兪, 脾兪, 足三里를 배합하여 건비양심健脾養心한다. 간신음허肝腎陰虛의 경우에는 肝兪, 腎兪, 太溪를 배합하여 자음보간신滋陰補肝腎한다. 어조뇌락瘀阻腦絡의 경우에는 太陽, 膈兪를 배합하여 활혈화어活血化瘀한다.

2. 기타치료

① **혈위주사법**: 足三里, 內關, 大椎, 風池를 취한다. 비타민B_1 혹은 B_{12}주사액을 써서 혈마다 0.5~1.0ml 주사한다. 매번 2~3혈을 매일 한 번씩 한다.

② **이침법**: 심장, 간, 위, 신문, 피질하, 뇌점腦點을 취한다. 발작할 때 2~3혈을 취하며 호침을 사용하여 강한 강도로 자극하고 30분을 유침하며 간헐적으로 행침行鍼한다. 간헐기에는 압환법壓丸法을 쓸 수 있다.

③ **한약요법**: 풍담폐조증風痰閉阻證에는 정향환定響丸을 투여하여 척담식풍滌痰息風, 개규정병開竅定病한다. 담화요신증痰火擾神證은 용담사간탕龍膽瀉肝湯과 척담탕滌痰湯을 투여하여 청열사화淸熱瀉火, 화담개규化痰開竅한다. 어조뇌락증瘀阻腦絡證은 규활혈탕竅活血湯을 투여하여 활혈화어活血化瘀, 식풍통락息風通絡한다. 심비양허증心脾兩虛證은 육군자탕六君子湯과 귀비탕歸脾湯을 투여하여 보익기혈補益氣血, 건비영심健脾寧心한다. 심신휴허증心腎虧虛證은 좌귀환左歸丸에 천왕보심단天王補心丹을 투여하여 보익심신補益心腎, 잠양안신潛陽安神한다.

진전마비

【정의】 진전마비震顫痲痺는 '파킨슨씨병'이라고도 한다. 한의학에서 '전증顫症', '진도振掉'의 범주에 속한다. 정지성 진전, 근강직筋强直, 운동서완運動徐緩 등이 주요 특징이다. 이것은 자주 보이는 중추신경계통의 변성으로 인한 추체외로계錐體外路系의 질병이다.

【병인병기】 본병은 대부분 간신휴허肝腎虧虛, 기혈부족氣血不足, 비습담탁脾濕痰濁 등으로 인하여 조체맥락阻滯脈絡, 경근실양經筋失養, 허풍내동虛風內動으로 말미암아 발병한다. 병위는 뇌이고, 병변病變의 장부는 주로 간이며 신장과 비장에 미치고, 병성病性은 본허표실本虛標實에 속한다.

【임상분류】

① **간신휴허형肝腎虧虛型**: 근맥구긴筋脈拘緊, 근육강직筋肉强直, 동작의 굼뜸, 두부頭部와 사지의 진전震顫*, 현훈, 목현, 이명, 불면증 혹은 다몽多夢, 요산지연腰酸肢軟, 지체마목肢體麻木이 있다. 설체수舌體瘦, 설질암홍舌質黯紅하며 맥세현脈細弦하다.

② **기혈부족형氣血不足型**: 근맥구긴筋脈拘緊, 근육강직筋肉强直, 운동감소, 지체진전肢體震顫, 사지핍력四肢乏力, 정신피로, 현훈, 목현, 면색무화面色無華가 있다. 설질암담舌質黯淡, 설태백舌苔白하며 맥세脈細하고 무력하다.

③ **담탁동풍형痰濁動風型**: 근맥구긴筋脈拘緊, 근육강직筋肉强直, 동작곤란(진전이 때로 심하고 때로는 가벼운데, 항상 스스로 조절할 수 있음), 흉완비민胸脘痞悶, 식소복창食少腹脹, 현훈, 목현이 있다. 설반대舌胖大, 설질담舌質淡이 나타나며 치흔齒痕이 있다. 설태니舌苔膩하고 맥현활脈弦滑하다.

【진단요점】

① 병은 몰래 서서히 생겨 다수의 환자들은 병을 앓은 지 2년 후에야 명확하게 진단

* 진전(震顫)은 가만히 있을 때 분명하게 드러나고 정서가 격동(激動)할 때에 심해지며 마음대로 운동할 때에는 줄어들거나 소실된다.

할 수 있다.

② 진전과 근육강직筋肉强直, 운동서완運動徐緩이 3대 증상이다.

㉠ **진전**: 대부분 한쪽의 상지수부上肢手部에서 시작한다. '손으로 문지르는 증상'을 보이고, 정서가 격동할 때 심해지고 지체가 운동할 때에 경감되며 잠잘 때에는 없어진다. 근육강직은 전신근육全身筋肉의 긴장도가 증가함을 볼 수 있고, 관절을 수동적으로 움직여 보면 경직이 관찰되는데, 특징적으로 자전거 바퀴를 돌릴 때와 같은 톱니바퀴 경직(cogwheel rigidity)이나 납파이프(lead-pipe rigidity)와 같은 경직이 관찰된다. 만약 동시에 진전震顫이 있으면 엄지손가락과 집게손가락이 떨리는 방향이 서로 다르게 나타나는 형태인 환약말이떨림(pill rolling tremor) 증상이 나타난다.

㉡ **안면근육강직顔面筋肉强直**: 표정을 짓고 눈을 깜박하는 빈도가 감소하고 '데드마스크'라는 특이한 증상까지 나타난다. 만약 설근舌筋, 인후근강직咽喉筋强直이 발생하면 말하는 속도가 느려지고 발성이 불명확하며, 매우 심한 사람은 탄인곤란呑咽困難까지 나타난다.

㉢ **운동서완運動徐緩**: 마음대로 운동하기가 힘들며, 동작이 느려지고 활동이 감소한다. 또한 보행에도 문제가 생기는데, 일단 시작하면 가속보행은 몸의 강직이 진행된 상태에서 걸음을 걸을 때 몸통이 움직이는 가속력을 다리 움직임이 따라가지 못해 점차 좁은 보폭으로 속도가 점점 빨라지도록 걸음을 취한다. 또한 환자는 걸어갈 때에 두 손이 앞뒤로 흔들리는 것이 없을 정도로 양쪽 팔을 몸에 붙여서 보행한다. 연합동작의 기능이 소실되어 앉아서는 쉽게 일어나지 못하고 누워서는 쉽게 몸을 뒤집지 못한다. 글을 쓰도록 시키면 글자를 작게 쓰는 '서사과소증書寫過小症'이 나타난다.

③ 일부의 환자들은 기타 자율신경증상이 동반되는데, 오열惡熱, 대량출한大量出汗, 피지일출皮脂溢出, 배뇨불창排尿不暢, 완고성 변비 등이 있다. 일부 환자는 또 다른 정신증상도 동반되는데, 불면증, 정서억울情緖抑鬱, 반응지둔反應遲鈍, 지능쇠퇴, 치매 등이 있다.

【치료】

1. 근삼침요법

① **주혈**: 섭삼침顳三鍼, 뇌삼침腦三鍼

② **배혈**: 간신휴허肝腎虧虛에는 肝兪, 腎兪, 三陰交를 더하여 보익간신補益肝腎한다. 기혈부족氣血不足에는 氣海, 血海, 足三里를 더하여 익기양혈益氣養血한다. 담탁동풍痰濁動風

에는 豊隆, 中脘, 陰陵泉을 더하여 화담통락化痰通絡한다. 진전심자震顫甚者에는 大椎를 더하고, 강직이 심한 경우에는 大包, 期門을 더하여 제전지강除顫止僵한다.

2. 기타요법

① **전침법:** 두부의 혈위에 침자 후 2~3가지의 조합을 선택하여 전침을 사용하는데, 소밀파를 사용해서 강하게 20~30분을 자극한다.

② **이침법:** 피질하皮質下, 신문神門, 침枕, 경頸, 주肘, 완腕, 지指, 슬膝을 매번 2~4혈을 선택해 호침으로 중간 강도로 자극한다. 혹은 전침을 가용한다. 약환첩압법藥丸貼壓法을 사용할 수 있다.

③ **두침법:** 항중선項中線, 정섭후사선頂顳後斜線, 정방1선頂旁1線, 정방2선을 취하여 30분 정도 유침留鍼한다.

④ **혈위주사법:** 天柱, 大椎, 曲池, 手三里, 陽陵泉, 足三里, 三陰交, 風池 등을 취하여 매번 2~3혈을 선택한 후 작약감초芍藥甘草주사액 혹은 당귀當歸주사액, 단삼丹蔘주사액, 황기黃芪주사액 등을 사용한다. 10퍼센트 포도당주사액을 사용하기도 하는데, 혈마다 약액藥液 0.5~2ml를 주입한다.

치매

【정의】 치매癡呆는 '매병呆病', '치증癡症'이라고도 칭한다. 이것은 매준우분呆傻愚笨, 지능저하, 선망善忘 등이 주요 임상증상인 일종의 정신이상 질병이다.

본절은 노인형 치매를 주로 언급한다. 혈관성치매, 조로성早老性치매, 그리고 뇌외상, 뇌염, 전간, 중독 등으로 유발되는 치매는 모두 본병의 치료를 참조한다.

【병인병기】 간신휴허肝腎虧虛와 정혈부족精血不足으로 수해공허髓海空虛하고 신명실용神明失用하게 되거나, 또는 비실건운脾失健運으로 담탁내생痰濁內生하여 상몽청규上蒙淸竅하게 되어 발생한다. 혹은 장기허쇠臟氣虛衰, 운혈무력運血無力으로 인한 어혈조체뇌락瘀血阻滯腦絡의 결과이다. 본병의 병위는 뇌이고 오장에 미치며, 신장, 비장, 심장, 간과 더욱 관계

가 있다. 병성病性은 허실협잡증虛實夾雜症이지만, 허虛가 기본이며, 실實은 표標에 해당한다. 기본적인 병기病機는 수해부족髓海不足, 신근실용神機失用이다.

【임상분류】

① **간신휴허형肝腎虧虛型**: 기억력감퇴, 돌발성 곡소哭笑, 이노易怒, 이광易狂하며, 두혼頭昏, 현훈, 수족발마手足發麻, 진전震顫, 불면증을 수반하고 심한 경우에는 전간癲癇이 발작한다. 설질홍舌質紅, 설태박황舌苔薄黃이 나타나며 맥현삭脈弦數하다.

② **기혈부족형氣血不足型**: 행위나 표정이 실상失常하여 종일 말을 하지 않는 경우도 생긴다. 혹 갑자기 웃거나 노래하며 기뻐하고 화내는 것이 일정하지 않다. 기억력이 감퇴하는데 심한 경우에는 상실하게 된다. 걷는 모습이 온당하지 못하고 얼굴색이 창백하고 기단핍력氣短乏力하다. 설담舌淡, 설태백舌苔白이 나타나며 맥세약脈細弱하고 무력하다.

③ **담탁몽규형痰濁蒙竅型**: 표정이 없고 지력이 쇠퇴하며, 혹 울고 웃는 것이 일정하지 않다. 혼잣말을 하거나 종일 말이 없고 매약목계呆若木鷄하다. 불사음식不思飮食, 복창통腹脹痛, 비만부적痞滿不適, 구다연말口多涎沫, 두중여과頭重如裹를 수반한다. 설질담舌質淡, 설태백니舌苔白膩가 나타나며 맥활脈滑하다.

④ **어혈내조형瘀血內阻型**: 표정지둔表情遲鈍, 언어불리言語不利, 이경공易驚恐하거나, 사유이상思維異常, 행위고괴行爲古怪한다. 근부갑착筋膚甲錯, 구간불욕음口干不欲飮, 쌍목회암双目晦黯을 수반한다. 설질암舌質黯 혹은 어점어반瘀點瘀斑이 있고, 맥세삽脈細澀하다.

【진단요점】

① 기억력 감퇴, 가까운 일이나 오래된 일을 기억하는 능력의 감퇴, 인물·물품·시간·장소를 판정하고 인지하는 능력의 감퇴, 계산력과 공간위치를 식별하는 기능의 감퇴, 다른 사람의 말을 이해하고 조리 있게 질문에 회답하는 능력의 장애 등이 주증상이다. 성정고벽性情孤僻, 표정담막表情淡漠, 어언중복語言重復, 자사협애自私狹隘, 완고고집頑固固執을 수반하거나 이유 없이 유쾌하고 쉽게 격동하거나 화를 낸다. 추상사유의 능력이 떨어지며 해석이 불능하거나 글자의 같은 점과 다른 점을 구별할 수 없다. 도덕적인 논리가 결핍되고 부끄러움을 알지 못하며 성격이 특징적으로 바뀐다.

② 유발된 병증은 잠복된 상태에서 천천히 발전하는데, 점점 심화되고 병의 경과가

비교적 길다. 다만 몇몇 병례病例의 발병은 비교적 급하다. 환자는 중풍, 현훈, 외상 등의 병력이 있다.

③ 연관되는 검사로 CT, MRI, 뇌전도, 구체감각유발전위軀體感覺誘發電位, 혈액 지질, 혈액유동학血液流動學의 검사, 면역학검사, 혈당측정, 뇌혈류량측정腦血流量測定 등이 모두 감별·진단하는 데 도움이 된다.

【치료】

1. 근삼침요법

① **주혈:** 섭삼침顳三鍼, 사신침四神鍼, 뇌삼침腦三鍼, 지삼침智三鍼

② **배혈:** 간신음허肝腎陰虛에는 肝兪, 三陰交를 더하여 보익간신補益肝腎한다. 기혈허약氣血虛弱에는 氣海, 膈兪를 더하여 익기양혈益氣養血한다. 담탁중조痰濁中阻에는 豊隆, 中脘을 더하여 화담통락化痰通絡한다. 어혈조락瘀血阻絡에는 膈兪, 委中을 더하여 활혈화어活血化瘀한다. 언어장애는 설삼침舌三鍼을 더한다.

2. 기타요법

① **두침법:** 정중선頂中線, 정섭전사선頂顳前斜線, 정섭후사선頂顳後斜線을 택하여 일반적으로 치료하거나 전침電鍼으로 자극하여 40분을 유침留鍼한다.

② **이침법:** 피하, 액額, 침枕, 섭顳, 심장, 간, 신장, 내분비, 신문神門 중 매번 3~4혈을 취한 후 호침을 사용해 약한 강도로 자극한다. 혹은 이혈압환법耳穴壓丸法을 사용한다.

③ **혈위주사법:** 風府, 風池, 腎兪, 足三里, 三陰交를 선택해 복방당귀復方當歸주사액이나 단삼丹蔘주사액, 시티콜린(citicoline)주사액, 아세글루타미드(aceglutamide)주사액을 사용하여 혈마다 약액을 0.5~1ml 주입하고 격일로 한 번씩 한다.

단순성 비만증

【정의】 단순성 비만증은 명백한 내분비대사의 이상이 원인이 아니며, 또한 수분의 저류瀦留나 근육의 발달 등의 요인을 제외한 비만증으로 실제체중이 표준체중의 20퍼센

트 이상을 초과한 경우를 말한다.

【병인병기】 현대의학에서는 발병연령과 지방의 조직병리를 살펴서 체질성비만과 획득성비만으로 나눈다. 체질성비만은 유전과 관계가 있으며 영양과다로 유년기에 살이 찌고 전신의 지방세포가 증가하여 비대해진다. 획득성비만은 대부분 청소년시기의 영양과다, 활동의 감소 등의 요인으로 발병한다.

한의학에서는 연로체약年老體弱, 과식비감過食肥甘, 운동결핍, 선천성 체질 등으로 기허양쇠氣虛陽衰, 담습어체痰濕瘀滯를 야기한다고 보고 있다. 병기病機는 모두 양기허쇠陽氣虛衰, 담습편성痰濕偏盛에 속한다. 비기허약脾氣虛弱하면 운화전수運化轉輸가 무력하고 수곡정미水谷精微가 실우수포失于輸布하게 되어 고지혈膏脂血과 수습水濕으로 변하는데 체내에 유체留滯하므로 비만을 불러온다. 신양허쇠腎陽虛衰하면 혈액이 고동무력鼓動無力하게 되고, 결국 수적水滴이 증등기화蒸騰氣化하는 것을 잃게 되어 혈행지완血行遲緩, 수습내정水濕內停을 불러오므로 비만이 발생한다.

【임상분류】

① 위열체비형胃熱滯脾型: 다식多食, 소곡선기消谷善饑, 형체비만, 완복창만脘腹脹滿, 면색홍윤面色紅潤, 심번두혼心煩頭昏, 구간구고口干口苦, 위완작통胃脘灼痛, 조잡嘈雜, 득식즉완得食則緩이 있다. 설홍舌紅, 설태황니舌苔黃膩가 나타나며 맥현활脈弦滑하다.

② 담습내성형痰濕內盛型: 형성체반形盛體胖, 신체중착身體重着, 지체곤권肢體困倦, 흉격비만胸膈痞滿, 담연옹성痰涎壅盛, 현훈, 목현, 구간이불욕음口干而不欲飮, 기식비감순주嗜食肥甘醇酒, 신피기와神疲嗜臥가 있다. 설태백니舌苔白膩 혹은 백활白滑이 나타나며 맥활脈滑하다.

③ 비허불운형脾虛不運型: 비반옹종肥胖臃腫, 신피핍력神疲乏力, 신체곤중身體困重, 흉민완창胸悶脘脹, 사지경도수종四肢輕度水腫, 신경모중晨輕暮重, 노루후명현勞累後明顯, 음식여상혹편소飮食如常或偏少, 이전에 폭음·폭식하던 병력이 있고, 소변불리小便不利와 변당便溏이 있다. 설담반舌淡胖이 나타나며, 주변에는 치인齒印이 있다. 설태박백舌苔薄白 혹은 백니白膩가 나타나며 맥유세脈濡細하다.

④ 비신양허형脾腎陽虛型: 형체비반形體肥胖, 안면허부顔面虛浮, 신피기와神疲嗜臥, 기단핍력氣短乏力, 복창변당腹脹便溏, 자한기천自汗氣喘하니 움직이면 곧 심해지고 형한지랭形寒肢冷, 하지수종下肢水腫한다. 소변을 낮에는 적게 보고 저녁에는 자주 본다. 설담반舌淡胖, 설태박

백舌苔薄白하며 맥침세脈沈細하다.

【진단요점】

① 중국의 '비만문제공작조肥滿問題工作組'에서 제시한 성인 비만표준은 아래와 같다. 정상체중지수는 18.5~22.9인데, 23보다 크거나 같으면 체중초과이고, 28보다 크거나 같으면 비만으로 진단한다. 남성 허리둘레가 85센티미터보다 크거나, 여성 허리둘레는 80센티미터보다 크면 복부비만의 기준 이상이다.

② 명백한 내분비대사의 이상이 원인이 아니며, 또한 수분의 저류瀦留나 근육의 발달 등의 요인은 배제한다.

【치료】

1. 근삼침요법

① **주혈**: 비삼침肥三鍼, 지삼침智三鍼

② **배혈**: 위장부열胃腸腑熱에는 合谷, 曲池, 天樞를 더하여 청설위장淸泄胃腸한다. 비위허약脾胃虛弱에는 脾兪를 더하여 건비이습健脾利濕한다. 진원부족眞元不足에는 腎兪, 關元을 더하여 익신배원益腎培元한다. 소기라언少氣懶言에는 太白, 氣海를 더하여 보중익기補中益氣한다. 심계心悸에는 神門, 心兪를 더하여 영심안신寧心安神한다. 흉민胸悶에는 膻中, 內關을 더하여 관흉리기寬胸理氣한다. 기수嗜睡에는 照海, 申脈을 더하여 조리음양調理陰陽한다.

2. 기타용법

① **이침법**: 입, 위, 비장, 폐, 삼초三焦, 내분비, 피질하 등의 혈을 취한다. 매번 1~5혈을 택하여 호침으로 천자淺刺하고 중간 강도로 자극하며 30분을 유침한다. 매일 혹은 격일로 한 번씩 한다. 혹 매침법埋鍼法이나 약환첩압법藥丸貼壓法을 사용하여 붙여두고 바꾸는 시간은 계절에 따라 다를 수도 있지만, 그 시간은 환자가 밥 먹기 전이나 기아감飢餓感이 있을 때이다. 혈위를 2~3분 눌러주어 강한 자극을 더한다.

② **한약요법**: 위열체비증胃熱滯脾證에는 소승기탕小承氣湯과 환丸을 가감하여 청위사화淸胃瀉火한다. 담습내성증痰濕內盛證에는 도담탕導痰湯을 가감하여 조습화담燥濕化痰, 리기소비

理氣消痞한다. 비허불운증脾虛不運證에는 삼령백출산합방기황기탕參苓白朮散合防己黃芪湯을 가감하여 건비익기健脾益氣, 이수삼습利水滲濕한다. 비신양허증脾腎陽虛證에는 진무탕眞武湯과 영계출감탕苓桂朮甘湯을 가감하여 온보비신溫補脾腎, 이수화음利水化飮을 위주로 한다.

불면증

【정의】 불면증은 '실면失眠', '부득와不得臥' 등으로 칭한다. 본 병증은 보통 정상수면을 취할 수 없는 특징을 가진 것으로 주요 증상은 입수곤란入睡困難, 수면시간부족, 수면불심睡眠不深으로 심한 경우는 밤새도록 수면을 이루지 못한다.

본병은 서양의학의 신경쇠약 등의 병증에서 볼 수 있다.

【병인병기】 본 증상은 정지情志, 음식, 피곤, 체허體虛 등의 요인과 관계가 있다. 실증實證인 경우에는 정지불수情志不遂, 울이화화鬱而化火, 사화요동심신邪火擾動心神으로 유발된다. 혹은 음식부절飮食不節, 숙식정체宿食停滯, 탁기상요심신濁氣上擾心神이 있다. 허증虛證인 경우에는 사려노권思慮勞倦, 내상심비內傷心脾로 유발된다. 또는 기혈허약氣血虛弱하거나, 방로체허房勞體虛, 신음모상腎陰耗傷, 수화불제水火不濟로 유발된다. 혹 폭수경혁暴受驚嚇, 심담기허心膽氣虛, 신혼불안神魂不安으로 유발된다. 기본적인 병기는 심신피요心神被擾 혹은 심신실양心神失養, 신불안녕神不安寧이다. 병위는 심장이며, 간, 비장, 신장과 밀접한 상관관계가 있다.

【임상분류】

① **심비양허형心脾兩虛型**: 다몽이성多夢易醒하고, 심계心悸, 건망증, 현훈, 목현, 신피핍력神疲乏力, 면색불화面色不華를 수반한다. 설담舌淡, 설태백舌苔白이 나타나며 맥세약脈細弱하다.

② **심담기허형心膽氣虛型**: 심계, 담겁膽怯, 선경다공善驚多恐, 야매다몽이경夜寐多夢易驚이 있다. 설담舌淡, 설태박舌苔薄이 나타나며 맥현세脈弦細하다.

③ **음허화왕형陰虛火旺型**: 심번불매心煩不寐하고, 때로 잠들거나 깬다. 수족심열手足心熱, 현훈, 이명, 심계, 건망, 권홍조열顴紅潮熱, 구간소진口干少津이 있다. 설홍舌紅, 설태소舌苔少

가 나타나며 맥세삭脈細數하다.

④ **간울화화형肝鬱化火型**: 마음이 번잡해 잠들지 못하고, 번조이노煩躁易怒, 흉민협통胸悶脇痛, 두통, 현훈, 면홍面紅, 목적目赤, 구고口苦, 변비뇨황便秘尿黃이 있다. 설홍舌紅, 설태황舌苔黃이 나타나며 맥현삭脈弦數하다.

⑤ **담열내요형痰熱內擾型**: 수면불안, 심번心煩, 흉민완비胸悶脘痞, 구고담다口苦痰多. 현훈, 목현目眩이 있다. 설홍舌紅, 설태황니舌苔黃膩가 나타나며 맥활삭脈滑數하다.

【진단요점】

① 증상이 가벼운 경우에는 잠들기 곤란하거나 잠이 들어도 쉽게 깬다. 깬 후에는 잠들지 못하고, 연속 3주 이상 그러하다. 심한 사람은 밤새도록 잠들기 어렵다.

② 항상 두통, 두혼頭昏, 건망, 신피핍력神疲乏力, 심신불녕心神不寧, 다몽多夢 등의 증세가 있다.

③ 본 병증은 항상 음식부절飮食不節, 정지실상情志失常, 피곤, 사려과도思慮過度, 병후에 체력이 허해지는 등의 병력이 있다.

④ 신경계통과 실험실검사를 통해서 검사를 하여도 수면을 방해하는 기타 기질적인 병변을 발견하지 못하는 경우가 많다. 대부분의 수면그래프를 보면 평균 수면잠복기 시간은 30분보다 길고, 실제 수면시간은 매일 밤마다 6.5시간이 부족하다는 것을 보여준다. 혹 깨어 있는 시간은 매일 밤마다 30분 이상을 초과한다.

【치료】

1. 근삼침요법

① **주혈**: 수지침手智鍼, 지삼침智三鍼

② **배혈**: 심비양허心脾兩虛에는 心兪, 脾兪, 三陰交를 더하여 보익심비補益心脾, 익기양혈益氣養血한다. 심담기허心膽氣虛에는 心兪, 膽兪, 丘墟를 더하여 보심장담補心壯膽, 안신정지安神定志한다. 음허화왕陰虛火旺에는 太溪, 太衝, 湧泉을 더하여 자음강화滋陰降火, 영심안신寧心安神한다. 간울화화肝鬱化火에는 行間, 太衝, 風池를 더하여 평간강화平肝降火, 해울안신解鬱安神한다. 담열내요痰熱內擾에는 中脘, 豊隆, 內庭을 더하여 청열화담淸熱化痰, 화위안신和胃安神한다.

2부 근삼침의 주치질병

2. 기타요법

① **피부침법**: 피부침으로 印堂, 百會, 경항부頸項部와 요배부腰背部의 背兪穴을 경고輕叩한다. 매번 5~10분씩을 하고, 국소적으로 피부에 조홍潮紅을 보이는 것을 기준으로 삼아 매일 두 번씩 한다.

② **이침법**: 심장, 비장, 신문, 피질하, 교감交感을 취하는데, 매번 2~3혈을 택하여 가볍게 자극하고 30분을 유침留鍼한다. 매일 한 번씩 한다.

③ **한약요법**: 심비양허心脾兩虛에는 귀비환歸脾丸으로 보익심비補益心脾, 양혈안신養血安神한다. 심담기허心膽氣虛에는 안신정지환安神定志丸과 산조인탕酸棗仁湯을 가감하여 익기진경益氣鎭驚, 안신정지安神定志한다. 음허화왕陰虛火旺에는 육미지황환六味地黃丸과 교태환交泰丸을 가감하여 자음강화滋陰降火, 교통심신交通心腎한다. 간울화화肝鬱化火에는 용담사간탕龍膽瀉肝湯을 가감하여 소간사화疎肝瀉火, 진심안신鎭心安神한다. 담열내요痰熱內擾에는 황련온담탕黃連溫膽湯을 가감하여 청화담열淸化痰熱, 화중안신和中安神한다.

현훈

【정의】 현훈은 두훈안화頭暈眼花, 시물선전동요視物旋轉動搖의 증상을 자각하는 것이다. 증상이 가벼운 경우는 발작이 짧고 누워서 눈을 감으면 곧 편안해진다. 심한 경우는 배나 차를 탄 것처럼 선전기복旋轉起伏이 불안정하여 서 있기 어렵고 오심구토한다. 일시적으로 가볍다가 다시 심해지는 경우는 다른 병증상이 겸해서 오랫동안 낫지 않으며 반복하여 발작한다.

본 증상은 서양의학의 뇌혈관질병, 고혈압, 빈혈, 이원성耳源性 현훈, 경추병 등의 질병에서 자주 보인다.

【병인병기】 현훈이 일어나는 원인은 대부분 우울뇌노憂鬱惱怒, 자식후매恣食厚味, 노상과도勞傷過度 등과 관련이 있다. 실증인 경우에는 정지불서情志不舒, 기울화화氣鬱化火, 풍양승동風陽升動으로 청규피요淸竅被擾하여 유발된다. 혹은 자식비감후미恣食肥甘厚味, 비실건운脾失健運, 담습중조痰濕中阻, 청양불승淸陽不升, 탁음상몽청규濁陰上蒙淸竅로 인하여 현훈이

유발된다. 허증인 경우에는 소체박약素體薄弱, 병후체허病後體虛, 기혈부족氣血不足으로 청규실양清竅失養하게 되어 유발된다. 혹은 과도노상過度勞傷, 신정휴모腎精虧耗, 뇌수불충腦髓不充으로 현훈이 야기된다. 정리하여 말하면 현훈의 발생 병인은 주로 풍風·담痰·허虛 세 가지이고, 병기病機는 청규피요清竅被擾·피몽被蒙·실양失養 세 가지를 벗어나지 않는다. 병위病位는 뇌수청규腦髓清竅에 있다.

【임상분류】

① **간양상항형**肝陽上亢型: 현훈, 이명, 두목창통頭目脹痛, 구고口苦, 실면다몽失眠多夢이 있고, 울분을 인하여 가중되고 심한 경우에는 넘어진다. 안면조홍顏面潮紅과 급조이노急躁易怒, 지마진전肢麻震顫이 있다. 설홍舌紅, 설태황舌苔黃이 나타나며 맥현脈弦하거나 삭數하다.

② **기혈휴허형**氣血虧虛型: 현훈은 움직이면 더욱 심해지고 피곤하면 생긴다. 면색창백面色蒼白, 신피핍력神疲乏力, 권태나언倦怠懶言, 순갑불화脣甲不華와 발색불택發色不澤, 심계소매心悸少寐, 납소복창納少腹脹이 있다. 설담舌淡, 설태박백舌苔薄白이 나타나며 맥세약脈細弱하다.

③ **신정부족형**腎精不足型: 현훈이 오래 되도 낫지 않고 정신위미精神委靡, 요산슬연腰酸膝軟, 소매다몽少寐多夢, 건망, 양목건삽兩目乾澀, 시력감퇴가 있다. 혹 유정遺精, 활설滑泄, 이명, 치요齒搖, 권홍인건顴紅咽乾, 오심번열五心煩熱이 있다. 설홍소태舌紅少苔가 나타나며 맥이 세삭細數하다. 혹 면색광백面色光白과 형한지랭形寒肢冷이 있다. 설담눈舌淡嫩, 설태백舌苔白이 나타나며 맥약척심脈弱尺甚하다.

④ **담습중조형**痰濕中阻型: 현훈, 두중혼몽頭重昏蒙이 있고, 혹 시물선전視物旋轉, 흉민오심胸悶惡心, 구토담연嘔吐痰涎, 식소다매食少多寐를 수반한다. 설태백니舌苔白膩가 나타나며 맥활脈滑하다.

【진단요점】

① 현훈, 목현目眩, 시물선전視物旋轉이 있다. 가벼운 사람은 눈을 감으면 즉시 멈추고, 심한 사람은 차나 배를 탔을 때와 같은 느낌이며 심하면 쓰러지면서 기절할 정도다.

② 매우 심함 사람은 두통, 항강項强, 오심구토, 안구진전, 이명, 이롱, 한출汗出, 면색창백 등의 증상을 수반한다.

③ 대부분 정지불수情志不遂, 연고체허年高體虛, 음식부절飲食不節, 질부손상跌仆損傷 등의

병력이 있다.

④ 혈압검사, 심전도, 초음파검사, 안저眼底, 신장기능 등은 원발성原發性 고혈압·저혈압 등을 명확하게 진단하는 데 도움이 된다. 경추頸椎 X레이검사, 도플러검사는 경추동맥에서 기저基底동맥으로 혈액공급의 문제, 경추병, 뇌동맥경화를 진단하는 것이 도움이 되고, 필요 시에는 CT와 MRI로 명확하게 진단한다. 전측청電測聽검사와 뇌간유발전위腦干誘發電位 등은 메니에르증후군을 진단하는 데 도움이 된다. 혈액검사를 시도하면 빈혈을 진단하는 데 도움이 된다.

【치료】

1. 근삼침요법

① **주혈**: 훈통침暈痛鍼, 정신침定神鍼

② **배혈**: 간양상항肝陽上亢에는 俠溪, 太溪을 더하여 자음잠양滋陰潛陽한다. 담습중조痰濕中阻에는 中脘, 豐隆, 陰陵泉을 더하여 거습화담祛濕化痰한다. 기혈부족氣血不足에는 氣海, 脾兪, 胃兪를 더하여 익기양혈益氣養血한다. 신정휴허腎精虧虛에는 太溪, 懸鐘, 三陰交를 더하여 보신양정補腎養精한다.

2. 기타요법

① **이침법**: 신상선腎上腺, 피질하, 뇌, 신문, 내이內耳를 선택하여 호침으로 침을 놓거나 왕불유행 씨로 첩압貼壓한다.

② **두침법**: 정중선頂中線을 선택하여 두피를 따라 자입刺入하고 빠르게 염전捻轉한다. 매일 한 번씩, 매번 30분을 유침留鍼한다.

③ **한약요법**: 간양상항증肝陽上亢證에는 천마구등음天麻鉤藤飮을 가감하여 평간잠양平肝潛陽, 청화식풍淸火息風한다. 기혈휴허증氣血虧虛證에는 귀비탕歸脾湯을 가감하여 보익기혈補益氣血, 조양심비調養心脾한다. 신정부족증腎精不足證에는 귀비탕歸脾湯을 가감하여 자양간신滋養肝腎, 익정전수益精塡髓한다. 담습중조증痰濕中阻證에는 반하백출천마탕半夏白朮天麻湯을 가감하여 화담거습化痰祛濕, 건비화위健脾和胃한다.

해수

【정의】 해수咳嗽는 폐계肺系 질병의 주요 증상이다. '해咳'는 소리는 있는데 담痰이 없는 것이고, '수嗽'는 담은 있는데 소리가 없는 것을 가리킨다. 임상에서 일반적으로 소리와 담이 함께 보이므로 해수라고 병칭한다.

서양의학에서의 상기도감염, 급만성 기관지염氣管支炎, 기관확장氣管支擴張 등에서 자주 보인다.

【병인병기】 발병 원인에 근거해 외감해수外感咳嗽와 내상해수內傷咳嗽 두 종류로 나눌 수 있다. 외감해수는 외사가 침습하여 야기되는데 풍한風寒, 풍열지사風熱之邪가 입이나 코, 피모皮毛를 통하여 폐계가 사기邪氣를 받고, 폐실선숙肺失宣肅, 폐기상역肺氣上逆하여 해수에 이른다. 내상해수는 대부분 장부기능이 실조되어 유발되는데, 혹은 폐음휴손肺陰虧損하여 청윤淸潤이 불량해지고 숙강무권肅降無權하므로 발생한다. 혹은 비허실원脾虛失遠으로 취습생담聚濕生痰하여 상적우폐上積于肺하므로 폐기불선肺氣不宣하거나, 간기울결肝氣鬱結하여 기울화화氣鬱化火하고 화성작폐火盛灼肺하여 폐실청숙肺失淸肅하거나, 신허섭납腎虛攝納이 불량해져서 폐기상역肺氣上逆하면 모두 해수에 이를 수 있다. 병위는 폐를 중심으로 간, 비장, 신장과 밀접한 관계가 있다. 기본적인 병기는 폐실선숙肺失宣肅, 폐기상역肺氣上逆이다. 해수는 비록 내인內因, 외인外因으로 나뉘지만 서로 영향을 주어 병이 되고, 외사가 날로 길어지면 내상 해수로 바뀔 수 있다. 폐가 허하고 위외衛外가 견고하지 못하면, 외사가 야기한 해수에 쉽게 걸리므로 두 가지가 서로 원인과 결과가 된다.

【임상분류】

1. 외감해수

병의 발생이 비교적 급하다. 초기에는 건해乾咳하는데, 인후咽喉가 가렵거나 아프다. 수일 후에 소량의 점담黏痰이나 희담稀痰이 나온다. 발열, 오한, 유루流淚, 두신산통頭身酸痛 등이 수반될 수 있다.

① **풍한속폐**風寒束肺: 해수백담咳嗽白痰, 비색유체鼻塞流涕, 오한발열, 두통, 전신산통全身酸痛

이 있다. 설담舌淡, 설태박백舌苔薄白이 나타나며 맥부긴脈浮緊하다.

② **풍열범폐**風熱犯肺: 해수황담咳嗽黃痰, 담조난이해출痰稠難以咳出, 구건인통口乾咽痛, 두통신열頭痛身熱이 있다. 설첨홍舌尖紅, 설태박황舌苔薄黃이 나타나며 맥부삭脈浮數하다.

③ **조열상폐**燥熱傷肺: 건해무담乾咳無痰하거나 담소이점痰少而黏이 있고, 심하면 담중대혈痰中帶血, 객담불상咯痰不爽, 비조인간鼻燥咽乾, 흉민이통胸悶而痛이 있으며, 두통, 발열, 변간요적便干尿赤이 있다. 설홍소진舌紅少津, 설태박백舌苔薄白이 나타나며 맥세삭脈細數하다.

2. 내상해수

병의 경과가 비교적 길며 반복하여 해수, 객담喀痰하거나 천식을 수반한다. 일반적으로 가울, 겨울에 심해지며 봄과 여름에는 가벼워진다. 심한 경우에는 일 년 내내 해수가 끊이지 않는 해천중증咳喘重症이 된다.

① **담습조폐**痰濕阻肺: 해수와 담이 많으며 색은 하얗고 포말상泡沫狀을 나타낸다. 쉽게 내뱉어지며 기침 소리가 중탁하다. 흉부만민胸部滿悶하거나 천촉단기喘促短氣, 납매복창納呆腹脹이 있다. 설담舌淡, 설태백니舌苔白膩가 나타나며 맥유활脈濡滑하다.

② **폐신음허**肺腎陰虛: 마른기침에 담이 없거나 담이 적다. 담점대혈痰黏帶血, 구건인조口乾咽燥, 오심번열五心煩熱, 조열도한潮熱盜汗, 형체소수形體消瘦가 있다. 설홍舌紅, 소태少苔가 나타나며 맥세삭脈細數하다.

③ **비신양허**脾腎陽虛: 해수기천咳嗽氣喘은 움직이면 더욱 심해진다. 담액청희痰液淸稀, 면색창백, 형한지랭形寒肢冷, 혹은 지체수종肢體水腫, 소변불리小便不利가 있다. 설담舌淡, 설태박백미니舌苔薄白微膩가 나타나며 맥침세脈沈細하다.

④ **간화작폐**肝火灼肺: 해수기역咳嗽氣逆, 진진이작陣陣而作, 담소이점痰少而黏, 각토불이咯吐不易가 있고, 심하면 담중대혈痰中帶血, 협늑창통脇肋脹痛, 인후건양咽喉乾痒, 목적구고目赤口苦, 변비요적便秘尿赤이 있다. 설첨홍舌尖紅, 설태박황舌苔薄黃이 나타나며 맥현삭脈弦數하다.

【진단요점】

① 임상에서 해수와 객담이 주요 증상이다.

② 병력의 신구新舊, 병이 일어난 정도의 완급을 조사하여 외감과 내상을 판단한다. 외감해수는 병이 일어난 정도가 급하고 병의 경과가 짧으며 폐위표증肺衛表證을 자주 수

반한다. 내상해수는 반복하여 일어나고 병의 경과가 길며 대부분 기타의 증상을 겸한다. 동시에 해수의 소리, 객담의 특징에 근거하여 한열허실寒熱虛實을 감별한다.

③ 일반혈액검사, 혈침血沈검사, 담배양痰培養, 흉부 X레이 등은 진단을 도울 수 있다.

【치료】

1. 근삼침요법

① **주혈**: 배삼침背三鍼

② **배혈**: 풍한속폐風寒束肺에는 수삼침을 더하여 거풍선폐祛風宣肺한다. 풍열범폐風熱犯肺에는 大椎, 曲池, 尺澤을 더하여 거풍청열祛風清熱한다. 조열상폐燥熱傷肺에는 太溪, 照海를 더하여 윤조지해潤燥止咳한다. 담습조폐痰濕阻肺에는 足三里, 豊隆을 더하여 화담지해化痰止咳한다. 간화작폐肝火灼肺에는 行間, 魚際를 더하여 사간청폐瀉肝清肺한다. 폐신음허肺腎陰虛에는 腎兪, 膏肓, 太溪를 더하여 자음강화滋陰降火한다. 비신음허脾腎陰虛에는 脾兪, 腎兪, 關元, 足三里를 더하여 배보비신培補脾腎한다. 흉통胸痛에는 膻中을 더하여 관흉리기寬胸理氣한다. 협통脇痛에는 陽陵泉을 더하여 소리소양疏利少陽한다. 인후건양咽喉乾痒에는 照海를 더하여 자음리인滋陰利咽한다. 담중대혈痰中帶血에는 孔最를 더하여 청폐지혈清肺止血한다. 도한盜汗에는 陰郄을 더하여 자음염한滋陰斂汗한다. 지체수종肢體水腫, 소변불리小便不利에는 陰陵泉, 三陰交를 더하여 건비이습健脾利濕한다.

2. 기타요법

① **이침법**: 폐, 비장, 시장, 기관氣管, 신문, 신상선腎上腺, 피질하를 취하는데, 매번 2~3혈을 선택하여 호침으로 침을 놓는다. 외감外感인 경우에는 비교적 강한 강도로 자극하고 내상內傷인 경우에는 약한 강도로 자극한다. 또한 첩압법貼壓法을 쓸 수 있다.

② **발관법拔罐法**: 肺兪, 大椎, 風門, 膏肓을 취하여 10~15분을 유관留罐한다. 대부분 풍한속폐증風寒束肺證에 사용한다.

③ **혈위주사법**: 定喘, 大杼, 風門, 肺兪를 선별하여 비타민B_1주사액 등 약물을 사용하고, 혈마다 0.5~1.0ml를 주입한다. 외감해수인 경우에는 매일 혹은 격일로 한 번씩 한다. 내상해수인 경우에는 매주 2번씩 한다.

④ **혈위첩부법**: 肺兪, 定喘, 風門, 膻中, 豊隆을 선택하고, 백개자白芥子, 감수甘遂, 세

신細辛, 연호색延胡素, 육계肉桂, 천남성天南星 등을 사용하여 고약을 만들어 혈위에 붙인다. 매번 3~4혈에 하고 3일마다 바꾸는 것을 1차라고 하는데, 5차가 한 번의 치료 과정이다.

효천

【정의】 효천哮喘은 자주 볼 수 있는 반복적인 발작성 질환이다. 임상에서는 호흡급촉呼吸急促, 후간효명喉間哮鳴이 나타나고, 심하면 입을 벌리고 어깨를 올리는 자세의 호흡인 장구태견張口抬肩, 불능평와不能平臥의 증상으로 나타난다. 효哮와 천喘은 같은 모양의 호흡급촉의 표현이나 증상에서 다른 점이 있다. '효哮'는 호흡이 급촉하면서 후간喉間에 효명음哮鳴音이 있고 '천喘'은 호흡곤란하고 심하면 장구태견張口抬肩한다. 임상에서는 효는 반드시 천을 겸하는데, 천은 반드시 효를 겸하지 않는다. 두 가지는 자주 동시에 발생하고 그 병인, 병기도 매우 비슷하다.

본병은 일 년 사계절에 고루 발병한다. 더욱이 한랭한 계절과 기후가 급히 변화할 때에 비교적 많이 발병한다. 남녀노소 모두 병에 걸린다. 효천은 서양의학의 기관지효천氣管支哮喘, 천식형 만성기관지염, 심원성心源性 효천 등이다.

【병인병기】 본병의 기본 병인은 담음내상痰飮內狀으로 유발된다. 만약 장부기능이 실조하면 폐가 포산진액布散津液하지 못하고, 비장이 운화수진運化水津하지 못하며, 신장이 증화수액蒸化水液하지 못해 모두 진액이 응취되어 담을 만들 수 있다. 어린 아이들은 매번 반복적으로 시사時邪를 받아 생기고, 성인들은 대부분 오랫동안 해수를 앓아서 발병한다. 비실건운脾失健運, 취습생담聚濕生痰하거나 짠맛, 기름진 고기를 즐기거나, 생선류를 먹는 것, 그리고 정지情志, 피곤 등은 폐의 담음痰飮에 잠복할 수 있게 된다. 담음이 기도氣道를 막으며, 폐기의 승강이 비정상이라 담명효천痰鳴哮喘이 된다. 발작기에는 기조담옹氣阻痰壅, 조색기도阻塞氣道하여 사실증邪實證으로 표현된다. 만약 반복하여 발작하면 반드시 폐기모손肺氣耗損하고 오래되면 손상이 비장과 신장에까지 미친다. 그러므로 완해기에 허상虛象이 자주 보인다. 병위는 폐이고 비장, 신장과 관계가 있다. 기본 병기

는 담기박결痰氣搏結, 옹조기도壅阻氣道, 폐실선강肺失宣降이다.

【임상분류】

① **한음복폐형寒飮伏肺型**: 후중효명喉中哮鳴은 수계성水鷄聲과 같다. 호흡급촉, 천별기역喘憋氣逆하며 흉격胸膈은 번민이 가득 차 막힌 듯하다. 해咳는 심하지 않고, 담痰은 적게 내뱉고 상쾌하지 않으며, 색은 하얗고 포말泡沫이 많다. 입이 마르지 않거나 뜨거운 음료를 마시는 것을 좋아한다. 몸이 차 추위를 두려워하고, 날씨가 춥거나 감기에 걸리면 쉽게 발생하고 안색이 청회靑晦하다. 설태백활舌苔白滑이 나타나며, 맥현긴脈弦緊하거나 맥부긴脈浮緊하다.

② **담열옹폐형痰熱壅肺型**: 후중喉中의 담명痰鳴이 후吼와 같다. 천이기조식용喘而氣粗息涌, 흉고협창胸高脇脹, 해장진삭咳嗆陣作하고, 뱉어내는 담은 황색이거나 하얗다. 조후稠厚, 배토불리排吐不利, 구갈희음口渴喜飮, 한출汗出, 면적面赤 혹은 신열身熱이 있다. 심한 경우에는 여름철에도 잘 발생한다. 설태황니舌苔黃膩, 설질홍舌質紅이 나타나며 맥활삭脈滑數하거나 맥현활脈弦滑하다.

③ **폐비기허형肺脾氣虛型**: 기단성저氣短聲低하고, 후중에서 경도의 효명이 가끔 있다. 담은 대부분 질희質稀하고 색은 하얗다. 자한, 오풍惡風, 상이감모常易感冒, 권태무력, 식소변당食少便溏이 있다. 설질담舌質淡, 설태백舌苔白이 나타나며 맥세약脈細弱하다.

④ **폐신양허형肺腎兩虛型**: 단기식촉短氣息促하고 움직이면 더욱 심해진다. 흡기불리吸氣不利, 객담기말咯痰起沫, 뇌전이명腦轉耳鳴, 요산퇴연腰酸腿軟, 심황心慌이 있고, 피곤함을 견디지 못한다. 혹은 오심번열, 권홍顴紅, 구건口乾이 있다. 설질홍소태舌質紅少苔가 나타나며 맥세삭脈細數하다. 혹 외한지랭畏寒肢冷하고 안색이 창백하다. 설담태백舌淡苔白이 나타나며, 설질반舌質胖하고 맥침세脈沈細하다.

【진단요점】

① 대부분 선천적인 체질과 관계가 있으며, 가족 중에 효증哮症병력이 있다. 날씨의 변화, 음식부당飮食不當, 정지실조情志失調, 피곤 등으로 자주 악화된다.

② 반복적이며 발작성이다.

③ 자주 돌연히 일어난다. 비양鼻痒, 분체噴嚏, 해수咳嗽, 흉민胸悶 등의 전조증상을 볼

수 있다. 후중喉中에는 분명한 효명성哮鳴聲이 있고 호흡이 곤란하여 누울 수 없다. 심하면 얼굴색이 창백해지고, 순갑脣甲이 청자青紫하고 대략 몇 분, 몇 시간 후에 완화된다.

④ 평상시에는 특별히 문제가 없다. 혹은 다소 쉽게 피로를 느낀다. 다만 병증이 만성적으로 경과하면 반복해서 발작하고 정기휴허正氣虧虛에 이르게 된다. 자주 경도의 효명哮鳴이 있고, 크게 발작 할 때는 편안하지 않고 천탈喘脫이 나타난다.

⑤ 혈액 속의 호산구好酸球가 증가하며, 감염이 동반하게 되면 백혈구의 총수가 증가하며, 호중구好中球도 비례하여 증가한다. 외원성外源性일 경우에는 혈청의 IgE의 증가가 현저하고, 객담검사에서는 대량의 호산구가 관찰된다. 폐기능 검사에서는 발작기에 호흡유속의 지표가 분명하게 하강하는 것과 관계가 있으며, 중증重症 효천으로 기도가 폐색되면 이산화탄소가 저류되어 호흡성 중독이 나타난다. 흉부 X선검사는 발작할 때 두 폐의 투명도가 증가하는 것을 볼 수 있고, 호흡기계의 감염에 노출되어 폐문肺紋의 증가와 염증성炎症性 침윤의 음영을 볼 수 있다.

【치료】

1. 근삼침요법

① **주혈**: 배삼침背三鍼

② **배혈**: 한음복폐寒飮伏肺에는 太淵을 더하여 소풍선폐疏風宣肺한다. 담열옹성痰熱壅盛에는 大椎, 曲池, 太白을 더하여 청화담열清化痰熱한다. 폐비기허肺脾氣虛에는 脾俞, 足三里를 더하여 배토생금培土生金한다. 폐신음허肺腎陰虛에는 腎俞, 關元, 太溪를 더하여 자신익폐滋腎益肺한다. 조열도한潮熱盜汗에는 陰郄, 復溜를 더하여 자음렴한滋陰斂寒한다.

2. 기타요법

① **이침법**: 평천平喘, 하병첨下屛尖, 폐, 신문, 피질하를 선택하여 매번 2~3혈을 취하여 호침으로 침을 놓는데, 중간이나 강한 자극을 시도하고 효천哮喘 발작기에 두루 사용한다.

② **혈위첩부법**: 肺俞, 膏肓, 膻中, 定喘을 선택하고 백개자白芥子 30g, 감수甘遂 15g, 세신世辛 15g을 모두 가루로 만들어 생강즙을 사용해 약분藥粉을 제조하여 호상糊狀으로 만들고, 잠두대蠶豆大의 크기로 약병藥餠을 만들어 혈위에 붙여서 교포膠布로 고정한다.

30~60분을 붙인 후에 떼어내는데, 국소적인 홍훈미통紅暈微痛의 확인을 기준으로 삼는다. 만약 기포가 생기면 소독 후에 터뜨린다.

③ **전침법**: 肺兪, 列缺, 定喘, 豊隆을 선택한다. 매번 2~3대對를 택하여 소밀파를 사용하여 30분 전기를 통한다. 효천 발작기에 두루 사용한다.

④ **구법**: 肺兪, 膏肓, 脾兪, 腎兪에 격강구隔薑灸를 선택한다. 매번 3~5장壯 뜸을 떠 피부조홍皮膚潮紅이 발생하는 것을 기준으로 삼고 매일 한 번씩 한다. 삼복천三伏天에 치료효과가 더욱 좋다.

⑤ **혈위할치법穴位割治法**: 膻中穴을 택하여 일반적으로 소독 후 국부적으로 마취하고 혈위 1센티미터를 절개하고 피하지방을 베어내어 봉합한 후 소독 붕대로 고정하면 된다. 10~15일마다 한 번씩 하고 일반적으로 1~2번씩 한다.

⑥ **한약요법**: 한음복폐증에는 사간마황탕射干麻黃湯이나 소청룡탕小靑龍湯을 가감하여 선폐산한宣肺散寒, 화담평천化痰平喘한다. 담열옹폐증에는 정천탕定喘湯이나 월비가반하탕越婢加半夏湯을 가감하여 청열선폐淸熱宣肺, 화담평천化痰平喘한다. 폐비기허증에는 육군자탕六君子湯을 가감하여 건비익기健脾益氣, 보토생금補土生金한다. 폐신양허증에는 생맥지황탕生脈地黃湯과 금수육군전金水六君煎을 가감하여 보폐익신補肺益腎한다.

위완통

【정의】 위완통胃脘痛은 상복위완부上腹胃脘部 심와처心窩處의 동통이 주된 증상이다.

현대의학의 중급성中急性위염, 만성위염, 위궤양, 십이지장궤양, 기능성소화불량, 위점막탈수 등은 상복부 동통을 주요 증상으로 삼으니, 모두 본절을 참고하여 증후를 판별하여 치료할 수 있다.

【병인병기】 위통의 발생은 주로 외사外邪가 위를 범하고, 음식이 위를 상하게 하며, 정지불창情志不暢과 비위소허脾胃素虛 등에서 시작되며, 위기울체胃氣鬱滯, 위실화강胃失和降을 유발하는데, 불통즉통不通則痛에 해당한다.

【임상분류】

① **한사객위형**寒邪客胃型: 위통이 갑자기 생기고 오한이 있으며 따뜻한 것을 좋아하고, 따뜻하면 통증이 즐어들고 추우면 증세가 악화된다. 구담불갈口淡不渴이나 희열음喜熱飮이 있다. 설담舌淡, 태박백苔薄白하며 맥현긴脈弦緊하다.

② **음식상위형**飮食傷胃型: 위완동통胃脘疼痛, 창만거안脹滿拒按, 애부탄산噯腐呑酸이 있다. 혹 구토하고 음식물을 소화하지 못하며, 썩은 듯한 입맛이 남으며, 토한 후에는 동통이 감소한다. 불사음식不思飮食, 대변불상大便不爽, 득실기급변得失氣及便 후 점점 편안해진다. 설태후니舌苔厚膩하며 맥활脈滑하다.

③ **간기범위형**肝氣犯胃型: 우완창통胃脘脹痛, 통연양협痛連兩脇이 있고 스트레스를 받으면 통증이 일어나거나 심해진다. 애기噯氣, 실기失氣를 하고 나서는 통증이 완화되고, 흉민애기胸悶噯氣, 희장탄식喜長嘆息, 대변불창大便不暢이 있다. 설태다박백舌苔多薄白하며 맥활脈滑하다.

④ **어혈정위형**瘀血停胃型: 위완통은 마치 침으로 찌르는 것 같거나 칼로 베는 것 같다. 통증에는 정해진 곳이 있는데, 누르면 통증이 심해지고 통증이 오랫동안 지속된다. 식후에는 심해지고 밤이 되면 더욱 심해져 혹 피를 토하거나 검을 변을 볼 수 있다. 설질자암舌質紫黯 혹은 어반瘀斑이 있으며 맥이 삽澀하다.

⑤ **위음휴모형**胃陰虧耗型: 위완부에 은은한 작통灼痛이 있고 식욕이 불량하다. 구조인건口燥咽乾, 오심번열五心煩熱, 소수핍력消瘦乏力, 구갈사음口渴思飮, 대변건결大便乾結이 있다. 설홍소진舌紅少津이 나타나며 맥세삭脈細數하다.

⑥ **비위허한형**脾胃虛寒型: 위완통이 은은하면서 면면이 그치지 않는다. 따뜻하고 어루만지는 것을 좋아하고, 공복 시에는 음식을 먹으면 좀 낫는다. 피곤하거나 냉기를 받은 후에 악화되고, 범토청수泛吐淸水, 신피납매神疲納呆, 사지권태, 수족불온手足不溫, 대변당박大便溏薄이 있다. 설담舌淡, 태백苔白이 나타나며 맥허약지완脈虛弱遲緩하다.

【진단요점】

① 상복부上腹部에 가까운 명치에 있는 위완부에 발생한 동통을 특징으로 삼는다. 동통양상은 창통脹痛, 자통刺痛, 은통隱痛, 극통劇痛 등 다양하게 나타난다.

② 식욕부진, 오심구토, 조잡범산嘈雜泛酸, 애기탄부噯氣呑腐 등 상부소화기의 증상을

자주 동반한다.

③ 중·청년층이 많이 걸리며 대개 반복하여 발병하는 병력이 있다. 발병 전 대부분 분명한 요인이 있다. 날씨의 변화, 스트레스, 피로, 폭음폭식, 기아, 익히지 않거나 단단하며 매운 음식을 즐겨 섭취하는 것 혹은 음주, 위를 손상시키는 약물을 복용한 것 등이다.

④ 위내시경, 위장조영검사, 복부 초음파, CT를 통한 검사나 헬리코박터균, 담즙산, GPT, 디아스타제 등의 검사를 통한 검진은 정확한 진료에 도움을 준다.

【치료】

1. 근삼침요법

① **주혈**: 위삼침瘻三鍼

② **배혈**: 한사범위寒邪犯胃에는 神闕, 梁丘를 더하여 산한지통散寒止痛한다. 음식정체飮食停滯에는 양문梁門, 건리建里를 더하여 소식도체消食導滯한다. 간기범위肝氣犯胃에는 期門, 太衝을 더하여 소간리기疏肝理氣한다. 위음부족胃陰不足에는 위수胃兪, 太溪, 三陰交를 더하여 자음양위滋陰養胃한다. 어혈정체瘀血停滯에는 膈兪, 阿是穴을 더하여 화어지통化瘀止痛한다. 비위허한脾胃虛寒에는 神闕, 氣海, 脾兪, 胃兪를 더하여 온중산한溫中散寒한다.

2. 기타요법

① **혈위주사법**: 변증시치에 근거하여 당귀當歸주사액, 단삼丹蔘주사액, 삼부蔘附주사액 혹은 생맥生脈주사액 등을 분별하여 사용한다. 또한 비타민B_1 혹은 B_{12}주사액을 선택하여 일반적으로 2~3혈을 취하여 혈마다 약액을 2~4ml 주입한다.

② **지침법**: 中脘, 至陽, 足三里 등의 혈을 취하여 두 손의 엄지손가락 혹은 가운뎃손가락으로 점압點壓, 안유按揉, 역도力度하는데 환자가 참을 수 있을 정도의 강도를 기준으로 한다. 동시에 환자는 완만한 복식호흡을 시행하고 3~5분 연속적으로 안마하면 통증이 멈춘다.

③ **이침법**: 위, 십이지장, 비장, 간, 신문神門, 교감交感을 취하고, 매번 3~5혈 택하여 호침으로 천자淺刺하고 30분을 유침한다. 또한 왕불유행 씨로 첩압貼壓할 수도 있다.

④ **두두법**兜肚法: 애엽艾葉 30g, 필발畢茇, 건강乾薑 각 15g, 감송甘松, 세신細辛, 육계肉桂, 오

수유吳茱萸, 연호색延胡素, 백지白芷 각 10g, 대회향大茴香 6g을 함께 갈아 가루로 만들고 유연한 면포를 15센티미터 직경의 앞치마[肚兜] 모양으로 잘라 만든다. 위에 약 가루를 고르게 놓고 긴밀하게 꿰매어 밤낮으로 中脘穴이나 동통부를 둘러싼다. 비위허한위통脾胃虛寒胃痛에 두루 사용한다.

⑤ **한약요법:** 한사객위증에는 향소산합양부환香蘇散合良附丸을 가감하여 온위산한溫胃散寒, 행기지통行氣止痛한다. 음식상위증에는 보화환保和丸을 가감하여 소식도체消食導滯, 화위지통和胃止痛한다. 간기범위증에는 시호소간산柴胡疎肝散을 가감하여 소간해울疎肝解鬱, 리기지통理氣止痛한다. 어혈정위증에는 실소산합단삼음失笑散合丹參飮을 가감하여 화어통락化瘀通絡, 리기화위理氣和胃한다. 위음유모증에는 일관전합작약감초탕一貫煎合芍藥甘草湯을 가감하여 양음익위養陰益胃, 화중지통和中止痛한다. 비위허한증에는 황기건중탕黃芪建中湯을 가감하여 온중건비溫中健脾, 화위지통和胃止痛한다.

양위

【정의】 양위陽痿는 '음위陰痿'라고도 칭한다. 이는 남성이 성기능이 감퇴할 연령이 아닌데도 성생활 중 음경이 발기하지 못하거나 발기되어도 단단하지 못해 정상적인 성생활에 영향을 미치는 질병이다. 서양의학의 남성 성기능장애, 또는 몇몇의 만성허약 질병 중에 보인다.

【병인병기】 본병의 병인은 노상구병勞傷久病, 음식부절飮食不節, 칠정소상七情所傷, 외사침습外邪侵襲이다. 기본적인 병기는 간, 신장, 심장, 비장이 손상을 받은 것으로, 경맥공허經脈空虛하거나 경락이 막혀 종근실양宗筋失養을 야기하므로 양위가 발생한다.

【임상분류】

① **명문화쇠형命門火衰型:** 성교를 하지 못하거나 성기가 단단하지 못하다. 정박청랭精薄淸冷, 신피권태神疲倦怠, 외한지랭畏寒肢冷, 면색광백面色光白, 현훈, 이명, 요슬산연腰膝酸軟, 야뇨청장野尿淸長이 있다. 설담반舌淡胖, 태박백苔薄白이 나타나며 맥침세脈沈細하다.

② **심비휴허형**心脾虧虛型: 성교를 하지 못하고, 심계心悸, 불면증, 다몽多夢, 신피핍력神疲乏力, 면색광백面色光白, 태박백苔薄白이 나타나며 맥세약脈細弱하다.

③ **간울불서형**肝鬱不舒型: 양사陽事가 서지 못하거나 혹 서더라도 단단하지 못하다. 심정억울心情抑鬱, 흉협창만胸脇脹滿, 흉민불괄胸悶不适, 식소변당食少便溏하다. 태박백苔薄白이 나타나며 맥현脈弦하다.

④ **경공상신형**驚恐傷腎型: 양위부진陽痿不振, 심계이경心悸易驚, 담겁다의膽怯多疑, 야다악몽夜多噩夢이 있으며, 항상 피경혁사被驚嚇史가 있다. 태박백苔薄白이 나타나며 맥현세脈弦細하다.

⑤ **습열하주형**濕熱下注型: 음경피연陰莖疲軟, 음낭조습陰囊潮濕, 통양성취痛痒腥臭, 고환추창작통睾丸墜脹作痛, 소변적삽작통小便赤澀灼痛, 협창복민脇脹腹悶, 지체곤권肢體困倦, 범악구고泛惡口苦가 있다. 설홍舌紅, 태황니苔黃膩가 나타나며 맥활삭脈滑數하다.

【진단요점】

① 성인 남성이 성교할 때 음경이 발기하지 못하거나 혹 발기해도 단단하지 못한 경우, 혹은 단단해도 오래가지 못해 정상적인 성생활에 문제가 있는 경우에 해당한다. 음경의 발육이 불량하여 야기되는 성교불능의 경우는 제외한다.

② 신피핍력神被乏力, 요산슬연腰酸膝軟, 외한파랭畏寒怕冷, 야매불안夜寐不安, 정신고민, 담겁다의膽怯多疑, 소변불창小便不暢, 적력부진滴瀝不盡 등의 증상이 항상 동반된다.

③ 본병은 자주 방로과도房勞過度, 수음빈번手淫頻繁, 구병체약久病體弱, 혹 소갈消渴, 경계驚悸, 울증鬱證 등의 병력이 있다.

【치료】

1. 근삼침요법

① **주혈**: 양삼침陽三鍼

② **배혈**: 명문화쇠命門火衰에는 命門, 志室, 中極을 더하여 온신조양溫腎助陽한다. 심비양허에는 心兪, 脾兪, 足三里를 더하여 보익심비補益心脾한다. 간울불서肝鬱不舒에는 期門, 太衝을 더하여 행기해울行氣解鬱한다. 경공상신驚恐傷腎에는 命門, 百會, 神門을 더하여 교통심신交通心腎, 안신정지安神定志한다. 습열하주濕熱下注에는 陰陵泉(透陽陵泉), 曲骨을 더하여 청리습열淸利濕熱한다.

2. 기타요법

① **혈위주사법**: 關元, 中極, 腎兪을 취한다. 매번 2혈을 택하여 비타민B_1 150mg에 비타민B_{12} 0.1mg을 더하여 매일 한 번씩 한다.

② **한약요법**: 명문화쇠증에는 찬육환贊育丸을 가감하여 온신조양溫腎助陽한다. 심비휴허증에는 귀비탕歸脾湯을 가감하여 보익심비補益心脾하다. 간울불서증에는 소요산逍遙汕을 가감하여 행기해울行氣解鬱한다. 경공상신증에는 계양오심단啓陽娛心丹을 가감하여 교통심신交通心腎, 안신정지安神定志한다. 습열하주증에는 용담사간탕龍膽瀉肝湯을 가감하여 청리습열淸利濕熱한다.

2장 골외과 질병

경추병

【정의】 경추병頸椎病은 '경추증후군'이라고도 부른다. 이것은 증생성增生性 경추염, 경추추간원판탈출증과 경추간의 관절, 인대조직 등의 퇴행성 변화로 인한 자극과 압박경신경근壓迫頸神頸根, 척수, 추동맥과 경부교감신경 등에서 나타나는 일련의 증후군이다. 40~60세의 중노년층에 흔히 발생한다.

【병인병기】 서양의학에서는 본병은 경추추간원판의 탈출이나 만성적인 퇴행, 경추추간원판의 탄성 저하, 섬유륜纖維輪의 파열 등, 또는 추간 사이의 협착狹窄, 추간공椎間孔의 축소, 추체후연椎體後緣의 순양골질脣樣骨質 증생 등이 경수頸髓, 신경근, 추동맥을 압박하고 자극해서 생긴다고 생각한다.

한의학에서는 본병은 연로체쇠年老體衰, 간신부족肝腎不足으로 근골실양筋骨失養, 구좌모기久坐耗氣, 노손근육勞損筋肉하여 기인하거나, 혹은 감수외사感受外邪로 객우경맥客于經脈하거나 유좌손상扭挫損傷으로 기혈어체氣血瘀滯하여 경맥비조불통經脈痺阻不通하여 발생하는 것이라고 인식한다.

【임상분류】

① **풍한비조형風寒痹阻型**: 야매노견夜寐露肩하거나 구와습지久臥濕地하여 경강척통頸强脊痛을 야기한다. 견비산초肩臂酸楚, 경부활동수한頸部活動受限한다. 심하면 수비마목발랭手臂麻木發冷하고 추우면 가중된다. 혹 형한파랭形寒怕冷과 전신산초全身酸楚를 수반한다. 설태박백舌苔薄白 혹은 백니白膩가 나타나며, 맥현긴脈弦緊하다.

② **노상혈어형勞傷血瘀型**: 외상사外傷史가 있거나 머리를 숙이고 오랜 작업을 하는 사람은 경항頸項·견비肩臂의 동통이 있고, 심하면 방사지전비放射至前臂와 수지마목手持麻木이 있으며 피로하면 악화된다. 항부강직項部僵直이나 종창腫脹, 활동불리, 견갑강상하와肩胛岡上下窩와 견봉肩峰에는 압통이 있다. 설질자암舌質紫黯이 나타나거나 어점瘀點이 있으며 맥삽脈澀하다.

③ **간신휴허형肝腎虧虛型**: 경항頸項과 견비동통肩臂疼痛이 있고 사지마목四肢麻木과 핍력乏力이 있다. 현훈과 안화眼花, 이명, 요슬산연腰膝酸軟, 유정遺精 혹은 월경부조를 수반한다. 설홍舌紅, 소태少苔가 나타나며, 맥세약脈細弱하다.

【진단요점】

① 천천히 발병하며 두침頭枕, 경항, 견배肩背, 상지上肢 등 부분적인 동통이 있다. 진행성 지체감각과 운동기능장애가 주된 증상이다. 가벼운 경우는 현훈, 두통, 오심, 경견頸肩동통, 상지上肢동통, 마목무력麻木無力이 있고, 심한 경우는 탄탄癱瘓에 이를 수 있고, 심지어 생명이 위급해지기도 한다.

② 압박을 받는 부위가 다른데, 일반적으로 신경근형神經根型, 척수형, 교감신경형, 추동맥형椎動脈型, 혼합형 등으로 구분할 수 있다. 대개 초기에는 신경근의 압박과 자극증상을 주로 하고, 이후로 점점 추동맥, 교감신경, 나아가 척수기능 혹은 결구結構상의 손상과 더불어 상응하는 임상증상들이 나타난다.

③ 경추 X선검사로 경추체頸椎體에는 순상골자돌출脣狀骨刺突出이 관찰되고, 작은 관절과 추간공椎間孔 주위의 골질 밀도는 증가하며, 경추 앞 돌기각突起角은 점차 소실되는 것을 볼 수 있다.

【치료】

1. 근삼침요법

① **주혈**: 경삼침頸三鍼, 수삼침手三鍼, 견삼침肩三鍼

② **배혈**: 풍한비조자에는 風門, 風府을 더하여 거풍통락祛風通絡한다. 노손혈어에는 膈兪, 太衝를 더하여 활혈화어活血化瘀하고 통락지통通絡止痛한다. 간신휴허에는 肝兪, 腎兪, 足三里를 더하여 보익간신補益肝腎, 생혈양근生血養筋한다. 압통점의 위치에 근거하여 肩井, 天宗을 취하여 소통경기疏通經氣, 활락지통活絡止痛한다. 현훈, 두통, 목현目眩의 경우에는 百會, 風池, 太陽를 더하여 거풍성뇌祛風醒腦, 명목지통明目止痛한다. 오심, 구토에는 天突, 內關을 더하여 조리위장調理胃腸한다.

2. 기타용법

① **피부침법**: 大椎, 大杼, 肩中兪, 肩外兪에 고자叩刺하고 피부발홍皮膚發紅과 소량의 사혈을 한 후에 부항을 조합한다.

② **이침법**: 경추, 견肩, 경頸, 신문神門, 교감, 신상선腎上腺, 피질하, 간, 신장 등을 취한다. 매번 3~4혈을 골라 호침으로 강하게 자극하고 20~30분을 유침留鍼한다. 또한 왕불유행씨를 첩압貼壓할 수 있다.

③ **전침법**: 경부협척혈頸部夾脊穴, 大椎, 風池, 肩中兪, 大杼, 天宗을 취한다. 매번 2~4혈을 골라 침자하고 득기得氣한 후에 전침으로 연속파 혹은 소밀파로 20분 자극을 준다.

④ **혈위주사법**: 大杼, 肩中兪, 肩外兪, 天宗을 취한다. 1퍼센트 프로카인(Procaine) 2ml 혹은 비타민B_1과 비타민B_{12} 각 2ml 사용해 혈마다 0.5ml를 주사한다.

견관절주위염

【정의】 견관절주위염肩關節周圍炎은 '견주염肩周炎'이라고 간략하게 부른다. 이것은 어깨의 산중동통酸重疼痛, 견관절 활동한계, 경직의 임상 종합증이다.

한의학의 '견비肩痺' 범주에 속한다. 한의학에서는 발병 원인, 임상증상과 발병 연령 등의 특징에 근거하여 '누견풍漏肩風', '견응증肩凝症', '동결견凍結肩', '오십견五十肩'이라고 부른다. 여성 발병비율이 남성보다 높다.

【병인병기】 본병의 발생은 만성 노손勞損과 관계가 있고, 환자는 외상력外傷歷이 있을 수 있다. 주요 병리病理는 천천히 퇴행성으로 변하는데, 굉이두근건건초염肱二頭筋腱腱鞘炎, 강상근건염岡上筋腱炎 혹은 견봉하활낭염肩峰下滑囊炎과 관련되어 많이 발생하고, 어떤 환자들은 감염성 병소病巢 혹은 내분비기능과 관계가 있다.

한의학에서는 본병의 병변 부위가 어깨의 경맥과 경근에 있다고 생각한다. 나이가 오십이 된 사람은 정기正氣가 부족하고 영위營衛가 점점 쇠해지며, 만약 국부적으로 풍한風寒을 받거나 노루섬좌勞累閃挫하거나, 습관적으로 편측으로 누워 있는 동작이 반복되어 근맥에 장기간 압박이 유발되면, 결국 기혈이 막히고 견비肩痺를 이루게 된다. 견통이 오래되면 국소적으로 기혈운행이 통하지 않고 기혈이 막혀 아픈 곳이 종창腫脹하고, 최후에는 관절이 경직되어 견비를 움직일 수 없게 된다.

【임상분류】

① **태양경증太陽經證**: 견전방肩前方의 중부혈구동통中府穴區疼痛이 주를 이루며, 후신동통後伸疼痛이 더해진다.

② **양명陽明, 소양경증少陽經證**: 견외측방肩外側方의 肩髃, 肩髎 주위에 동통이 주를 이루며, 삼각근압통三角筋壓痛, 외전동통外展疼痛이 더해진다.

③ **태양경증太陽經證**: 견후측肩後側의 肩貞, 臑兪 주위에 동통이 주를 이루며, 견내수肩內收하는 동작에 동통이 더해진다.

【진단요점】

① 본병은 조기에 극렬한 동통이 주를 이룬다. 한쪽 혹은 양측 견부에 산통酸痛이 있으며, 아울러 경부와 상지上肢 전체가 아프다. 낮에는 증상이 가볍지만 밤에는 심해진다. 환지患肢에 풍한이 노출되는 것을 싫어하고 수지마창手指麻脹한다. 견관절은 다른 정도의 경직을 나타내는데, 수비상거手臂上擧, 전신前伸, 외선外旋, 후신後伸 등 동작이 모두 제약을 받는다.

② 후기後期는 견부기능장애가 주를 이루는데, 자주 한습응체寒濕凝滯, 기혈비조氣血痺

阻로 인하여 견부의 근육위축筋肉萎縮이 야기되고, 동통은 도리어 줄어든다.

【치료】

1. 근삼침요법

① **주혈:** 견삼침肩三鍼, 수삼침手三鍼

② **배혈:** 태양경증에는 尺澤, 陰陵泉을 더한다. 양명경증과 소양경증에는 手三里를 조합한다. 태양경증에는 後溪, 大杼, 崑崙을 조합한다. 통증은 양명경과 태양경에 있는 경우에는 條口(透承山)를 조합한다.

2. 기타요법

① **망침芒鍼:** 肩貞(透極泉)과 條口(透承山) 등을 취한다. 어깨를 들 수 없는 사람은 국부적으로 여러 방향에서 투자透刺하여 어깨를 들 수 있게 한다. 條口(透承山)는 침을 놓으면서 환자가 사지를 움직이게 해야 하는데, 동작은 천천히 했다가 빨리 한다. 힘을 지나치게 쓰지 않아야 통증이 심한 것을 피할 수 있다.

② **자락발관刺絡拔罐:** 어깨부위에 종창동통腫脹疼痛이 분명하고 어조천표瘀阻淺表하는 경우에는 피부침을 중등도의 자극으로 환부에 고자叩刺하여 국소의 피부에 미세한 사혈이 되게 하고 다시 부항을 더한다. 만약 어조瘀阻가 비교적 깊은 경우에는 삼릉침을 써서 2~3침 점자點刺하여 소량을 방혈하고 다시 부항을 더하여 어혈이 나오게 하고, 사기를 제거하여 락絡이 통하게 한다. 매주 2번씩 한다.

③ **이침법:** 견肩, 견관절肩關節, 쇄골鎖骨, 신문神門, 대응점對應點 등을 취한다. 매번 3~4의 혈을 선택하고 호침으로 강하게 자극하고 30분을 유침留鍼한다. 또한 왕불유행 씨를 첩압貼壓할 수 있다.

④ **전침법:** 肩前, 曲池, 外關 등의 혈을 취한다. 매번 2~3혈을 골라서 전기침으로 강한 자극으로 10~15분을 통전시킨다.

⑤ **혈위주사법:** 어깨의 혈위에 당귀當歸, 천궁川芎, 연호색延胡素, 홍화紅花 등의 주사액을 놓는다. 혹 10퍼센트 포도당 주사액, 비타민B_1주사액을 혈마다 0.5ml 주사한다. 만약 압통점이 광범위하면 2~3개의 압통점 중에 가장 분명한 곳을 골라 주사한다.

요통

【정의】 외감이나 내상, 좌섬挫閃으로 인하여 허리부위의 기혈운행이 통하지 않거나, 실우유양失于濡養해서 유발된 요척腰脊 혹은 척방脊旁부위의 동통이 주요 증상인 병증이다. '요척통腰脊痛'이라고도 칭한다.

서양의학의 요근섬유염腰筋纖維炎, 강직성척주염强直性脊柱炎, 요추골질증생腰椎骨質增生, 요추추간원판병변腰椎椎間圓板病變, 요근노손腰筋勞損 등 허리병변과 몇몇의 내장內臟성 질병 모두가 본병을 참조하여 치료할 수 있다.

【병인병기】 요통의 병인은 내상과 외감, 질부좌상跌仆挫傷으로 나눌 수 있고, 기본적인 병기는 근맥비조筋脈痺阻, 요부실양腰府失養이다. 내상은 대부분 품부부족稟賦不足, 신휴요부실양腎虧腰府失養하기 때문이다. 외감은 풍風·한寒·습濕·열熱 등 모든 사기가 비조경맥痺阻經脈하거나 노력뉴상勞力扭傷, 기체혈어氣滯血瘀, 경맥불통經脈不通하여 요통에 이른다.

【임상분류】

1. **한습형寒濕型**: 허리에 냉통冷痛이 심하고 몸을 뒤집는 것이 편하지 못하며, 점차 악화된다. 가만히 누워 있어도 동통은 줄어들지 않으며, 춥거나 비가 내리는 날에는 심해진다. 설질담舌質淡, 태백니苔白膩가 나타나며 맥침脈沈하고 지완遲緩하다.

2. **습열형濕熱型**: 허리에 동통이 심하고 열이 난다. 덥고 습하며 비가 내리는 날에는 가중된다. 활동 후에 혹 감소하기도 하며 신체곤중身體困重과 소변단적小便短赤이 있다. 설태황니舌苔黃膩가 나타나며, 맥유삭脈濡數하거나 현삭弦數하다.

3. **어혈형瘀血型**: 요통의 양상이 찌르는 것 같고, 통증은 정해진 곳이 있다. 아픈 곳이 거안拒按하며 낮에는 증상이 가벼우나 밤에는 심하다. 가벼운 경우에는 굽어보고 우러러보는 동작이 불편하고 심한 경우에는 전측轉側할 수 없다. 설질암자舌質黯紫가 나타나거나 어반瘀斑이 있으며 맥삽脈澀하다. 환자 중 일부는 질부섬좌跌仆閃挫의 병력이 있다.

4. **신허형腎虛型**

㉠ **신음허형腎陰虛型**: 허리에 은은한 통증이 있고 산연무력酸軟無力, 전면불유纏綿不愈, 심번소매心煩少寐, 구조인건口燥咽乾, 면색조홍面色潮紅, 수족심열手足心熱이 있다. 설홍소고舌紅少

苦가 나타나며 맥현세삭脈弦細數하다.

ⓛ **신양허형**腎陽虛型: 허리에 은은한 통증이 있고 산연무력酸軟無力, 전면불유纏綿不愈, 국부발량局部發凉, 희온희안喜溫喜按이 있고, 피로하면 더욱 심해지고 누우면 줄어든다. 자주 반복해서 일어나고 소복구급小腹拘急, 면색광백面色光白, 지랭외한肢冷畏寒이 있다. 설질담舌質淡이 나타나며, 맥침세무력脈沈細無力하다.

【진단요점】

① 급성요통은 병의 경과가 비교적 짧다. 경미한 활동에도 한쪽 혹은 양쪽의 허리의 동통이 가중된다. 척주脊柱의 양쪽에도 항상 분명한 안압통按壓痛이 있다.

② 만성요통은 병의 경과가 비교적 길다. 전면난유纏綿難愈하고 허리에는 은통隱痛이나 산통酸痛이 있다. 부적절한 체위, 과도한 노동, 날씨변화 등의 요인으로 자주 악화된다.

③ 본병은 자주 조습음랭潮濕陰冷, 섭수모우涉水冒雨, 질부좌섬跌仆挫閃 혹은 노손勞損 등의 병력과 상관이 있다.

④ 일반혈액검사, 적혈구침강율沈降率, 류마티스인자 등에 대한 검사는 류마티스와 관련된 질병의 진단에 도움이 된다. 요추 X선, 혹은 CT는 요추병변의 진단에 도움이 된다. 소변검사와 비뇨기계에 대한 영상적인 검사는 비뇨계통 질병의 진단에 도움이 된다. 부인과 검사는 부인과 질병이 야기한 요통을 분별할 수 있다.

【치료】

1. 근삼침요법

① **주혈**: 요삼침腰三鍼

② **배혈**: 한습형은 大椎에 뜸을 떠서 온양산한溫陽散寒한다. 어혈형에는 膈兪를 더하여 활혈화어活血化瘀한다. 신허형에는 命門에 뜸을 떠서 익신장요益腎壯腰한다.

2. 기타요법

① **혈위주사법**: 덱사메타손(dexamethasone) 5ml와 프로카인(procaine) 2ml의 혼합액을 통점痛點에 주사한다. 혈마다 0.5～1ml를 주사한다. 매일 한 번씩 한다.

② **한약요법:** 한습형에는 감강령출탕甘薑苓朮湯을 가감하여 온양산한溫陽散寒한다. 습열형에는 사묘산四妙散을 가감하여 청열거습清熱祛濕한다. 어혈형에는 신통축어탕身痛逐瘀湯을 가감하여 활혈화어活血化瘀한다. 신음허에는 좌귀환左歸丸을 가감하여 자음보신滋陰補腎한다. 신양허에는 우귀환右歸丸을 가감하여 온신장양溫腎壯陽한다.

좌골신경통

【정의】 좌골신경통은 좌골신경의 유주(허리 부분, 둔부, 대퇴의 후측, 소퇴의 후외측, 족외측)를 따라 방사성 동통을 주요 특징으로 하는 종합증을 가리킨다.

동양의학의 고대문헌에서는 '좌둔풍坐臀風', '퇴고풍腿股風', '요퇴통腰腿痛' 등으로 일컫는다.

【병인병기】 허리의 섬좌閃挫, 노손勞損, 외상 등의 원인이 근맥筋脈을 손상하여 기혈이 얽히고 정체되는 병증을 유발하며, 결국 불통즉통不通則痛이다. 오랫동안 습한 곳에 있거나 물을 건너거나 비를 맞았는데 옷이 얇고 땀이 난 상태에 바람을 맞으니 풍한風寒과 습사濕邪가 침습하여 요퇴부腰腿部를 비조痺阻한다. 혹은 습열한 사기邪氣에 노출되는 횟수가 잦거나, 혹은 습탁濕濁이 울체되어 화열化熱하거나, 혹은 체내에 습열濕熱이 온축蘊蓄한 것이 결국 족태양경, 족소양경으로 유입되면 모두 요퇴통腰腿痛을 야기한다. 본병은 족태양경맥과 족소양경맥과 경근頸筋 병증에 해당한다.

【임상분류】 통상적으로 근성根性 좌골신경통과 간성幹性 좌골신경통 두 종류로 나눈다. 임상에서는 근성 좌골신경통이 더 많이 보인다.

① **근성 좌골신경통:** 병위는 추관내 척신경근에 있다. 종종 척추관 협착, 요추추간원판탈출증, 척주염, 척주열 등이 이어서 발생한다. 주요 증상은 허리에서 한 측면의 둔부, 대퇴후측, 소퇴후외측에서 족배외측까지 방사하고, 요저부腰骶部, 척주부脊柱部에 고정되고 분명한 압통, 고통叩痛이 있다. 소퇴외측, 족배의 감각은 감퇴하고, 슬건膝腱과 근건跟腱 반사는 감퇴하거나 소실된다. 기침 혹은 재채기 등은 복압腹壓을 증가시키고

때로는 동통疼痛을 가중한다.

② **간성 좌골신경통:** 병변부위는 추관외 좌골신경분포구에 따라 있으며, 종종 관관절염髖關節炎, 저격관절염骶骼關節炎, 둔부손상, 분강염盆腔炎과 종물腫物, 이상근증후군梨狀筋症候群 등 질환에 보인다. 요통은 분명히 드러나지 않고, 둔부이하의 좌골신경분포구를 따라 동통이 있다. 좌골공상연坐骨孔上緣, 좌골결절坐骨結節과 대전자大轉子의 사이, 슬괵와중앙膝膕窩中央, 비골소두하腓骨小頭下, 외과후外踝後 등 곳곳에 압통이 있다. 소퇴외측 족배의 감각은 감퇴하고, 근건반사는 감퇴하거나 소실한다. 복압腹壓이 증가할 때의 영향은 없다.

【진단요점】

① 허리 혹은 둔부, 대퇴후측, 소퇴후 외측, 족외측에 출현하는 방사성·통전양通電樣·소작양燒灼樣 동통이 주증상이다. 환지患肢는 곧게 펴지 못하고 보호성保護性 자세를 자주 취하는데, 몸은 건측으로 기울고, 하지거상검사에 양성이다.

② 요추 X선검사, 근전도, CT 등의 검사는 본병을 진단하는 데 도움이 된다.

【치료】

1. 근삼침요법

① **주혈:** 좌골침

② **배혈:** 요저부에 동통이 있는 경우에는 腎兪, 大腸兪, 腰陽關, 腰夾脊, 阿是穴을 더하여 요부의 경락지기를 소조疏調한다. 날씨변화와 관계가 있는 경우는 大椎에 뜸을 뜨고 阿是穴을 더하여 온경지통溫經止痛한다. 기체혈어氣滯血瘀한 경우에는 膈兪, 合谷, 太衝을 더하여 화어지통化瘀止痛한다.

2. 기타요법

① **자락발관刺絡拔罐:** 피부침으로 요저부에 고자叩刺한다. 혹은 삼층침으로 압통점을 자락하여 출혈하고 아울러 부항을 더한다.

② **전침법** : 근성根性에는 腰夾脊, 陽陵泉이나 委中을 취한다. 간성幹性은 秩邊이나 環跳, 陽陵泉이나 委中을 취하여 침자하고 득기한 후에 전침을 통하여 밀파 혹은 소밀

파로 자극량을 점차 중등도에서 강하게 높인다.

③ **혈위주사법**: 10퍼센트의 포도당주사액 10~20ml에 비타민B_1을 100mg 더하여 腰夾脊과 秩邊 등의 혈에 주사한다. 아래쪽으로 방산하는 침감이 심하면 위치를 바꿔서 약액을 신속하게 투입하고 혈마다 5~10ml를 주입한다. 동통이 심할 때에는 1퍼센트의 프로카인 주사액 5~10ml를 阿是穴이나 環跳穴에 주사한다.

요실금

【정의】 요실금은 정신이 맑은 상태에서 소변을 조절하지 못하여 소변이 저절로 나오는 질병이나. 한의학에서는 '소변불금小便不禁'의 범주에 속한다.

【병인병기】 본병은 대부분 노상勞傷, 정신적인 갈등, 피로, 병후에 기허氣虛, 노년의 신휴腎虧 등에서 기인하여 하초下焦의 원기元氣가 견고하지 못하여 방광을 실약失約하게 한다. 기타 습열濕熱 혹은 어혈瘀血이 방광에 쌓여도 요실금이 생길 수 있다.

【임상분류】

① **신기불고형腎氣不固型**: 소변불금, 요액청장尿液清長, 신피겁한神皮怯寒, 요슬산연腰膝酸軟, 양족무력兩足無力이 있다. 설질담舌質淡, 태박苔薄이 나타나며 맥침세脈沈細하고 무력하다.

② **비폐기허형脾肺氣虛型**: 요의빈삭하고 때로는 소변이 저절로 나온다. 심하면 기침할 때나 담소를 나눌 때도 요실금이 나타난다. 아랫배가 때로 부어오르고 면백하고 호흡이 짧아지게 된다. 설담舌淡하며, 맥허연脈虛軟하고 무력하다.

③ **습열하주형濕熱下注型**: 소변을 자주 보게 되고, 배뇨할 때 작열감灼熱感이 있다. 때때로 소변이 스스로 흘러나오고, 소변이 붉거나 냄새가 난다. 설질편홍舌質偏紅 태황니苔黃膩가 나타나며, 맥세활삭脈細滑數하다.

④ **하초어체형下焦瘀滯型**: 소변불금, 소복창만, 은통隱痛이 있고, 혹 종괴腫塊가 촉지된다. 설질암舌質黯이나 자반紫斑이 있고, 태박苔薄이 나타나며, 맥삽脈澀하다.

【진단요점】

① 정신이 맑은 상태에서 소변을 조절하지 못하고 저절로 나온다. 혹은 기침·재채기할 때, 달릴 때, 서 있을 때, 힘을 쓸 때, 심정이 다급할 때, 격하게 움직일 때, 크게 웃을 때, 큰 소리로 부를 때, 갑자기 놀랄 때, 혹은 떨어지는 물소리를 들을 때 소변이 저절로 나온다.

② 소변은 보통 검사를 받으면 일반적으로 정상이다. 방광의 요도尿道는 X선을 찍어보면 확실하게 폐색된 유무와 폐색된 부위와 그 정도를 알 수 있다.

【치료】

1. 근삼침요법

① **주혈**: 요삼침腰三鍼

② **배혈**: 신기불고腎氣不固한 경우에는 命門을 더하여 보신고본補腎固本한다. 비폐기허脾肺氣虛한 경우에는 肺兪, 脾兪, 足三里를 더하여 보익폐비補益肺脾한다. 습기하주濕氣下注에는 陰陵泉, 行間을 더하여 청리습열淸利濕熱한다. 하초어체下焦瘀滯한 경우에는 次髎, 太衝을 더하여 활혈행체活血行滯한다.

2. 기타요법

① **이침법**: 방광, 요도, 신장을 취한다. 호침毫鍼으로 침을 놓고, 혹은 왕불유행 씨를 첩압貼壓한다.

② **전침법**: 氣海, 關元, 中極, 足三里, 三陰交를 취하여 복부 세 혈에 침을 놓을 때 침감鍼感이 방사放射되어 전음부前陰部까지 이르도록 하고, 전침電鍼은 소밀파疏密波 혹은 계속파繼續波를 사용하여 30분을 자극한다. 매일 1~2번씩 한다.

3장 오관과 질병

비염

【정의】 비염은 비강점막鼻腔黏膜의 염증성병변炎症性病變으로 급성과 만성, 과민성 비염으로 나눈다. 급성비염은 비강점막의 급성 감염성염증이다. 만성비염은 단순성비염, 비후성肥厚性비염과 위축성비염을 포함하고, 비점막과 점막하黏膜下의 만성염증성의 질환이다. 이것은 급성비염이 오랫동안 낫지 않고 만성화되거나 먼지 혹은 화학물질이 장기간 사극하여 발생한다. 과민성비염은 '변태반응성變態反應性비염'이라고도 한다. 이것은 다종의 특이한 항원이 유발하는 비점막의 변태반응성 질병이다.

【병인병기】 급성비염은 한의학의 '상풍傷風', '감모感冒'의 범주에 속한다. 자주 풍한외습風寒外襲, 폐기불선肺氣不宣하거나 풍열상범風熱上犯, 폐실청숙肺失淸肅, 사독상취비규邪毒上聚鼻竅하여 발생한다. 만성비염은 한의학의 '비질鼻窒', '비고鼻槁'의 범주에 속한다. 대부분 폐비기허肺脾氣虛, 사체비규邪滯鼻竅, 혹은 사독구류邪毒久留, 기체혈어氣滯血瘀, 조색비규阻塞鼻竅에서 생긴다. 과민성비염은 한의학의 '비구鼻鼽' 범주에 속한다. 대부분 폐기허약肺氣虛弱 혹은 비허脾虛, 신휴腎虧 등으로 폐기가 손상된 상태에서 풍한이 승허乘虛하여 침습하여 비규鼻竅를 침범하고 진액津液이 정취停聚하여 결국 비규가 막혀 생긴다.

【임상분류】

① **외감풍한형**外感風寒型: 비색鼻塞이 비교적 심하고, 재채기를 자주 하며, 비체鼻涕가 많고 맑은 편이며 콧소리가 중탁하다. 두통, 신통身痛을 수반하는데, 무한無汗과 오한惡寒이 있다. 설담舌淡, 태박백苔薄白이 나타나며 맥부긴脈浮緊하다.

② **외감풍열형**外感風熱型: 비색鼻塞, 비건鼻乾, 증상이 간헐적으로 가볍다가 심해지기도 한다. 비양기열鼻痒氣熱, 체소황조涕少黃稠하고, 발열오풍發熱惡風, 두통, 인통咽痛, 구갈口渴을 보여 물을 자주 마신다. 설질홍舌質紅, 태백苔白 혹은 미황微黃이 나타나며, 맥부삭脈浮數하다.

2부 근삼침의 주치질병

③ **기허사체형**氣虛邪滯型: 비색鼻塞이 때로는 가볍고 때로는 심하다. 체점이희涕黏而稀하며 추우면 더 심해진다. 두훈頭暈이나 두중頭重 증상이 있고 설담홍舌淡紅, 태박백苔薄白이 나타나며 맥완脈緩하다. 겸하여 폐기肺氣가 허한 경우에는 비강발양민창鼻腔發痒悶脹하고 재채기를 자주하며 코가 막히고 맑은 콧물이 흐르며 자한自汗이 있다. 겸하여 비기脾氣가 허한 경우에는 단기성저短氣聲低하며 나언懶言, 납차納差, 복창腹脹, 복사腹瀉가 있다. 신기腎氣가 허한 경우는 형한지랭形寒肢冷, 요슬산연腰膝酸軟이 있다. 설반이담舌胖而淡, 태박백苔薄白이 나타나며 맥허약脈虛弱하다.

【진단요점】

① 급성비염은 비색鼻塞, 유체流涕, 재채기, 후각의 감퇴가 주요 증상이다. 온몸이 편안하지 못하다는 것을 자주 느낀다. 어린아이들의 증상은 비교적 심한데, 소화기계 병증을 동반하기도 하고, 심하면 고열, 경궐驚厥이 있다. 만성 단순성 비염은 간헐성 혹은 교체성 비색으로 낮에는 증상이 가볍고 밤에는 심하며 콧물이 많고 점액성이다. 간혹 소량의 점액성 콧물을 수반하기도 한다. 만성 비후성 비염의 비색은 지속성을 나타내는데, 콧물이 적고 점농성黏膿性으로 쉽게 배출되지 않고 창통, 정신부진을 동반하며, 인접한 기관(중이中耳, 비두鼻竇, 인咽, 후喉)에 영향을 미치고 후각은 분명하게 감퇴된다. 위축성 비염은 코가 막히는 것을 제외하고 자주 비인건조鼻咽乾燥하고 코에서 피가 나며, 후각장애와 비취鼻臭 등을 수반한다. 과민성 비염은 발작성 비양鼻痒이 보이는데, 맑은 콧물이 흐르면서 재채기가 나며 기타 변태 반응성 질병 병력을 가진다.

② 비강과 비점막검사, 비분비물 등의 검사는 분명하게 분형진단을 이룰 수 있다.

【치료】

1. 근삼침요법

① **주혈**: 비삼침鼻三鍼

② **배혈**: 외감풍한에는 列缺, 風池를 더하여 소풍산한疏風散寒한다. 외감풍열에는 曲池, 外關을 더하여 소풍청열疏風清熱한다. 기허사체에는 百會, 肺兪를 더하여 보기거사補氣祛邪한다. 폐기허에는 肺兪, 太淵을 더하여 보익폐기補益肺氣한다. 비기허에는 脾兪, 足三里를 더하여 보중익기補中益氣한다. 신기허에는 命門, 腎兪를 더하여 보신조폐補腎

助肺한다.

2. 기타요법

① **이침법**: 내비內鼻, 신상선腎上腺, 액額, 폐, 대장, 비장, 신장을 취하여 매번 3~5혈을 선택하여 호침으로 천자淺刺하고 20~30분을 유침留鍼한다. 혹 매침埋鍼하거나 왕불유행 씨를 첩압貼壓한다.

② **혈위주사법**: 合谷, 迎香 등의 혈을 취하여 비타민B1주사액과 단삼丹蔘주사액, 당귀當歸주사액을 복합하여 혈마다 0.2~0.5ml를 주입하고 격일로 한 번씩 한다.

③ **혈위첩부법**: 大椎, 肺兪, 膏肓, 腎兪, 膻中 등의 혈을 취하여 백개자白芥子 30g을 사용하고, 연호색延胡索, 감수甘遂, 세신細辛, 정향丁香 각각 10g을 갈아 가루로 만들고, 고춧가루 불로 만든 반죽을 사용해서 사분紗布에 바르고 상당량의 육계분肉桂粉을 뿌려 상기한 혈에 붙인다. 대개 오전에 붙인다. 4시간 이상 두고 매주 한 번, 연속 3차례 한다.

이명·이롱

【정의】 이명·이롱은 청각이상의 두 종류이다. 이명은 귀 안에서 특정한 소리가 울려 퍼짐이 느껴지는 것이 주된 증상이고 이롱을 수반한다. 이롱 또한 이명에서 발선한나. 이롱은 청력이 예전과 같지 않은 정도의 감퇴 혹은 상실을 주된 증상으로 한다. 이명, 이롱은 병인병기와 침구치료 방면에서 매우 비슷하기에 함께 설명한다.

서양의학의 선천성 이롱, 중이염, 청신경병변聽神經病變, 고혈압, 몇몇의 약물중독, 소음, 전신의 만성적인 질병 등으로 인한 이명, 이롱이 모두 본병 범주에 속한다.

【병인병기】 본병은 내인과 외인의 구분이 있다. 내인은 대부분 정지情志가 편하지 못하고 기울氣鬱로 인한 화화化火에서 비롯된다. 갑자기 화가 나서 간이 상하면 간기肝氣가 상역上逆하며 순경循經하여 상요청규上擾淸竅한다. 음식부절飮食不節하고 수습水濕이 내정內停하여 취집聚集하면 담이 되고 담성痰盛하여 화화化火하면 결국 이규耳竅에 미치게 된다. 또한 비위허약脾胃虛弱하고 기혈생화氣血生化가 부족하면 귀에 자양滋養이 불량하게 된다.

또한 선천적인 품부稟賦가 부족하거나 혹은 대병大病 후에 신원腎元이 휴손되거나, 연로로 인하여 신장이 쇠하고 수해髓海가 공허해져도 이규가 실양失養에 이르게 된다. 외인으로는 주로 풍사가 침습하여 청규淸竅를 범한 결과이다. 또한 돌연 과도한 폭향暴響에 청신경이 손상되거나, 장기적인 소음에 노출된 경우이거나 혹은 약물손상 등으로 유발된다.

【임상분류】

① **풍사외습형**風邪外襲型: 대부분 감기증상에서 이어져 결국에는 이명, 이롱, 이민창耳悶脹에 이르는 경우이다. 두통, 오풍, 발열, 구건을 수반한다. 설질홍舌質紅, 태박백苔薄白 혹은 박황薄黃이 나타나며 맥부삭脈浮數하다.

② **간담화성형**肝膽火盛型: 이명, 이롱은 매번 화를 낸 이후에 돌발하거나 가중된다. 혹은 이창통耳脹痛이 있다. 두통, 면적面赤, 구고인건口苦咽乾, 심번이노心煩易怒, 대변비결大便秘結을 수반한다. 설홍舌紅, 태황苔黃이 나타나며 맥현삭脈弦數하다.

③ **담화울결형**痰火鬱結型: 이명에 들리는 소리가 마치 매미소리와 같고 폐색閉塞이 심하여 이농이 동반된다. 현훈, 목현, 흉민담다胸悶痰多를 수반한다. 설홍, 태황니苔黃膩가 나타나며 맥현활脈弦滑하다.

④ **신정휴손형**腎精虧損型: 이롱이 점점 심해지며, 이명이 특히 야간에 더욱 심해진다. 불면, 현훈, 요슬산연腰膝酸軟을 겸한다. 설홍舌紅이 나타나며 설태舌苔가 적거나 없다. 맥세현脈細弦하거나 세약細弱하다.

⑤ **비위허약형**脾胃虛弱型: 이명, 이롱이 때로는 가볍고 때로는 심하다. 피곤하면 가중되고 휴식을 취하면 줄어든다. 신피핍력神疲乏力, 식소복창食少腹脹을 수반하고 대변당大便溏이 있다. 설담舌淡, 태박백니苔薄白膩가 나타나며 맥세약脈細弱하다.

【진단요점】

① 이명증상은 귀 안의 울림과 다양한 소리를 자각하는 것으로 선명蟬鳴, 풍성風聲, 뇌명雷鳴, 조성潮聲, 기적성汽笛聲, 날카로운 소리 등과 같은 것이다. 대략 80퍼센트의 이명 환자는 이롱을 수반한다.

② 이롱증상은 청력부동정도聽力不同程度가 감퇴되거나 완전히 상실되고, 부분적으로

환자는 이명, 이도조색감耳道阻塞感을 수반한다.

③ 각종 청력검사는 진단을 돕는다.

【치료】

1. 근삼침요법

① **주혈**: 外關, 中渚에 이삼침耳三鍼을 더한다.

② **배혈**: 풍사외습에는 風池, 合谷을 더하여 소풍청열疎風清熱한다. 간담화성에는 行間, 丘墟, 足臨泣을 더하여 청사간담지화清瀉肝膽之火한다. 담화울결에는 豊隆, 内庭을 더하여 활담사화豁痰瀉火한다. 신정휴손에는 腎俞, 太溪, 關元을 더하여 보신전정補腎填精, 상영이규上榮耳竅한다. 비위허약에는 氣海, 足三里, 脾俞를 더하여 보익비위補益脾胃, 유양이규濡養耳竅한다.

2. 기타요법

① **이침법**: 신문, 내이內耳, 간, 담, 비장, 신장, 이첨, 내분비를 취하여 매번 3~5혈을 선택해 두 귀를 교체하며 사용하고 호침으로 중간의 자극으로 침을 놓는다. 30분을 유침留鍼한다. 매일 혹은 격일로 한 번씩 하는데, 한 번이 한 개의 치료과정이다. 또한 왕불유행 씨를 첩압貼壓할 수 있다.

② **두침법**: 양측 훈청구暈聽區를 골라 호침으로 자극하고 간헐적으로 행침하는데, 20분을 유침힌다. 매일 혹은 격일로 한 번씩 한다.

③ **혈위주사법**: 聽宮, 翳風, 完骨을 선택한다. 654-2주사액을 사용해 매번 양측마다 각각 한 혈을 선택한 후, 혈마다 0.5ml를 주사한다. 혹은 비타민B_{12}주사액을 사용하고 혈마다 0.2~0.8ml를 주사하고 격일로 한 번씩 한다.

④ **격광조사激光照射**: 翳風, 耳門, 聽宮, 聽會, 足三里, 中渚, 太溪에서 매번 2~4혈을 선택한 후 10mW의 헬륨-네온레이저 조사기(He-Ne laser acupuncture equipment)를 사용하여 0.2~0.5센티미터를 조사한다. 혈마다 5분간 조사하고 매일 한 번씩 한다.

사시

【정의】 사시는 옛날에 일컫던 이름은 '양목陽目', '풍견편시風牽偏視', '쌍목통정双目通睛'이다. 이것은 눈이 목표물을 주시할 때 검은 눈동자가 안이나 밖으로 기우는 눈병이다.

서양의학의 마비성 사시에 해당한다.

【병인병기】 선청성 사시는 대부분 발육이상, 산상産傷에서 비롯된다. 후천성 사시는 대부분 종류腫瘤, 혈관성 질병의 결과이다.

한의학에서는 본병이 대부분 비장과 위의 기가 부족한데서 기인하고 락맥絡脈이 공허하며 풍사風邪가 허한 곳을 침범하고, 목계目系가 당기고 비틀린 것에서 생긴다고 인식한다. 혹은 신음腎陰이 휴허虧虛하고, 간풍肝風이 내동內動하여 생기며, 또는 외상으로 기혈氣血이 어체瘀滯하여 경근經筋이 이완되고 목주目珠의 유지가 평형을 잃은 데에서 생긴다.

【임상분류】

① **풍사습락형風邪襲絡型**: 발병이 급하며, 안통眼痛을 수반한다. 상검上瞼이 내려오고 두통, 발열이 있다. 설홍舌紅, 태박苔薄이 나타나며 맥이 현玄하다.

② **간풍내동형肝風內動型**: 현훈, 목현目眩, 이명이 있고, 얼굴이 붉고 마음이 답답하며, 팔다리가 저리고 진전震顫한다. 설홍, 태황苔黃이 나타나며 맥이 현하다.

③ **어혈조락형瘀血阻絡型**: 외상 병력이 있으며, 외상 후 눈이 한쪽으로 기울고 안포검眼胞瞼이나 백정白睛에 어혈瘀血을 볼 수 있으며, 두통, 안창眼脹, 오심구토惡心嘔吐가 있다. 설홍, 태박이 나타나며 맥이 현하다.

【진단요점】 한쪽 눈이나 두 눈의 검은 눈동자가 안이나 밖으로 기울며, 움직이는 데 한계가 있고, 하나의 사물을 보는데 둘이 보이는 것이 주요 증상이다.

【치료】

1. 근삼침요법

① **주혈**: 안삼침眼三鍼

② **배혈**: 풍사습락형風邪襲絡型에는 風池, 合谷을 더하여 사풍을 없애고 락絡을 통하게 한다. 간풍내동형에는 太衝, 太溪을 더하여 자음잠양滋陰潛陽하고, 평간식풍平肝息風한다. 어혈조락형에는 光明, 太衝을 더하여 화어통락化瘀通絡한다. 내직근마비內直筋麻痺에는 睛明, 攢竹, 印堂을 조합한다. 외직근마비外直筋麻痺에는 瞳子髎, 太陽을 조합한다. 상직근마비上直筋麻痺에는 上攢竹을 조합한다. 하직근마비下直筋麻痺에는 四白을 조합한다. 상사근마비上斜筋麻痺는 球後, 四白을 조합한다. 하사근마비下斜筋麻痺에는 絲竹空, 上明을 조합한다.

2. 기타요법

① **피부침법**: 안광 주위 腦穴과 太陽, 風池 등을 취하여 중간 강도로 자극하며 매일 한 번씩 시술한다.

② **전침법**: 안광 주위혈 攢竹, 四白, 瞳子髎, 太陽을 주로 하고, 合谷, 太衝, 太溪, 光明, 足三里 등과 같은 사지원단혈四肢遠端穴을 배합한다. 침자 후에 득기를 확인하고 소밀파 혹은 계속파를 사용하고 전류강도는 환자가 참을 수 있는 정도를 기준으로 하여 매번 20~30분, 격일로 한 번씩 한다.

4장 소아과·부인과 질병

뇌성마비

【정의】 뇌가 성장발육이 완성되기 이전에 어떤 종류의 침해와 손상을 받아 조성된 영구적인 자세이상이나 운동이상이다. 이러한 종류의 자세와 운동이상은 대다수 환아患兒의 성장발육에 따르지만, 지속적인 악화는 거의 발생하지 않는다.

【병인】 직접적인 원인으로 뇌손상과 뇌 발육이 연합되어 발생하며, 기타 원인으로는 가족력과 모체, 분만, 신생아의 소인素因이 있다.

【임상분류】 뇌탄환아腦癱患兒의 임상표현은 복잡다양하다. 일반적인 임상분류는 다음과 같다.

① **경련형**: 수직으로 환아를 안아 올렸을 때 두 하지下肢는 곧게 펴지고 두 발[脚]은 가위모양이 된다. 만약 땅에 놓으면 두 발은 허공에 뜨지만 발끝은 땅에 닿는다. 머리는 스스로 정중앙의 위치에 고정되지 못하고 비뚤어지고 무력하다. 일어나 걸을 때 두 다리는 지위肢位와 첨족尖足이 교차하게 되고, 무릎관절은 구부러지고 오그라들며, 과踝관절은 안쪽으로 뒤집혀서 변형된다.

② **수족서동형**手足徐動型: 비대칭의 부자연스러운 자세로 완정하고 민첩한 동작을 할 수 없고, 도리어 의도와 상반되는 불수의운동不隨意運動이 표현된다. 안정될 때는 불수의운동이 조금 사라지나, 긴장할 때는 안면, 경부頸部, 상지上肢에 불수의운동이 출현하여 미간, 팔뚝 뒤쪽, 손과 손가락 끝에 불수의운동이 일어나는 것을 볼 수 있다 이것을 '긴장성 수족서동형'이라고 한다.

③ **공제실조형**共濟失調型: 정확한 동작을 완성할 수 없고, 손과 머리에 진전震顫이 있으며 술 취한 사람의 걸음걸이가 나타난다. 안구에는 진전이 있고 근장력筋張力이 저하되며 촉각이상과 심부深部감각이 이상하다.

④ **혼합형**: 두 종류 혹은 두 종류 이상의 병형이 혼합된 뇌성마비이다.

⑤ **이완형**: 자세를 유지하는 기능이 없고, 외부 소인素因의 자극에 완전히 맥이 풀린 상태, 흡사 개구리의 자세를 취한다. 일단 외부에서 자극을 받으면 환아의 근장력은 신속하게 상승하여 근장력의 항진亢進이 나타나게 되며, 배부背部의 신근伸筋을 위주로 뒤틀어진 형태가 나타난다.

【진단요점】 1988년 중국 소아뇌성마비 좌담회에서 제정한 표준을 살펴보면, 뇌성마비는 출생 전부터 출생 후 28일 내 발육시기의 비진행성 뇌손상으로 인한 종합증이다. 주요 행동은 중추성 운동장애와 자세이상인데, 동시에 이하의 몇 가지 조항에 부합하면 진단할 수 있다.

① 영아기에 나타나는 중추성 마비.

② 지능저하, 경궐驚厥, 행동이상, 감각장애, 기타 이상이 동반될 수 있음.

③ 진행성 질병이 가져온 중추성마비와 정상아의 일과성 운동기능의 발육저하는 배제한다.

【치료】

1. 근삼침요법

① **주혈**: 사신침四神鍼, 섭삼침顳三鍼, 뇌삼침腦三鍼.

② **배혈**: 임상분류에 근거하여 증상과 결합한다. 움직이기 좋아하고 가만 있기 힘든 경우에는 족삼침足三鍼에 水溝를 조합한다. 언어장애와 유연자流涎者에는 설삼침舌三鍼, 수지침手智鍼을 배합한다. 청력이 떨어지는 경우에는 이삼침耳三鍼을 배합한다. 지체가 마비된 경우에는 수삼침手三鍼과 족삼침足三鍼을 배합한다. 지능이 저하된 경우에는 지삼침智三鍼, 수지침手智鍼을 배합한다. 구병久病으로 체약體弱한 경우에는 오장배수혈五臟背兪穴을 배합한다.

2. 기타요법

① **혈위주사법**: 간과 신장이 음허한 경우에는 肝兪, 腎兪를 선택한다. 심장과 비장이 허한 경우에는 心兪, 脾兪와 사지혈위四肢穴位(曲池, 足三里, 風市 등) 중에 해당 경맥이 순행하는 혈위에 주사한다. 약물로는 비타민B_{12}, 비타민D_2-칼슘교질(Vitamin D2 and Calcium Colloidal Injection)주사, 태반주사액, GNT(Cerebrolysin)주사액 등을 선택하여, 매번 두 종류의 혈위를 선별하여 매일 한 번씩 시술한다.

② **한약요법**: '진인익지보眞人益智寶'를 채택한다. 1~5세는 매번 2환, 6~14세는 매번 3환, 매일 2번, 아침저녁 복용하고 한 번의 치료과정은 4개월이다.

주의력결핍 과잉행동장애

【정의】 주의력결핍 과잉행동장애(Attention Deficit/Hyperactivity Disorder, ADHD)는 근래 자주 볼 수 있는 아동기 신경정신병의 종합증세이다. 보통 ADHD라고 부른다. 산만함, 주의력 부족, 사건에 대한 참여능력의 부족이 있으나 지능은 기본적으로 정상인 것이 특징이다. 한의학의 장조臟躁, 조동증躁動症의 범주에 속하며 건망증, 실총失聰도 관계가 있다. 학동기의 아동에게 많이 보이는데, 남자아이가 여자아이보다 많다. 예후는 비교적 좋은데, 환아들은 대부분 청년기가 되면 점차 호전되고 쾌유된다.

【병인병기】 본병의 발병 원인은 여전히 불명하지만, 일반적으로 유전적인 경향이 있을 것으로 추정하고 있다. 그러나 뇌손상일 가능성도 있는데, 조산이나 중추신경계통 감염, 중독 등과 관계가 있다. 심리적인 소인도 가능한 유인이다. 한의학은 본병이 선천부족先天不足, 신정휴허腎精虧虛, 심비양허心脾兩虛, 뇌수불충腦髓不充, 간양상항肝陽上亢으로 원신수요元神受擾에서 이르게 된다고 생각한다.

【임상분류】

① **신허간항형**: 손과 발을 많이 움직이고 동작이 굼뜨며, 성급하고 충동적으로 제멋대로 하고 가만히 앉아 있기가 힘들다. 혹은 오심번열五心煩熱, 도한盜汗, 대변비결大便秘結이 있다. 설홍舌紅, 태박苔薄이 나타나며, 맥이 세현細弦하다.

② **심비양허형**: 심신이 편안하지 못하고 피곤하며 기력이 없다. 몸이 여위거나 혹은 살이 찐다. 많이 움직이지만 거칠거나 급하지 않고, 말을 할 때 덜렁대고 시작은 하지만 끝이 없다. 건망증, 자한自汗, 도한盜汗이 있고, 편식 때문에 먹는 것이 적어 얼굴색이 좋지 않다. 설담눈舌淡嫩, 태苔가 적거나 박백薄白이 나타나며 맥이 허약하다.

【진단요점】 환아들은 움직이기를 좋아하여 앉으나 서나 편안하지 못하다. 오랫동안 집중하기 어려우며 처음부터 끝까지 한 가지 임무를 완성하기 어렵다. 쉽게 외부의 영향을 받아 흥분하고 행동의 과다함을 규제하기 어렵다. 말이 지나치게 많아 일정한 법

칙을 지키기 못하고, 충동적으로 제멋대로 행동하고 정서가 편안하지 못해 일에 참여하는 능력이 부족한데, 다만 지능은 정상인과 비슷하거나 혹은 완전히 정상이다. 학습 중에 필요한 주의력이 결핍되어 학습성적의 저하와 혹은 학습곤란을 가져온다. 소수의 경우에는 인지장애가 있다.

【치료】

1. 근삼침요법

① **주혈**: 수지침手智鍼

② **배혈**: 신허간항腎虛肝亢에는 腎兪, 行間을 더하여 보신전정補腎塡精, 평강간양平降肝陽한다. 심비양허心脾兩虛에는 心兪, 脾兪, 足三里를 더하여 익양심비益養心脾한다.

2. 기타요법

① **이침법**: 피질하皮質下, 심장, 신장, 신문을 취하여 침자鍼刺, 매침埋鍼하거나 혹은 왕불유행 씨를 첩압貼壓한다. 매주 2차례 한다.

② **두침법**: 정섭頂顳 앞 사선斜線, 액중선額中線, 정중선頂中線, 정방頂旁1선, 징빙2선을 취한다. 호침毫鍼을 자입한 후에 소밀파疏密波로 20분을 자극한다. 격일로 한 차례 한다.

월경부조

【정의】 월경부조는 월경의 주기, 경색經色, 경량經量, 경질經質의 이상적인 변화를 말한다. 본편에서는 월경주기의 이상에 대해서만 중점적으로 소개한다. 다만 월경주기는 임상에서 종종 경량, 경색, 경질의 이상을 수반한다. 월경부조는 일반적으로 월경선기先期, 월경후기後期와 월경선후무정기先後無定期를 포괄한다.

【병인병기】 한의학에서는 월경이 대부분 간, 비장, 신장과 밀접한 관계에 있다고 인식하고 있다. 신기가 왕성하고 간과 비장이 조화로우며 충임맥衝任脈이 성하면 생리혈이 적시에 하혈할 수 있다. 만약 평소 체질적으로 양성陽盛한데 매운 것을 지나치게 먹고,

양기가 과항한 탓에 화화하여 충임에 열복熱伏하게 되거나, 정서가 급조急躁하여 쉽게 화를 내거나 억울하면 우울하고, 간울화화肝鬱化火하여 혈해血海에 열요熱擾하거나, 구병久病으로 음액陰液이 손상되어 음허내열陰虛內熱이 충임衝任에서 요동하거나, 음식부절하고 과로나 사려과다로 인하여 비장이 손상되면 화원化源이 부족해지는데, 이러한 원인들로 인하여 월경선기月經先期가 된다. 외감한사外感寒邪로 혈이 한응寒凝하거나, 혹은 구병으로 상양傷陽하여 운혈運血이 무력해지거나, 혹은 구병으로 체허體虛하여 음혈陰血이 휴손되거나, 혹은 음식, 과로, 사려과다 등으로 상비傷脾하여 화원化源이 부족해지면 월경후기月經後期가 된다. 만약 정지情志가 억울하고 소설疎泄이 실상하거나, 혹은 간기가 불서不舒하여 혈이 기체氣滯하거나, 혹은 신기가 휴허하여 봉장封藏을 실失하거나, 충임이 실조하여 혈해血海에 일축溢蓄하는 것에 이르지 못하게 되면 월경선후무정기가 된다.

【임상분류】

① **기허형**氣虛型: 경기가 많이 앞당겨지고 월경색이 연하며 혈질이 묽다. 몸과 마음이 피곤하고 아랫배가 공허하고 납소納少하기에 변당便溏하다. 설담舌淡, 태백苔白이 나타나며 맥이 세약細弱하다.

② **혈허형**血虛型: 경기가 많이 늦어지며, 월경량이 적고 색이 연하며 혈질이 묽다. 아랫배가 은근히 아프며 어지럽고 눈이 침침하며, 심계心悸, 소매少寐, 면색창백혹위황面色蒼白或萎黃이 나타난다. 설태舌苔가 적고 맥이 세약하다.

③ **신허형**腎虛型: 경기가 앞당겨지거나 늦어지며 월경량이 적고 색이 연하며 혈질이 묽다. 어지럼증과 이명이 있으며 요저산통腰骶酸痛이 동반된다. 설담, 태박苔薄하며 맥이 침세沈細하다.

④ **기울형**氣鬱型: 경행經行이 불창不暢하고 경기가 혹 앞당겨지거나 늦어지고 월경량이 많아지거나 적어지며 색이 자홍색이고 혈괴가 있다. 흉협부나 유방, 아랫배에 창통脹痛이 있고 한숨을 자주 쉰다. 설태박황舌苔薄黃이 나타나며 맥이 현弦하다.

⑤ **혈열형**血熱型: 경기가 앞당겨지고 월경량이 많다. 색은 진한 홍색이거나 자홍색이며 혈질이 점조黏稠하다. 심흉번열心胸煩熱하고 얼굴은 붉고 입이 마르며 대변비결大便秘結하다. 설홍, 태황苔黃이 나타나며 맥이 활삭滑數한 경우는 실열증實熱證에 해당한다. 이와는 반대로 경기가 앞당겨지고 월경량이 적다. 색은 붉으며 질이 점조하다. 조열도한潮熱盜

汗, 수족심열手足心熱, 요슬산연要膝酸軟하다. 설홍하고 태가 적게 나타나며, 맥이 세약한 경우는 허열증虛熱證에 해당한다.

⑥ **혈한형血寒型**: 경기가 늦어지고 월경량이 적다. 색이 암홍暗紅색이고 혈괴가 있으며 아랫배에 냉통이 있는데, 따뜻하면 통증이 줄어든다. 차가운 것을 싫어하고 사지가 냉하다. 설태백舌苔白이 나타나며 맥이 침긴沈緊하다.

【진단요점】

① **월경선기**: 월경주기가 7일 이상, 심한 경우에는 10여 일 앞당겨진다.

② **월경후기**: 월경주기가 7일 이상, 심한 경우에는 40~50일 미루어진다.

③ **월경선후무정기**: 월경주기가 1~2주 앞당겨지거나 미뤄지며, 월경량이 혹은 많거나 혹은 적은데, 2개월 이상 월경주기의 이상상태가 반복된다.

【치료】

1. 근삼침요법

① **주혈**: 음삼침陰三鍼

② **배혈**: 기허氣虛에는 足三里, 脾俞를 더하여 건비위建脾胃하고 익기혈益氣血한다. 혈허血虛에는 脾俞, 膈俞를 더하여 기혈의 생화지원生化之源을 왕성하게 한다. 신허腎虛에는 腎俞, 太溪를 더하여 신기조보腎氣助補한다. 기울氣鬱에는 太衝, 期門을 더하여 소간해울疏肝解鬱한다. 혈열血熱에는 行間, 地機를 더하여 혈분지열血分之熱을 청설淸泄한다. 혈한血寒에는 命門에 구灸하여 포맥胞脈을 온통溫通하고 활혈통경活血通經한다.

2. 기타치료

① **이침법耳鍼法**: 피질하, 내생식기, 내분비, 신장, 간, 비장을 선택해 염전법捻轉法을 통하여 자극한다. 매일 한 차례씩 한다. 매번 15~20분을 유침留鍼한다. 또한 왕불유행씨로 첩압貼壓한다, 3~5일마다 한 번씩 교체한다.

② **피부침법**: 제2요추腰椎 이하의 夾脊穴 혹은 背俞穴과 하복부의 임맥任脈, 신경腎經, 비위경脾胃經 그리고 하지족삼음경下肢足三陰經에서 선혈한다. 매화침梅花鍼을 사용하여 고자叩刺하고, 국소적 피부 홍조에 이르게 하며 격일로 한 번씩 한다.

불임증

【정의】 불임증은 절자絶子, 무자無子라고도 한다. 가임기의 부부가 특별히 피임을 하지 않는다는 조건에 배우자의 생식기능은 정상인데, 혼인 후 정상 성생활을 하고 있어도 2년 이상이 지나도 임신이 되지 않는 경우, 혹은 출산과 유산을 경험한 지 2년 이상 되었는데, 임신이 되지 않는 경우이다. 전자를 원발성原發性 불임이라고 하고 후자를 속발성續發性 불임이라고 한다.

서양의학의 수란관염輸卵管炎, 난소염卵巢炎, 자궁내막염, 자궁경부염子宮頸部炎, 내분비의 실조 등의 병증으로 유발되는 불임은 모두 본병의 치료를 참조한다.

【병인병기】 불임증의 발생은 신정腎精과 밀접한 관계가 있다. 선천적으로 신기腎氣가 불충하고 정혈精血이 부족하며, 충임맥衝任脈이 허하고 포맥胞脈이 자양滋養하는 기능을 잃어버린 것에서 자주 기인한다. 혹은 정지情志가 통하지 않고 간기肝氣가 울결鬱結하여 소설疏泄작용이 비정상적이고 기혈이 불화不和하며 충임衝任이 실조하여 상자相資하지 못하는 것에서 기인한다. 혹은 살이 찌거나 혹은 음식생활이 부적절하여 비장의 건운健運이 상실하면 습담濕痰이 내온內蘊하게 되며, 또한 담어痰瘀가 호결互結하거나 기기氣機가 불창不暢하게 되어 포맥胞脈이 조색阻塞하게 되면 장시간 섭정攝精이 불량해지므로 불임이 된다.

【임상분류】

① **신허포한형**腎虛胞寒型: 월경부조에 월경량이 적고 색이 연하며 허리가 시큰거리고 배가 차다. 대하帶下가 맑고 묽으며 성욕에 냉담하다. 설담舌淡, 태박백苔薄白이 나타나며 맥이 침세하고 약하다.

② **충임혈허형**衝任血虛型: 월경이 미뤄지는데, 월경량이 적고 색이 연하며 혹은 월경이 폐지된다. 얼굴색이 노랗고 체력이 약하며 피곤하고 힘이 없으며 머리가 어지럽고 심계心悸하다. 설담舌淡, 소태少苔가 나타나며 맥이 침세하다.

③ **기체혈어형**氣滯血瘀型: 월경이 미뤄지거나 선후가 일정하지 않다. 월경량이 적고 자색

이며, 혈괴가 있다. 월경 전에 유방과 흉협에 창통脹痛, 요슬동통腰膝疼痛이 있고 만지는 것을 거부한다. 설색舌色은 자암紫黯하고 혹은 어반瘀斑이 있다. 맥은 현삽弦澀하다.

④ **담습조체형**痰濕阻滯型: 월경이 미뤄지는데, 월경량이 적으며 색은 연하다. 백대白帶의 양은 많고 질이 조밀하다. 형체가 살이 찌고 얼굴색이 광백光白하며 입 안에 끈적거리는 분비물이 많고, 식욕부진으로 대변을 상쾌하게 보지 못하거나 희당稀溏한다. 설반舌胖하고 색은 연하며 혀 주변에는 치흔齒痕과 태백니苔白膩가 있다. 맥은 활滑하다.

【진단요점】

① 남성 불임과 여성 자신의 생식기계의 기질성器質性 병리변화 등의 요인은 배제한다.

② 여성이 배우자와 동거하며 피임하지 않은 상황에서 2년 동안 임신되지 않은 경우.

③ 월경부조 혹은 생리통, 폐경 등의 증상을 수반한다.

【치료】

1. 근삼침요법

① **주혈**: 음삼침陰三鍼

② **배혈**: 신허포한腎虛胞寒에는 腎兪에 구灸하고 命門, 神闕을 더하여 보익신양補益腎陽, 난궁산한暖宮散寒한다. 충임혈허衝任血虛에는 氣海, 血海을 더하여 익기양혈益氣養血, 충실포맥充實胞脈한다. 기체혈어氣滯血瘀에는 太衝, 膈兪를 더하여 행기활혈行氣活血, 소간해울疎肝解鬱한다. 담습조체痰濕阻滯에는 豊隆, 陰陵泉을 더하여 화담통락化痰通絡, 이습도체利濕導滯한다.

2. 기타요법

① **이침법**: 내생식기, 피질하, 신장, 간, 내분비에서 매번 2~3혈을 취하고, 양 귀는 교체한다.

② **호침자법**毫鍼刺法: 월경주기 제12일에 시작하는데 매일 한 번씩 연속 3일 하고, 중간 정도의 자극을 준다. 또한 흡침매장揿鍼埋藏을 쓰거나 왕불유행 씨를 첩압貼壓할 수 있다.

참고문헌

1. 晋·皇甫谧. 针灸甲乙经[M]. 黄龙祥整理. 北京:人民卫生出版社, 2006.

2. 明·杨继洲. 针灸大成[M]. 北京:人民卫生出版社, 2006.

3. 唐·王冰. 黄帝内径[M]. 北京:中医古籍出版社, 2003.

4. 金·成无己. 注解伤寒论[M]. 北京:人民卫生出版社, 2005.

5. 孙国杰. 针灸学[M]. 上海:上海科学技术出版社, 1997.

6. 王启才. 针灸治疗学[M]. 北京:中国中医药出版社, 2007.

7. 袁青. 靳三针问答图解[M]. 广州:广东经济出版社, 2003.

8. 严振国. 正常人体解剖学[M]. 上海:上海科学技术出版社, 1995.

9. 严振国. 穴位解剖与临床应用[M]. 上海:上海中医药大学出版社, 2006.

10 周仲瑛. 中医内科学[M]. 北京:中国中医药出版社, 2003.